二十四节气养生与健康品茶

朱锦武　姜丽妍◎编著

世界图书出版公司

西安　北京　上海　广州

图书在版编目（CIP）数据

二十四节气养生与健康品茶 / 朱锦武，姜丽妍编著 . —西安：世界图书出版西安有限公司 , 2022.12

ISBN 978-7-5192-7437-5

I.①二… Ⅱ.①朱… ②姜… Ⅲ.①二十四节气—关系—养生（中医） ②茶文化—中国 Ⅳ. ① R212 ② TS971.21

中国版本图书馆 CIP 数据核字（2022）第 235848 号

二十四节气养生与健康品茶

ERSHISI JIEQI YANGSHENG YU JIANKANG PINCHA

编　著　朱锦武　姜丽妍
责任编辑　李江彬
视觉设计　诗风文化

出版发行　世界图书出版西安有限公司
地　　址　西安市锦业路都市之门 C 座
邮　　编　710065
电　　话　029-87233647（市场部） 029-87234767（总编室）
网　　址　http://www.wpcxa.com
邮　　箱　xast@wpcxa.com
经　　销　新华书店

印　　刷　陕西龙山海天艺术印务有限公司
开　　本　787mm×1092mm　1/16
印　　张　21.25
字　　数　300 千字
版　　次　2022 年 12 月第 1 版
印　　次　2022 年 12 月第 1 次印刷
国际书号　ISBN 978-7-5192-7437-5
定　　价　58.00 元

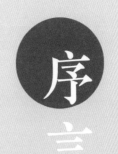
很荣幸再次为朱锦武伉俪的新书写序，这次的《二十四节气养生与健康品茶》是两位作者在疫情期间完成的，他们将各节气人体变化结合黄老之术与茶品特性，教人们健康地喝茶、品茶及鉴别茶，我认为这本书是茗儒茶道能体现中国儒释道哲学精髓的一本著作。

净慧老和尚曾为中国茶人提了四个字：正、清、和、雅。对于这四个字，我深以为然，特别是阅读这本著作，我认为作者将中国茶与儒释道精髓完全地结合在了一起，净慧老和尚说："以儒养正气，以道养清气，以释养和气，以茶养雅气。"在这本新书中，作者不仅将二十四节气变化与茶品相结合，同时用简单易懂的诗词口诀将七十二款适合四季饮用的茶品的特点教授给读者们，同时以儒家君子五常和君子小人之分为标尺，教授了大家有关茶通用的审评法则。医圣张仲景曾在《伤寒杂病论》中说："天布五行，以运万类，人禀五常，以有五脏"，茗儒茶道特有的君子五常审评法适合于所有了解中国文化或对儒家思想感兴趣的人，它第一次将儒家精髓以鉴别茶的方式体现出来，从而体现出"茶道即人道"的准则，使爱茶人不再为纷繁复杂的茶品与众多的等级而迷茫，即使是初次接触茶的人，也可以在不知道产地、品种与价格的前提下，第一时间判断出优劣，这不得不说是一种贡献。

二十四节气是农耕民族在千百年来仰望星空、俯视大地的过程中积累下的对天地变化的认知，它一直是华夏民族沟通天地的指向标，以节气变化选择茶品，调节身体亚健康状态，充盈着浓浓的道家思想。

中国的道家哲学就像是一个药铺，它温和地治疗着人们生理或心理上的各种疾病，道家讲究虚空忘我，天人合一，即人体的内宇宙与天地的外宇宙应同频共振，达到高度和谐统一。因此，两位作者将半生研究心血根据节气变化及人体反应总结出七十二款茶品，是对人们深入了解道家养生之术的一种阐释。饮茶是千百年来华夏民族的一种爱好，因此茶会这种以品茶、鉴茶、泡茶为契机的交流形式也应运而生。两位作者独辟蹊径，根据四季变化创立了四立茶会这种茶会形式，不仅将佛家"放下我执，人人平等，活在当下"的主旨表现得淋漓尽致，也无形中拉近了人与人的关系。在四立茶会上，人们插花，做茶诗，进行茶百戏，使人们在品茶的过程中"不以甜美而过分追求，亦不因苦涩而心生厌弃"。

最后要说的是茶修的内容，我个人将其理解为"茶冥想"。两位作者用一杯茶使品茶者心绪平静，开启六识（即眼、耳、鼻、舌、身、意），做到泡茶者修身养性，品茶者静心怡神，从而将中国茶事中的"雅"传递给每一位参与者。

总而言之，我认为这本书是将茗儒茶道首次与中国哲学中的儒释道精髓结合起来，并以茶文化的形式表现出来的一种形态。它不仅继承了古典茗儒里中正平和的儒道思想，且与时俱进，结合实际使现代人更充分地感受到中国儒释道哲学的博大精深。

——楼宇烈

目录

1

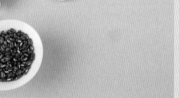

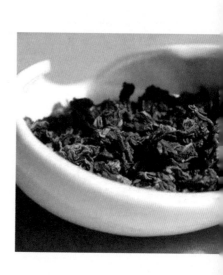

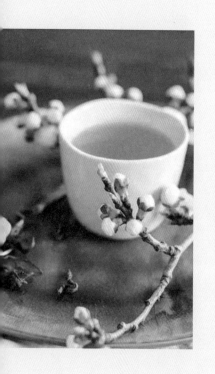

春

春三月，此谓发陈，天地俱生，万物以荣，夜卧早起，广步于庭，被发缓形，以使志生，生而勿杀，予而勿夺，赏而勿罚，此春气之应，养生之道也。逆之则伤肝，夏为寒变，奉长者少。

——《黄帝内经·四气调神大论》

春天的六个节气是发陈出新，生命萌发的时令。应晚睡早起，衣着宽松，时常散步，保持胸怀开畅，保养生发之气。茶品和茶点的选择也应遵循春天的节气特点。

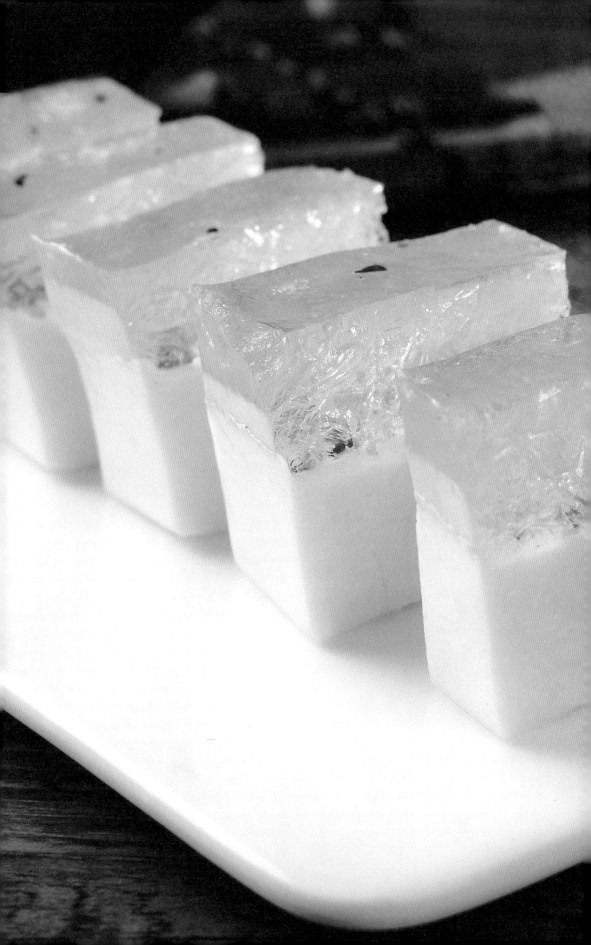

立春节气

"爆竹声中一岁除，春风送暖入屠苏，千门万户曈曈日，总把新桃换旧符。"立春是二十四节气中的第一个节气，时间始于每年阳历2月3日或4日。此时太阳到达黄经315°，北斗星斗指东北。"阳和起蛰，品物皆春"。过了立春，万物复苏、生机勃勃，古人将其看作一年的初始，固又称为元日，在立春后的十五天中，人们举办各种欢庆活动以迎接春天的到来，比如我们最重视的春节。这时阳气生动、万物萌发，一派生生不息的蓬勃景象。此时自然界与人体会有怎样的变化呢？让我们一起来探究立春的物候特点与适宜的节气保健吧！

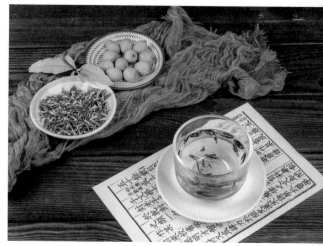

第一节　立春节气的物候特点与节气保健

立春分为三候，一候即为五日："一候东风解冻，二候蛰虫始振，三候鱼陟负冰"。说的是立春后东风送暖，大地开始解冻，立春五日后，蛰居的虫类慢慢苏醒，再过五日，河里的冰开始溶化，鱼开始到水面上游动。此时水面上还有没完全融化的碎冰片，如同被鱼负着一般浮在水面。自然界的阳气生发也影响到了人体内部的气韵流动。正如《黄帝内经·素问》中记载："春三月，此谓发陈，天地俱生，万物以荣""人与大地相应"，此时人体之阳气也顺应自然，向上向外疏发。因此，春季养生必须掌握春天之气生发舒畅的特点，注意保卫体内的阳气，使其不断充沛，逐渐旺盛。凡有耗伤元气及阻碍阳气的情况皆应避免，这个养生原则都应贯穿到春季的饮食、情志、起居等各个方面去。

立春后，在养生方面主要是护肝。在作息时间上，人们也应顺应自然界的规律，早睡早起。在精神养生方面，要力戒暴怒，更忌忧郁，做到心胸开阔，保持心境愉悦。

对于健康人群而言，饮食要清淡，不要过度食用干燥、辛辣的食物。同时，因为立春之后阳气上升容易伤阴，所以要特别注重滋阴，可以多选用百合、山药、莲子、枸杞等食物。在下一节中，我们将向大家介绍三款适合孟春时节饮用的茶品。

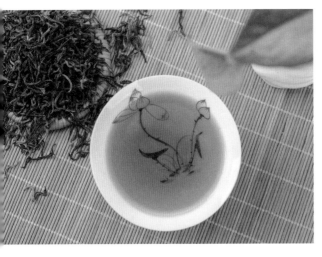

第二节　立春节气养生茶品选择与茶点搭配

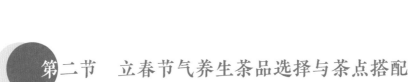

一　世界红茶的鼻祖——正山小种

　　立春是二十四节气中的第一个节气，"立"是"开始"的意思，所以立春即春天的开始。那么为什么在立春节气的茶品中，要先介绍这款正山小种呢？这不仅是因为它作为一款红茶可以帮助人们驱散体内的寒气、淤气，从而起到暖胃暖身的作用，还有一个原因，因为它是世界红茶的鼻祖。

　　正山小种是最早出现的红茶。传说在明末清初时期，武夷山的茶农们因到深山中躲避兵患，刚采下的茶鲜叶被丢弃在库房中，没有来得及摊晾，导致鲜叶发酵。炒制后，茶农们发现以前的绿茶茶菁变成了乌褐色，同时茶汤呈现出艳红的色彩，已完全不同于绿茶的清爽，而呈现出甜润醇和的口感，茶农们不舍得将这些茶丢弃，便挑到茶市上去售卖，不想这款"做坏了"的绿茶受到了洋人的喜欢，因该茶表面呈乌褐色，故当地茶农将其称为乌茶，外国人则将这种乌茶翻译成 black tea，这也是红茶翻译成英文时被称为黑茶的原因。当然，传说只是传说，仅为博大家一笑。红茶的出现时间已不可考，大概是明末清初时，武夷山出现了发酵工艺，从而导致红茶的出现。

那为什么说正山小种是世界红茶的鼻祖呢？这是由于清初英国人委托东印度公司对中国的正山小种实行霸盘，即垄断欧洲的销售权。他们将从中国购得的正山小种以数倍的价格售卖给欧洲的其他国家，获取高额的利润，但这种情况随着清末庚子之乱而不复存在，中国沦入半殖民地半封建社会，欧洲的很多国家都在中国设立租界，英国女王不再能够控制中国茶叶的垄断权，于是她派出了一个叫罗伯特·福琼的植物学家访问武夷山，将正山小种红茶的树种和技术工人带到英国的殖民地印度试制红茶，并大获成功，同时又在其殖民地斯里兰卡也试制红茶，从此正山小种的美名享誉全世界。

所谓正山小种，是指真正的高山所产的小叶种茶菁经全发酵制作成的红茶。正山小种从口味上分成两种：正山原味小种和正山烟小种。正山原味小种干茶色泽乌润，汤色红艳，饮之回味有类似于桂圆干一般的香甜；正山烟小种是在正山原味小种的加工基础上用松枝焙火烘干，故干茶色泽更为乌润，茶汤颜色也较前者更加明艳，在口感上也多了一股松烟的香气，这种香气类似于煎培根的味道，所以多受西方人的喜爱。茶人辨别正宗正山小种和外山小种的方法最流行的是看三泡之内汤色、香气、浓度的变化：三泡内色、香、味浓度不变者，被视为真正的正山小种，反之则是外山小种。两者品质和价值相去甚远，但这种鉴别方法太过笼统。为帮助茶友们更好地挑选高品质的正山小种，我们与大家分享其挑选口诀：气有松烟香，味似桂圆汤。三泡色不变，汤红稠似浆。

点水润茶后，好品质的正山小种会散发出纯净的松烟香气，茶汤入口不像是喝水，而是像品尝桂圆汤，那种甜美润滑的感觉会久久萦绕在唇齿之间。茶泡三次，茶汤的颜色不会有显著的变化，且色泽红艳浓稠，茶质平稳。掌握了上述挑茶口诀，茶友们不妨亲自到市场上一试身手。作为全发酵茶，红茶中的发酵菌可以改善肠道菌群，促进肠胃蠕动。在春寒料峭的孟春可起到暖身暖胃、促进消化、治疗便秘的作用。新春佳节，亲朋团聚，在大快朵颐之后，冲上一壶正山小种可以去积消食，帮助消化。

二 好酒不怕巷子深——那卡古树茶

2013 年，我受邀访问勐海县勐宋茶区那卡村。当时市场上的勐宋产区，特别是那卡村的茶异军突起，似乎在一夜之间成为普洱发烧友们追捧的对象。记得当时我怀着朝圣般的心情，从勐海茶叶工业园区驱车前往，但由于道路崎岖且路途遥远，我们一行人几乎花了一上午的时间才到达。查阅地图我发现这个村子的位置十分偏僻，不仔细看的话，在地图上都找不到这个地方。虽然路途多艰，但到达目的地后，大家还是觉得不枉此行。那卡村的地理环境很符合陆羽《茶经·一之源》中所说的优质产地特点。首先它坐落在大山的南坡，中间有清澈的山涧环绕，这正符合"阳崖阴林"。俗话说山南水北谓之阳，山的阳面可以最大限度地接受阳光的普照，且那些古茶树三三两两地错落在山林间，有比它们更高大的树木为之遮阴。土壤中随处可见酥烂在地里的石块，这不就是"上者生烂石"么？风化在土壤里的石头，为云南特有的红壤增加了更多的氨基酸，保证了茶叶的品质。所以村长很自豪地对我说他们的那卡茶有"小班章"之称，我对这一说法不置可否，出于礼貌，我只是笑了笑，但心中腹诽："叫

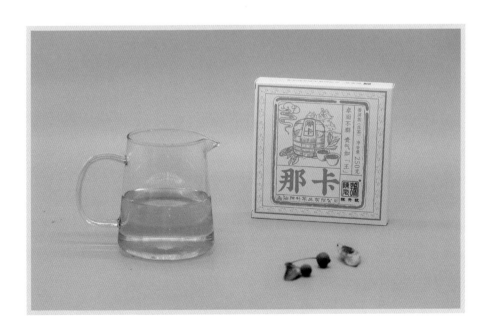

小班章是不是有蹭热点之嫌呢？"但当我真正品尝到那卡茶时，却不得不认同这一说法了。这里的茶汤色油润，细闻茶汤似乎隐隐有老班章般清甜的桂花香，茶汤入口，细腻滑润，咽下毫无阻力，如油似蜜。闭上嘴巴，用鼻子出气，口腔中竟弥漫着类似于奶油牛轧糖似的甜香，但回甘却是干爽清冽的。这种感受使人眼前一亮。那卡是勐海茶区勐宋乡的一个拉祜族村寨，古茶园海拔1600米以上。其实，早在清朝，西双版纳由傣王统治时期，那卡茶已是傣王的贡茶，还曾进贡给缅王。村长还介绍那卡茶的另一特点是其树型的与众不同。众所周知，普洱茶树型分成乔木型大茶树和灌木型小茶树两种。那卡茶属于乔木型大茶树中的小叶形，也就是说该地区的茶虽属乔木型，但其叶形却小巧，不仔细辨别很容易被当成是灌木型茶树上的茶叶。这就为爱好者们挑选增加了难度，为了方便茶友们挑选出真正的那卡茶，我将其特点编成了口诀：大小叶生一林间，入口微苦回味甜。汤汁细腻味清爽，茶韵十足香似兰。

这是说从干茶外形上看，一片茶饼上大小叶组成不均，茶汤入口前一秒香中略苦，但瞬间回甜，且此甜味如奶糖般会弥漫在口腔里很长一段时间，汤汁入口虽然细滑厚重，但返甘却清爽无比，饮罢唇齿间所留的回味如梅似兰、芬芳优雅。经过一冬的沉睡，人体的运化功能还不甚强健，在立春时节，饮上一杯滋味香浓、甜而不腻的那卡大树普洱茶会一荡昏昧，使人瞬间清醒、神清气爽。都说一年之计在于春，就让那卡茶的清爽滋润带领着我们在美好的春季开启新的一年吧！

三　除却巫山不是云——茉莉龙珠

常与一些生于二十世纪五六十年代的老北京人谈茶，发现他们不管是深爱茶道的老茶人，还是阅茶无数的发烧友，抑或是初出茅庐的初学者，都会一致喜欢这款叫作茉莉龙珠的茶，特别是在北京南城的几个老字号茶店里，这款茶的销量一直在同类花茶中遥遥领先。作为一名南方人我对此甚为不解。我们知道花茶一般是由炒青绿茶或烘青绿茶作为底料，经鲜花熏制而成。从形态上看，茉莉龙珠的底料为圆炒青，是相对粗老的一种茶坯，其味道自然不弱，但不如各种细嫩炒青来得鲜嫩清爽。那么为什么还有这么多人对它趋之若鹜呢？最后这个谜底还是由一位资深的北京籍发烧友为我揭开了。原来北京人爱喝花茶，是因为北京的水质比较硬，钙镁离子含量比较高，喝起来有点苦味，花茶的香浓可以盖住水中的杂味。如此看来，只有相对浓烈一些的茶品才能遮蔽水中的异味。圆炒青茶坯的优势就在于滋味浓重，这可是那些高级的细嫩炒青不可望其项背的。另外北京风沙大且较干燥，茉莉花有补水保湿的功效，经窨制的花茶更可滋润皮肤、开胃醒脾，以抵御强风干燥带给人体的不适。还有一点重要的原因，正宗北京菜是以鲁菜、河南菜为主，融合东北、内蒙古等地菜品于一身。大油大盐、味厚咸香，长年吃这样菜的北京人，自然喜欢那些香高味浓、刺激性强如茉莉龙珠般的茶品。北京土话将这种浓烈的茶味称之为煞口。听过这番理论后我深以为然，北京人喜欢茉莉龙珠是带有浓浓的乡情啊！本书的第二作者也是地道的北京姑娘，她就曾告诉我无论走到天南海北，想家的时候喝上一杯茉莉龙珠就马上能找到回家的感觉。这正应了那句"曾经沧海难为水，除却巫山不是云"。

上品茉莉龙珠的球形紧卷重实，这说明茶中内含物丰富，富含果胶、多糖等。干茶表面白毫明显，代表茶叶采摘鲜嫩，茶汤的色泽越是晶莹，说明茶质干净、新鲜。这样的茶喝起来如含英咀华，清甜适口。立春时节，天气乍暖还寒，气温忽高忽低，天干物燥，人们容易肝火旺盛，出现烦躁、头痛、牙龈肿痛等问题，适当的品饮一些香气芬芳的茉莉龙珠，可祛火，还可起到滋润皮肤，保湿防裂，健脾益气的效果。

虽然很多茶人认为茉莉花茶比较常见，但是挑选高质量的茉莉龙珠也是需要一定功夫的。朋友们可根据以下口诀去挑选：茉莉龙珠，香飘九州。球小为尚，色白毫茸。香雅味醇，汤亮如露。回味甘甜，芬芳满口。

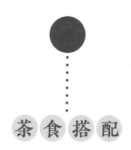

茶 食 搭 配

立春时节饮食养生应以补充阳气为主。因此搭配茶食的原则要少酸多甘，平抑肝火。从五味养生学上来讲，酸主收敛，肝主舒缓，为使肝气疏散，生发体内阳气，我们在这里介绍三种茶食以配上述三款茶品。

一　蜂蜜金橘

小时候听过一个故事，宋朝有个文化名人叫彭渊材。他曾经说："我这辈子只有'五恨'，一恨鲥鱼多刺，二恨金橘太酸，三恨莼菜性寒，四恨海棠无香，五恨曾子固（曾巩，唐宋八大家之一）不会写诗。"由此可见，在宋人看来，金橘是一种酸得难以下咽的食品，殊不知金橘的药用价值就在一个酸字上；它具有化痰生津、开胃醒脾的疗效，由于其富含维 C，所以还是治疗感冒、肝炎、高血压等疾病的圣品。但由于其味酸凉，故用蜂蜜拌之做成蜜饯，搭配甜润的红茶便具有醒脾开窍，滋阴润燥的功效。蜂蜜金橘做法如下：①金橘去籽切片，用盐将多余水分搓出；②往锅中放入 1∶1 的凉水，再放入冰糖和金橘同煮即收汁；③捞出煮熟的金橘，沥净多余水分，放凉后拌入蜂蜜即可。此蜜饯的酸甜中和了红茶的甜腻，适合在春日午后作为下午茶的点心，有去烦润燥、舒缓焦虑的奇效。

二　万象更新

《黄帝内经》中讲"五谷为养，五菜为充，五畜为益"。都说"一年之计在于春"，春天万物生发，万象更新。今天我们就向大家介绍一款将谷类、蔬菜、肉类结合在一起的甜咸口味的苏州名点"万象更新"。

原料：澄粉 100 克，生粉 25 克，鸡脯肉、香菇、冬笋、荠菜、盐、味精、

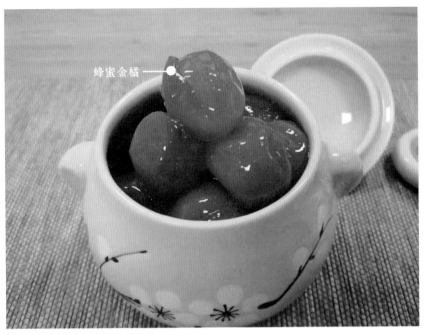

蜂蜜金橘——

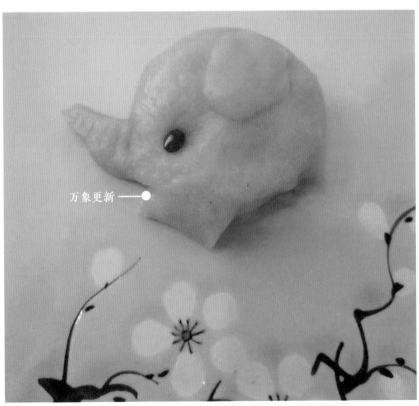

万象更新——

糖粉各适量。具体做法如下：①将鸡脯肉剁成茸，香菇、荠菜切末，拌入笋丝，加入盐、味精、糖粉，做成馅芯；②澄粉、生粉加水和匀，揉透，捏成面团；③取面团，制成面皮，包入馅料；④捏成葫芦形，剪出大象耳朵和嘴部，捏出四肢，用红豆装饰大象眼部；⑤上笼蒸五分钟，出笼装盘即可。

常年喝普洱的朋友大概都有茶醉的体验。大树普洱茶汤中的粗纤维带走肠道中的油脂，很多人还会出现低血糖的现象，这道甜咸点心不仅具有春的好寓意，其中的肉类和糖分也可适当缓解由于茶醉引起的不适，是一款适口的茶点。

三　花生酥

花生酥是选取上等花生仁、优质白砂糖、饴糖为主要原料精制而成的一种食品。花生仁炒熟，再将白砂糖、饴糖（古法为麦芽糖、红薯糖）加热融化，熟花生仁与融化后的糖浆混合，最后经过压制成型、切割而成。花生自古有"长生果"的美称，具有健脑益智、延缓衰老、降低胆固醇和润肺止咳的功效。花茶虽气味芬芳口感香甜，可促进肠胃蠕动，助消化，但多饮可能会引起茶醉或肠胃不适，所以适量的补充一些像花生类的坚果，可以缓解假饥饿现象，使品茶生活更为健康。

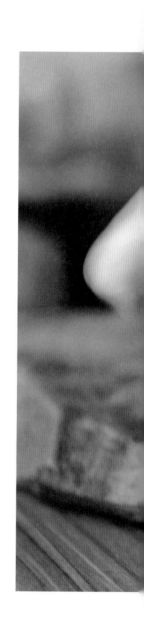

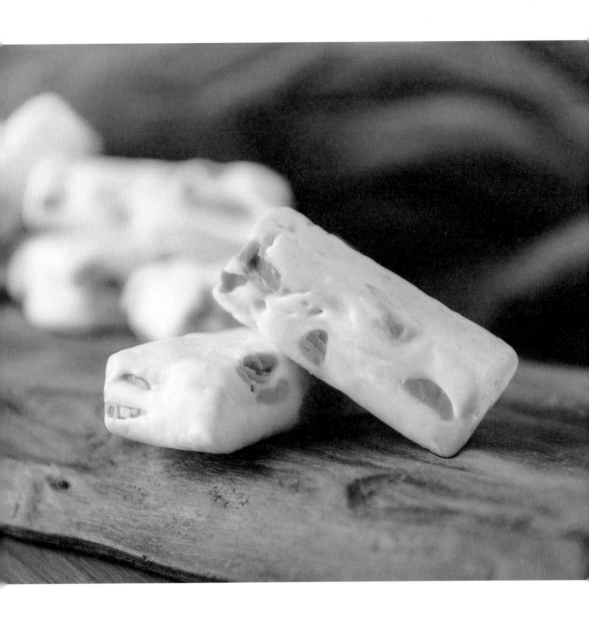

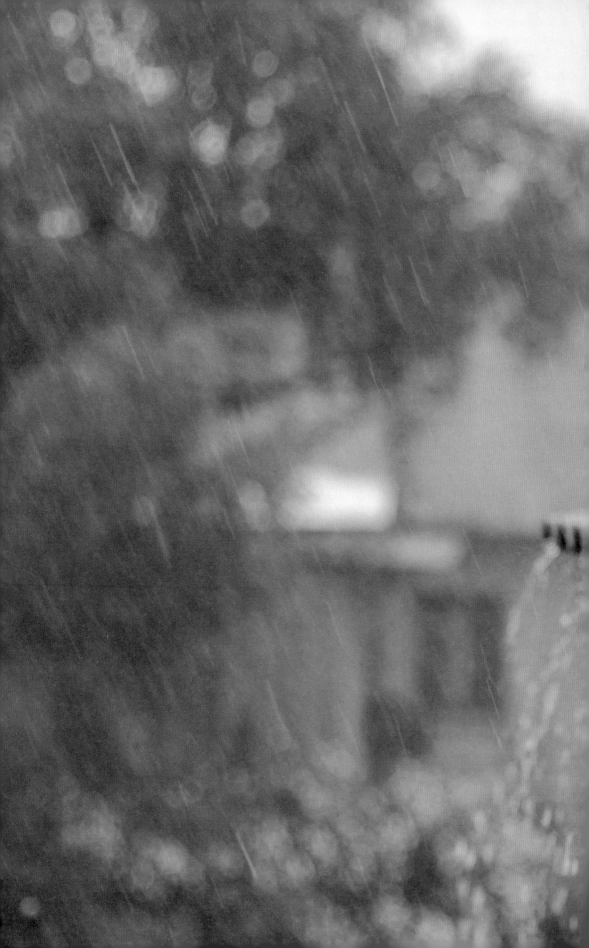

第二章 雨水

雨水节气

"天街小雨润如酥，草色遥看近却无。最是一年春好处，绝胜烟柳满皇都"。

干涸了一冬的土地，在小雨时节终于盼来了天之甘露，贵如油的雨丝滋润着大地。星星点点的草芽奋力拱出地面，此时的草根虽还稚嫩，孱弱且稀稀拉拉地不能连成一片新绿，但这种勃勃生机给人的冲击力绝胜那花红柳绿的繁盛。这首诗的意境讲的就是雨水节气。它是二十四节气中的第二个节气。在每年的公历2月18~20日左右，此时太阳达到黄经330°，气温回升、冰雪融化、降水增多，故取名为雨水。《月令七十二候集解》："正月中，天一生水。春始属木，然生木者必水也，故立春后继之雨水。且东风既解冻，则散而为雨矣。"意思是说，雨水节气前后，万物开始萌动，春天就要到了。

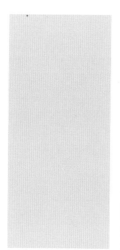

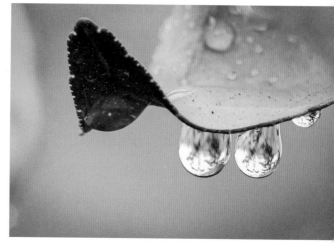

第一节 雨水节气的物候特点与节气保健

中国古代将雨水分为三候：一候獭祭鱼；二候鸿雁来；三候草木萌动。雨水节气时，水獭开始捕鱼了，将鱼摆在岸边，被猜测是先祭后食。五天过后，大雁开始从南方飞回北方；再过五天，在春雨催促中，草木开始抽出嫩芽。从此，大地渐渐开始呈现出一派欣欣向荣的景象。

雨水节气，北方冷空气活动仍很频繁，天气变化多端。初春阳气渐生，气候日趋暖和，人们逐渐去棉穿单。但此时北方阴寒未尽，气温变化大，虽然雨水之际不像寒冬腊月那样冷冽，但由于人体皮肤腠理已变得相对疏松，对风寒之邪的抵抗力会有所减弱，因而易感邪而致病。所以此时要注意"春捂"。这种变化无常的天气，容易引起人的情绪波动，乃至心神不安，影响人的身心健康，对高血压、心脏病、哮喘患者更是不利。为了消除这些不利的因素，除了应当继续进行春捂外，还应采取积极的精神调摄养生锻炼法。保持情绪稳定对身心健康有着十分重要的作用。

雨水节气中，地湿之气渐升，且早晨时有露、霜出现。所以针对这样的气候特点，饮食调养应侧重于调养脾胃和祛风除湿。又由于此时气候较阴冷，可以适当地进补，如蜂蜜、大枣、山药、银耳等食品。

中医认为肝主生发，故春季肝气旺盛，肝木易克脾土，故春季养生不当容易损伤脾脏，从而导致脾胃功能的下降。在雨水节气之后，随着降雨有所增多，寒湿之邪最易困着脾脏。同时湿邪反复，难以去除，故雨水前后应当着重养护脾脏。春季养脾的重点首先在于调畅肝脏，保持肝气调和顺畅，在饮食上要保持均衡，食物中的蛋白质、碳水化合物、脂肪、维生素、矿物质等要保持相应的比例。同时还要保持五味不偏，尽量少吃辛辣食品，多吃新鲜蔬菜等。其次，要注意健脾利湿，内以养护脾气，外以清利湿邪，从而达到养脾的目的。春寒料峭，湿气一般挟"寒"而来，因此雨水前后必须注意保暖，切勿受凉。同时少食生冷之物，以顾护脾胃阳气。下面，我们将为大家介绍三款适合雨水节气品饮的茗茶。

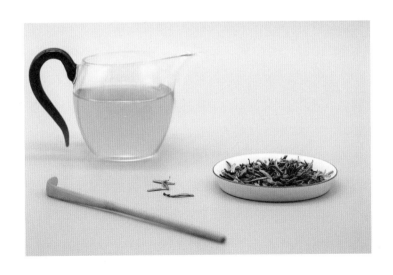

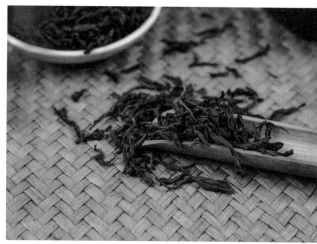

第二节　雨水节气养生茶品选择与茶点搭配

一　好风凭借力，送我上青云——茉莉茶王

茉莉茶王简称茉莉大白毫。是福州茶厂选用福鼎大白茶等良种早春嫩芽特制成坯，并以双瓣和单瓣茉莉花交叉重窨，精工巧制，七窨一提而成。由于产品外形毫芽肥壮重实，紧直匀称，色泽嫩黄，满披银毫。所以在北方的很多花茶销售店中，人们也喜欢将这款茶命名为茉莉茶王。当我读到《红楼梦》中薛宝钗做那首风筝诗"好风凭借力，送我上青云"这一句时，忽然间联想到了这款茉莉茶王。不知道习惯喝茉莉大白毫的茶友们发现没有，在 2010 年以后，这款茶的售价开始翻倍，而且越来越稀缺，市场上几乎断货。究其原因，不是这款茶本身有什么了不起，而是其加工原料——大白毫成本增加。2005 年日本科学家经研究发现用福建大白毫树种制作的白茶陈放三年以上具有显著降血糖和治疗失眠的功效。所以白茶一时声名鹊起，发烧友们一时买茶存茶忙得不亦乐乎，故福建大白毫原料价格水涨船高。这一事件直接影响了茉莉大白毫的售价，以前价格亲民的茉莉大白毫瞬间身价百倍，其单价已被炒至上千元。造

成此茶价格不菲的原因并不仅仅是因为其制茶原料，更是因为该茶的药用以及突出的品质特点。《中药大辞典》中记载：茉莉花有"理气开郁、辟秽和中"的功效，并对痢疾、腹痛、结膜炎及疮毒等具有很好的消炎解毒的作用。雨水时节由于肝气运行不畅，心中燥火旺盛，很多朋友喜食酸凉之物以解燥火。但这样做的后果往往是愈发加重肝气郁结引起脾胃不和，直接反应则为口臭，面部长斑，视力模糊等。此时要多多饮用以白毫银针白茶为底料窨制而成的茉莉茶王。因为茉莉花的芬芳可疏散肝郁、降湿润燥，醒脾利湿，使人心情愉悦，同时白毫银针可祛湿温脾放松神经安神助睡。因此常饮茉莉茶王，有清肝明目、生津止渴、祛痰治痢、通便利水、祛风解表、抗癌、抗衰老之功效，使人延年益寿、身心健康。为了方便茶友们挑选物有所值的茶品，我们将优质茉莉茶王的特点编成口诀与大家分享：茉莉茶王似银针，遍披白毫茶质沉。茶汤晶莹黄泛绿，花香满口润甘醇。

二　出名要趁早——祁门工夫红茶

知道祁门工夫红茶是因为它与印度的大吉岭、斯里兰卡的乌沃红茶并称世界三大高香红茶。但在我多年的教学过程中，很多学生都会问我祁门功夫虽然高香，可云南的滇红、福建的金骏眉香型也很突出，香气更为高锐，为什么单单是祁门功夫可以成为世界级的高香茶呢？对于这样的问题，我只能无奈地用民国美女作家张爱玲的一句话来作答"出名要趁早"。

早在1915年祁门红茶就在巴拿马万国博览会上荣获金质奖章和奖状。光绪元年（1875年），有个黟县人叫余干臣，从福建罢官回籍经商，因羡福建红茶（小种红茶）畅销利厚，就想也试产红茶。于是在至德县（今池州市东至县）尧渡街设立红茶庄，仿效闽红制法，获得成功。次年就到祁门县的西路、闪里设立分茶庄，始制祁红成功。与此同时，当时祁门人胡元龙在祁门南乡平里镇贵溪进行"绿改红"，设立"日顺茶厂"试生产红茶也获成功。并取号牌"儒信园"。从此祁红不断扩大生产，形成了中国的重要红茶产区。由于胡元龙在小种红茶的加工过程中加入了锅炒提香的步骤，且为使此茶发酵充分对其进行切碎处理，使得安徽茶特有的兰花香更为高锐，所以被后世茶人看作祁门

"工夫红茶"的鼻祖。由于加工过程中加入了锅炒提香（俗称过红锅）使得加工变得费时复杂，所以这种不同于以往加工方式的红茶被称为工夫红茶。由此中国其他产茶省也纷纷开始制作工夫红茶。由于各地土壤中芳香物质的不同，所以中国的十几个工夫红茶产区成品茶香气、特点都不尽相同，各有特色。祁红，是安徽祁门工夫红茶的简称。由于当地的茶树品种高产质优，植于肥沃的红黄土壤中，而且气候温和、雨水充足、日照适度，所以生叶柔嫩且内含水溶性物质丰富。以8月份所采收的品质最佳。祁红外形条索紧细匀整，锋苗秀丽，色泽乌润；内质清芳并带有蜜糖香味，上品茶更蕴含着兰花香（号称"祁门香"），馥郁持久；汤色红艳明亮，俗称宝光，滋味甘鲜醇厚，叶底（泡过的茶渣）红亮。清饮最能品味祁红的隽永香气，即使添加鲜奶亦不失其香醇。春天饮红茶以它最宜，下午茶、睡前茶也很合适。因为祁红具有暖胃补脾，促进肠道蠕动，增强消化功能等功效，且滋味清爽正适合雨水节气品饮，挑选优质祁门红茶，可根据下面的口诀：条索紧结露锋芒，色泽乌黑泛宝光。汤蕴兰香似蜜糖，饮后清爽齿留香。

三 十年磨一剑——美典大树（十年陈熟普洱）

记得以前看过一本美国人写的关于成功的书叫作《秘密》，里面介绍说想要在任何一个领域成为专家，都要坚持积淀一万个小时，按每天工作8小时，正好10年。古人说"十年磨一剑"，时间是最好的发酵剂。今天就为大家介绍一款陈放了10年才压饼上市的熟普洱——美典大树。

美典大树是云南勐海陈升号茶厂出品的一款乔木大叶种普洱熟茶。众所周知，普洱茶从树种上可分为乔木型大茶树和灌木型小茶树两种。近年来的科学数据表明，用乔木型大茶树制成的普洱茶内含物、营养物质要优于灌木型小茶树，但由于乔木型大茶树即便是在云南本土，也属于稀缺资源，所以大多数茶农都会将其制成生茶，希望通过经年陈化使其品质登峰造极，价值更高。而熟茶经过渥堆后，即便经过多年储藏，除茶汤会更为清澈外，口感上不会有太大变化，所以一般不会选择乔木型大叶种作为底料，即便是选择大茶树做原料，也只会选择谷花茶而非春芽茶。但这款美典大树则是选择大茶树的春季芽作为

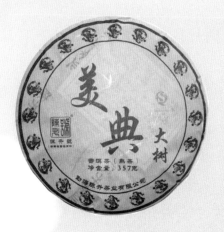
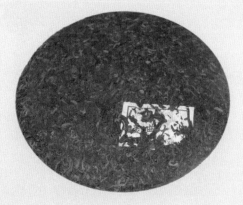

底料，精心渥堆后，经十年陈放才压制成饼。雨水时节，由于人体湿气增重且肝郁不解，人们容易肠胃蠕动缓慢，特别是那些肉食爱好者和孩童更容易消化不良、积食、便秘，当出现上述情况时，可烹煮一炉美典大树普洱茶。春季常饮此茶，可起到去腻、消食，改善肠道菌群环境，帮助胃肠蠕动、促进吸收、缓解便秘、驱寒散淤的作用。挑选正宗十年陈美典大树熟普洱的秘诀是：条索明晰油不朽，茶汤红艳亮且透。口感细糯甜如浆，饮罢韵长味醇厚。

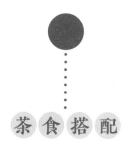

茶食搭配

进入雨水时节，人的脾胃往往容易虚弱，虽说酸入肝，但酸主收敛，雨水时节，肝需散瘀，所以食酸不宜过多，饮食上还是要本着少酸多甘的原则，以养脾胃，固本益气，此时多吃一些小米、山药、莲子、大枣、红豆、薏米都是不错的选择，糯米、黏米、饼干等不好消化的食物，不仅会给肠胃增加负担，还会给胃黏膜造成损伤。但很多朋友反映喝完茶后总是饥肠辘辘，有时甚至会手脚酸软，乏力出冷汗，在这里我们向大家介绍三款茶食小点，既能补充营养，又易于消化，缓解茶醉。

一 糖莲子

备料：干莲子 200 克、白砂糖 100 克、水 200 毫升。

制作方法：将莲子洗净放入电饭锅中，加入 200 毫升水，煮 20 分钟即可。将煮好的莲子捞起，沥干水分。炒锅中加入少量的水，倒入白砂糖，开小火，搅拌融化白砂糖，烧制糖浆冒气泡时，加入莲子不断翻炒，防止粘锅（要求用文火，不断搅拌，避免糖焦化现象出现）小火慢翻至形成糖霜时，糖莲子就已经做好了。想要莲子更加酥脆，将做好的糖莲子放入烤箱托盘中，温度调至 100℃~200℃左右，烘烤时间 20 分钟即可。莲子性平，味甘微涩，含有丰富营养，有清热降火、促进睡眠，降低血压，防癌和抗癌的功效，对于那些爱喝花茶又怕睡不着觉、精神亢奋的朋友来说，在品茶时配一些糖莲子作为辅茶小点是一个不错的选择。

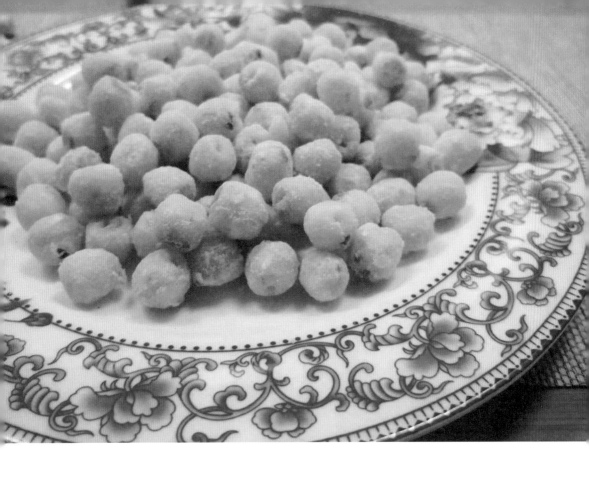

二　红豆糕

备料：红豆适量、模具一个、糖适量。

制作方法：将红豆浸泡 12 个小时，上锅蒸半个小时，蒸好后用勺子压成泥，在不粘锅里面炒干，一边炒一边把糖加上，炒到不沾手为止，最后用月饼模具压成型即可。红豆有疏肝理气、补血的奇效。对于那些常年喝普洱过量，有些气虚面黄的朋友，在喝茶时配伍一些红豆糕即可养容补血，又可理气养胃，还可预防低血糖。

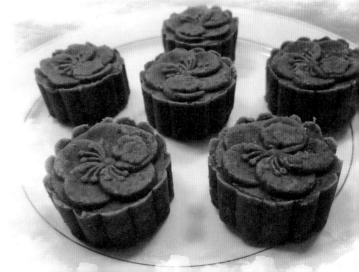

三 枣泥山药糕

备料：山药 1000 克，香粉 350 克，枣泥馅 500 克，白糖 500 克，蜜饯 150 克，猪油 150 克，松子若干。

制作方法：先将山药洗净，上笼蒸一小时。蒸熟后取出，趁热剥去外皮。用刀背压制成泥，放入盆中，加入适量香粉、白糖、猪油，清水 150 克，拌匀调成厚糊状。将厚糊铺在湿屉布上，用旺火蒸 30 分钟，取出后倒在刷过猪油的盆中，放凉后切块待用。在碗内刷一层猪油，将蜜饯用刀切碎铺满碗底，排成各种图案，然后每碗压上待用的山药块，其上铺枣泥，再用山药泥压平碗沿，撒少许松子，最后上锅蒸 20 分钟即成。此点心清甜适口，细腻软糯，入口即化。配以兰香隽永的祁门红茶，是温脾养胃、帮助消化的最佳组合。

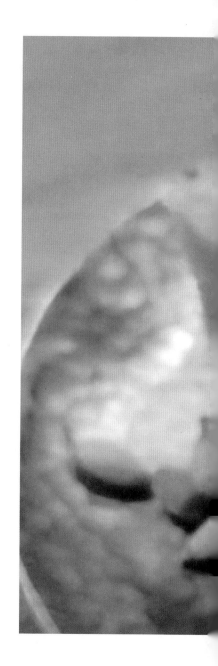

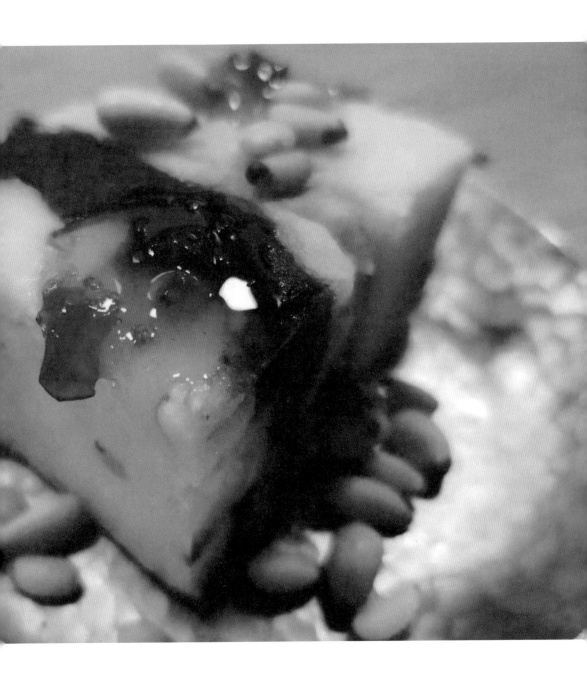

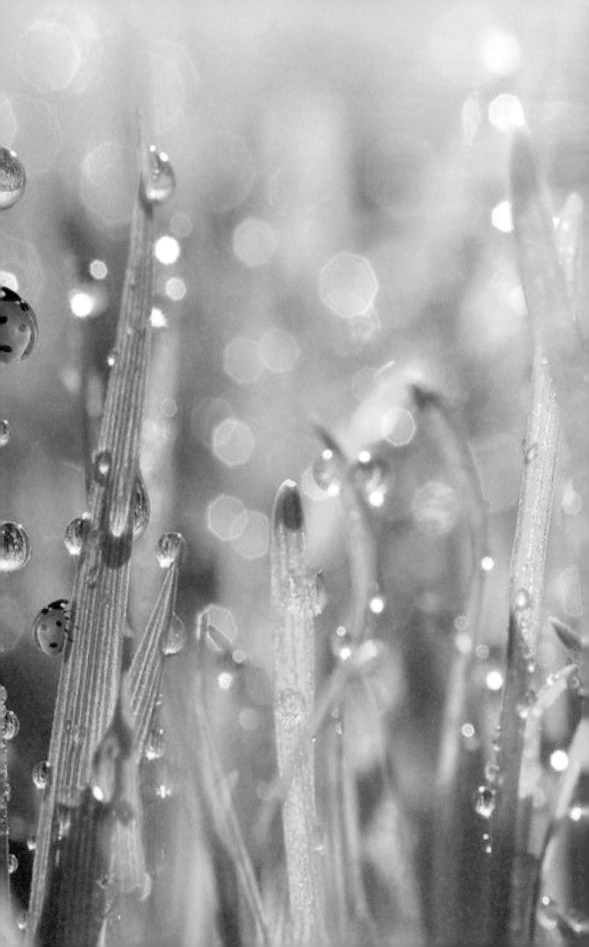

第三章　惊蛰

惊蛰节气

"阳气初惊蛰，韶光大地周。桃花开蜀锦，鹰老化春鸠。时候争催迫，萌芽互矩修。人间务生事，耕种满田畴。"惊蛰，古称"启蛰"，是二十四节气中的第三个节气，一般始于公历 3 月 5 日或 6 日，此时太阳到达黄经345°。《月令七十二候集解》："二月节……万物出乎震，震为雷，故曰惊蛰，是蛰虫惊而出走矣。"这句话的意思是：农历二月已进入仲春，此时天气转暖，渐有春雷，冬眠的动物开始苏醒。开篇的诗词讲的就是惊蛰节气自然界的物候变化。那么人体作为天地感应的媒介，又会有何等变化呢？让我们走进惊蛰的物候特点去看一看吧！

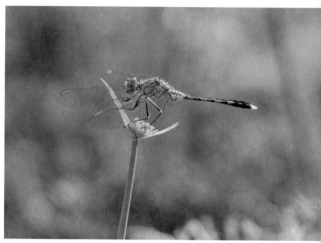

第一节　惊蛰节气的物候特点与节气保健

中国古代将惊蛰分为三候："一候桃始华；二候仓庚（黄鹂）鸣；三候鹰化为鸠。"一候桃始华：桃花的花芽在严冬时蛰伏，于惊蛰之际开花。粉里透红的桃花一朵紧挨一朵，正在展示自己的优美身姿。二候仓庚鸣：仓庚，即黄鹂，仓庚鸣就是黄鹂鸣。惊蛰时节，黄鹂鸟欢快地在树枝上跳来跳去，唱起了悦耳的歌，像"叮咚"的泉水，好听极了。三候鹰化为鸠：鸠指斑鸠。鹰化为鸠，实际上这是古人对周围的景物观察不够仔细造成的误解。在惊蛰节气前后，动物开始繁殖，鹰和鸠的繁育途径大不相同，附近的鹰开始悄悄地躲起来繁育后代，而原本蛰伏的鸠开始鸣叫，古人没有看到鹰，而周围的鸠好像一下子多起来，他们就误以为是鹰变成了鸠。

惊蛰过后万物复苏，是春暖花开的季节，同时却也是各种病毒和细菌活跃的时候。惊蛰时节人体的肝阳之气渐升，阴血相对不足，养生应顺乎阳气的升发和万物始生的特点，使自身的精神、情志、气血也如春日一样舒展畅达、生机盎然。从饮食方面来看，惊蛰时节饮食起居应顺肝之性，助益脾气，令五脏和平。宜多吃富含植物蛋白质、维生素的清淡食物，少食动物脂肪类食物。可多食鸭血、菠菜、芦荟、水萝卜、苦瓜、木耳菜、芹菜、油菜、山药、莲子、银耳等食物。由于春季与肝相应，如养生不当则会伤肝。现代流行病学调查亦证实，惊蛰属肝病的高发季节。在这里我们为各位茶友介绍三款清肝活血、益气补脾的茶品。

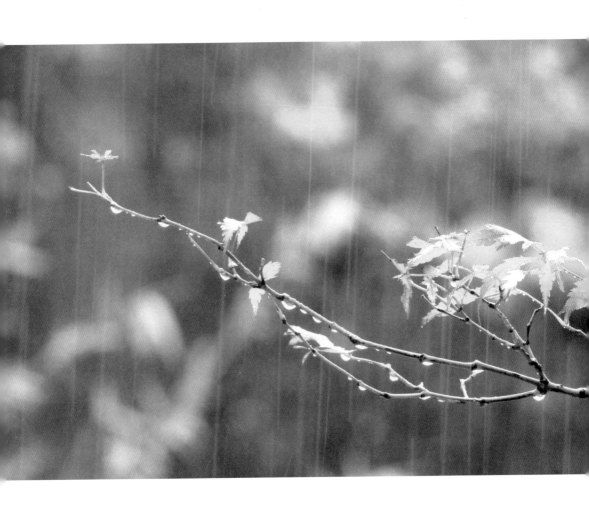

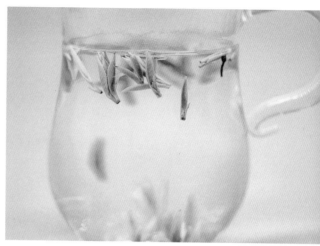

第二节 惊蛰节气养生茶品选择与茶点搭配

一 外柔内刚的绿茶先锋——竹叶青

四川自古被称为天府之国，它地势南低北高，南部的盆地终年云雾缭绕、藏风聚气、冬暖夏热。北部的高山挡住了西藏高原的寒流，气候湿润，这样的自然环境使该地成为中国所有产茶省中绿茶最早上市的地区。我们常说"一方水土一方人"；同理推论"一方水土易养一方茶"，四川绿茶无论是从外形，还是口感、滋味，都有明显的四川人的性格。四川妹子的"辣"全国闻名，她们外表丰腴白亮、形体秀美、性格利落爽直，温柔而不失侠义，是典型的"刀子嘴豆腐心"。该地区的茶亦是如此，它们外表挺秀整齐，茶芽丰润重实，口感甜中略苦，甘甜中不失清爽，温润与刺激并存。产自峨眉山的竹叶青无异于是四川茶中的翘楚。作为四川最早上市的绿茶之一，它的口感不像普通绿芽茶那般清淡细腻，却自有一段硬朗蕴于茶汤。这样的特殊口感使其成为春季补充维C、祛肝毒的最佳饮品。

话说1964年4月20日，陈毅一行途经四川，来到峨眉山时，在山腰的万年寺休息。老和尚泡了一杯新采的绿茶送到陈毅手里，一股馨香扑鼻袭来，陈毅笑盈盈地喝了两口，味醇回甘、清香沁脾，顿时觉得心旷神怡，劳倦顿消，连问："这茶产在哪里？"老和尚答道："此茶是我们峨眉山的土产，用独特工艺精制而成，"陈毅又问："此茶叫什么名字？"老和尚答："还没有名字呢！请首长赐个名字吧！"陈毅推辞道："我是俗人、俗口、俗语，登不得大雅之堂。"经老和尚再三请求，陈毅高兴地说："我看这茶形似竹叶，青秀悦目，就叫'竹叶青'吧！"从此峨眉竹叶青茶便有了自己的名称。挑选竹叶青也有秘诀：竹叶青，竹叶青，形似竹叶色翠青。滋味甘苦耐久泡，茶汤黄绿透晶莹。诚然竹叶青就是这样一款色泽翠绿、外形柔美、口感苦中带甜、回甘力强、能降肝火、止渴生津、清心怡神的春茶先锋。

二 长在深闺人未识——双井绿

前两天碰到了一位江西籍茶友，我便问他江西的名优绿茶。他如数家珍：庐山云雾、婺源茗眉、狗牯脑、得雨活茶、井冈翠绿，等等。我便问他知不知道双井绿，他听了很兴奋地对我说："你要不说我还没想起来，这可是大诗人

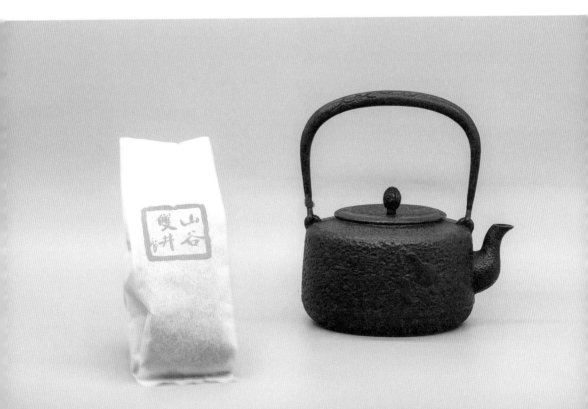

黄庭坚家乡的绿茶，品质超级好。可是一般只有我们当地人知道，看来你是真喜欢我们江西茶。"是的，我确实很爱江西茶的甜，双井绿作为一款宋朝就已成为贡茶的茶品，纵有如欧阳修、杨万里、黄庭坚等声名赫赫的大人物为其写诗做传，但不知何故，它还是如一位"长在深闺人未识"的闺秀那样，不曾被大众茶友们所熟知。今天我们就来介绍一下这款以甜、鲜、润著称的江西绿茶。

双井绿原产于江西修水，只分两个等级，特级和一级。特级以一芽一叶初展，芽叶长度为 2.5 厘米左右的鲜叶制成；一级以一芽二叶初展的鲜叶制成。由于其茶菁采制有芽有叶，所以干茶外形酷似凤爪，且毫毛必显。其茶菁筛选极为苛刻，要求采得净，采得嫩，采得精，几乎是十斤鲜叶出一斤茶。可能这也是此茶很难在市场上大宗流通的原因。但其精益求精的制作也打造出该茶"甜鲜柔滑使人过口不忘"的特点。一代文宗欧阳修就曾赋诗赞美曰："西江水清江石老，石上生茶如凤爪。穿腊不寒春气早，双井茶生先百草。白毛囊以红碧纱，千斤茶养一两芽。长安富贵五侯家，一啜尤须三日夸。"讲到这里，我又想起了一则南宋诗人杨万里与双井茶的故事：杨万里游历西湖时携得江西诗派领袖涪翁（黄庭坚）推崇备至的"双井茶"，遂以"六一泉"水烹之，并赋诗记之，兼述思乡之情："鹰爪新茶蟹眼汤，松风鸣雪兔毫霜。细添六一泉中味，故有涪翁句子香。日铸建溪当退舍，落霞秋水梦还乡。何时归上滕王阁，自看风炉自煮尝。"首联从煮茶写起，"鹰爪"为干茶之形，"蟹眼"为初沸之汤，"松风"是急沸之水声，"兔毫"为品茗之名盏，总写茶佳、水好、火活、器精。颔联扣题，点明水为六一居士之水，茶是山谷先生之茶。然而"泉中味""句子香"表明此次品茗不仅为有好茶，好水，更是为了怀念两位著名诗人加茶人的江西老乡。欧阳修曾赞双井茶"西江水清江石老，石上生茶如凤爪。"黄山谷亦称"我家江南摘云腴，落磑霏霏雪不如"。颈联以当时闻名天下的日铸茶与建溪茶当退避三舍来衬托双井茶之佳，并借梦中神游故乡山水，转写出思乡之情，下句化用唐代王勃《滕王阁序》中名句"落霞与孤鹜齐飞，秋水共长天一色"以赞家乡山水之美。尾联直写回乡之心切，并要到滕王阁上"自看风炉自煮尝"。这里诗人表面上说要独自品茗，实际上是说无人能与他领略茶道之境界，他也只能到滕王阁上与欧阳修、黄庭坚两位先哲藉茶神会了。表述了诗人孤高清远的情怀。杨万里喜欢双井绿，不仅仅是因为一份思乡的情怀，更是因为双井绿的品质与药效。由于官场上的钩心斗角和遇人不淑，杨大诗人心情郁闷、郁郁寡欢，此时品上一杯富含维C、维E、叶绿素、花青素的家乡茶自然有醇香满腮、醒脾开窍、通郁明目的幸福感。挑选高品质双井绿的口诀如下：形似凤爪银毫显，汤色清亮叶底鲜。汤汁醇滑厚不腻，滋味醇和且绵甜。

三　绿茶的堂弟——蒙顶黄芽

都说历史不是故事，而是事故，黄茶这个品类的出现就是一次制茶史上的事故。我们知道绿茶的主要加工流程是杀青、揉捻、干燥。相传茶农们在干燥绿茶时，由于干燥不足使茶叶焖黄，没想到成了黄茶出现的契机。黄茶属于微发酵茶，其外形特点为黄叶黄汤，看起来与绿茶差不多，但其口感却兼具绿茶的清爽与红茶的甜润，但却无绿茶的苦涩和红茶的甜腻。因为其外形与绿茶并无二致，所以圈里人也戏称黄茶是绿茶的堂弟。

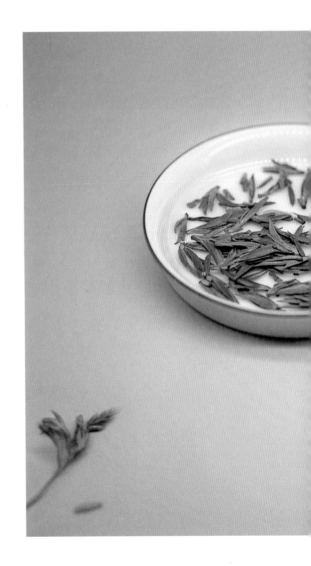

都说"扬子江中水，蒙山顶上茶"是茶事二绝，那么蒙顶黄芽就是蒙山茶的优秀代表。它是春季最早出产的黄茶，大概在每年春分前后上市，是脾虚胃寒却又想在早春尝鲜品茶的那些朋友们的福音。蒙顶黄芽外形特点：干茶色泽黄润如玉，芽形小巧肥嫩，茶毫短粗厚密，

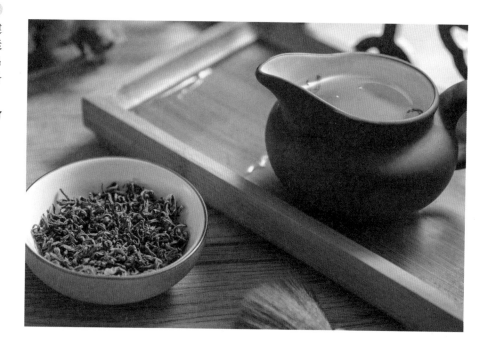

开汤橙黄明亮，香气甘甜，口感鲜润厚滑，且经久耐泡。这样优秀的品质与其特殊且精细的加工方式不无关系。我曾有幸参观过此茶的制作过程：

杀青：用口径50厘米左右的平锅，锅壁表面平滑光洁，采用电热或干柴供热。当锅温升到100℃左右，均匀地涂上少量白蜡。待锅温达130℃时，蜡烟散失后即可开始杀青。每锅投入嫩芽120~150克，历时4~5分钟，当叶色转暗，茶香显露，芽叶含水率减少到55%~60%，即可出锅。

初包：包黄是形成蒙顶黄芽品质特点的关键工序。将杀青叶迅速用草纸包好，使初包叶温保持在55℃左右，放置60~80分钟，中间开包翻拌一次，促使黄变均匀。待叶温下降到35℃左右，叶色呈微黄绿时，进行复锅二炒。

复炒：锅温70℃~80℃，炒时要理直、压扁芽叶，含水率下降到45%左右，即可出锅。出锅叶温50℃~55℃，有利于复包变黄。

复包：为使叶色进一步黄变，形成黄叶黄汤，可按初包方法，将50℃的炒叶进行包置，经50~60分钟，叶色变为黄绿色，即可复锅三炒。

三炒：操作方法与复炒相同，锅温70℃左右，炒到茶条基本定型，含水率30%~35%时即可。

堆积摊放：目的是促使叶内水分均匀分布和多酚类化合物自动氧化，达到黄叶黄汤的要求。将三炒叶趁热撒在细篾簸箕上，摊放厚度5~7厘米，盖上草纸保温，堆积24~36小时，即可四炒。

四炒：锅温60℃~70℃，以整理外形，散发水分和闷气，增进香味。起锅后如发现黄变程度不足，可继续堆积，直到色变适度，即可烘焙。

烘焙：烘顶温度保持40℃~50℃，慢烘细焙，以促进色香味的形成。烘至含水率5%左右，下烘摊放，包装成品。从加工过程中不难看出沤黄决定了黄茶的营养价值与品质特点。此茶在沤的过程中，会产生大量的消化酶，对脾胃最有好处，消化不良、缺乏食欲、困倦少动都可饮而化之。黄茶中的茶黄素还能穿入脂肪细胞，使脂肪细胞在消化酶的作用下恢复代谢功能，将脂肪化除。蒙顶黄芽茶中富含茶多酚、氨基酸、可溶糖、维生素等丰富营养物质，是春季提高身体免疫力，养脾护肝的最佳饮品。挑选优质蒙顶黄芽的口诀如下：芽头尖尖，黄润毫显。汤汁细腻，香高色艳。回味津涌，甜中带鲜。

惊蛰节气属于仲春，随着地表的升温，蛰伏在地表中的昆虫开始萌动。此时人体的阳气也随着春雷的到来而日益蓬勃，新陈代谢加快，所以要为身体的运转补充营养，及时补充维生素C就是很好的调养方法。维生素C能够抗氧化，还具有解毒作用，它不仅能降低烟酒及药物对人体的副作用，还可以优化人的结缔组织，使人的皮肤、牙齿、骨骼、肌肉更加强健。维生素C还能促进胶原蛋白的合成，增强人体免疫力，有助于抵抗感冒。惊蛰时节，切忌过量食用糯米制品。因为在此前的春节期间，人们大都经历了暴饮暴食的洗礼，肠胃功能会因不堪重负而变得很虚弱。糯米是人们比较熟悉的美食，但此时却不宜多吃，因为糯米过于黏稠，且难于消化，如果此时多吃会加重肠胃负担，造成消化不良，严重的还可能引起肠梗阻。老人和儿童消化功能比较弱，所以惊蛰前后应尽量避免食用糯米制品。对于健康的成年人来说，此时食用糯米食品也应量力而行，否则肠胃会不堪重负，容易引发出许多肠胃病来。所以适合惊蛰吃的食品是那些既可以补水和维生素C、维生素E，又好消化的食材。我们在这里介绍三款茶点，以配上述三款名茶。

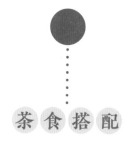

茶食搭配

一　雪梨果

备料：澄粉200克，土豆泥200克，鸡蛋一个，糖粉25克，猪油30克，蜜枣2个，奶黄、鸭梨、花生油各适量。

第一步：鸭梨去皮去核，切成丁，拌入奶黄做馅心待用。

第二步：鸡蛋煮熟，取蛋黄压碎。

第三步：澄粉烫熟和入土豆泥、蛋黄、糖粉，加猪油调匀做成面皮。

第四步：蜜枣切成竖条作为梨蒂。

第五步：将馅心填入面皮中捏成雪梨状，加上梨蒂。

第六步：油锅内放入花生油烧制六、七成热，油炸雪梨果至表面金黄即可。

民间有"惊蛰食梨与病分离"之说，这是因为梨肉富含维C，且多汁水，有润肺止咳、化痰平喘的功效。竹叶青虽也富含维C，可清心去火、降肝润燥，但此茶作为四川特产，总有些四川人的"辣"劲，也就是说它喝起来口感略带一些苦涩，对于那些想抢先喝绿茶又怕刺激肠胃的人来说，品饮此茶时，配上雪梨果这道点心，即可满足口腹之欲，又不会刺激肠胃，引起胃部不适，点心的甜中和了茶的苦，茶的鲜又去掉了点心的腻，这可真是"天作之合"呀！

二　阳春花糕

备料：小米面300克，江面粉100克，鸡蛋100克，温水200克，白糖50克，熟猪油50克，酵母粉5克，泡打粉、精盐适量。

将鸡蛋打成蛋液，加适量温水，放入精盐和白糖搅拌均匀，用此蛋液和入小米面、江面粉、酵母和泡打粉拌匀调至成厚糊状。在梅花形模具中倒少许猪油，倒入厚糊，上下翻烤30秒。再往模具中淋入猪油，烤30秒至蛋糕金黄即可装盘。

小米富含维生素 E，易于消化，对治疗胃溃疡、胃酸过多等胃部疾病有很好的疗效。此糕点的口感特点：清甜适口，香糯不腻。

三　琥珀核桃

备料：核桃肉（净）300 克，绵白糖 125 克，蜂蜜适量。

将核桃肉放入开水中，加少量精盐浸泡 10 分钟，挑去核桃皮衣，洗净，沥干。锅内放少量清水及白糖，熬至糖汁浓稠，投入核桃肉拌炒，使糖汁裹包在核桃肉上。换锅将香油加热，投入粘满糖汁的核桃肉，用文火炸至金黄色，捞出，沥去油，晾凉后食用。核桃仁含有较多的蛋白质及人体营养必需的不饱和脂肪酸、维生素 E，是众所周知的补脑佳品。早春的蒙顶黄芽富含维 C、叶酸，有美肤、固齿、增强抵抗力的作用。在品蒙顶黄芽时，佐以琥珀核桃仁，既可适口充肠，适当补充一些被黄茶发酵菌带走的蛋白质，又可明目护齿，增强记忆力。

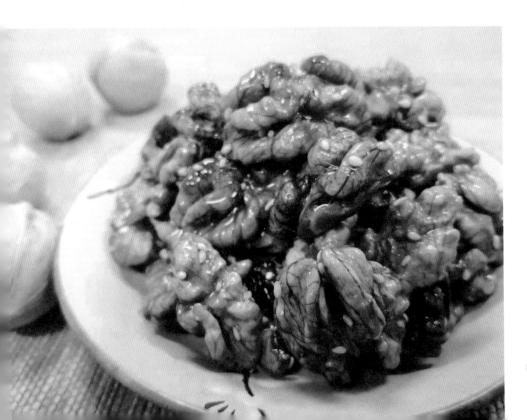

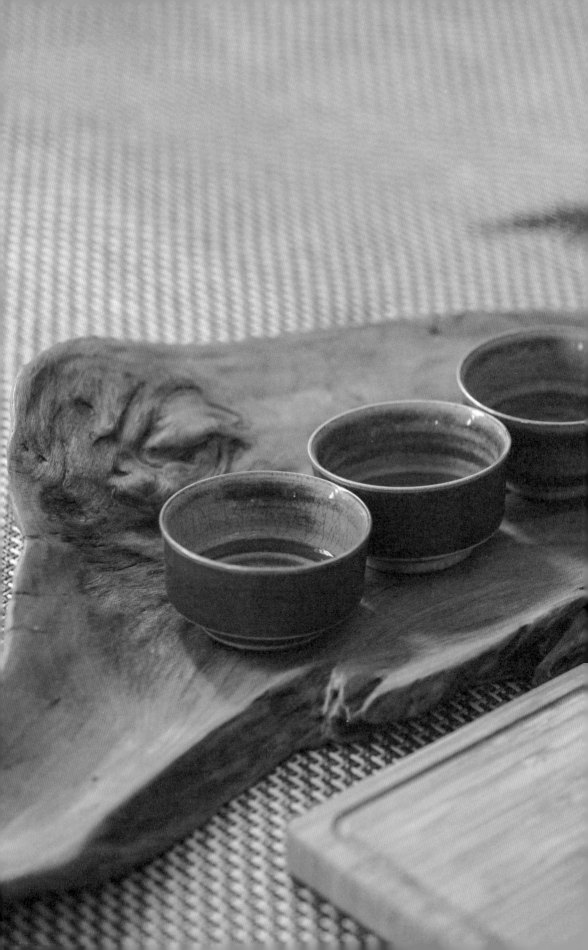

春分节气

　　草长莺飞二月天，拂堤杨柳醉春烟。儿童散学归来早，忙趁东风放纸鸢。民间有春分放风筝的习俗，这是因为春分这天，太阳到达黄经0°。此时阳气上升，阴气下降，阴阳各半，温暖的东风可将纸鸢吹向青天。人们也借着放风筝这项运动，将积郁在体内一冬的浊气释放出去。春分名字的由来不仅因为它是春季九十天的中分点，还因为这一天太阳直射赤道，天地间阴阳二气各半。《春秋繁露·阴阳出入上下篇》中说："春分者，阴阳相半也，故昼夜均而寒暑平"。

　　由于这一特点，春分自古受到人们，特别是帝王的重视，国家的祭日大典一般都举办在春分。如此重要的节气，自然界与人体又有怎样的变化呢？

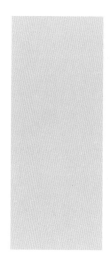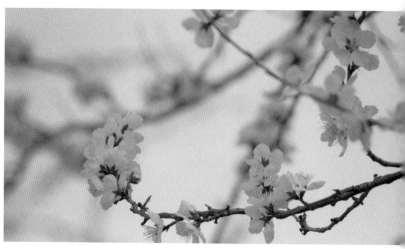

第一节 春分节气的物候特点与节气保健

中国古代将春分为三候："一候元鸟至；二候雷乃发声；三候始电。"春分日后，燕子便从南方飞来了，由于春分节气平分了昼夜、寒暑。阳气在奋力冲破阴气的阻挠，隆隆有声，但看不到闪电。雷电本是一体，雷为声，电为光，光速比音速快，但古人认为阳先行，阴始动，以雷为阳之气，以电为阴之质，故二候"雷乃发声"，三候"始电"。

春分时节是大自然阳气萌生、升发之时。人体的阳气也顺应自然，有向上、向外升发的特点，表现为毛孔逐渐舒张，循环系统功能加强，代谢旺盛，生长迅速。

我们在养生中要运用此时的阴阳平衡规律，协调机体功能，达到机体内外的平衡状态，使人体这一有机的整体始终保持一种相对平静、平衡的状态，这是养生保健的根本。《素问·至真要大论》："谨察阴阳所在而调之，以平为期"。是说人体应该根据不同时期的阴阳状况，使"内在运动"，也就是脏腑、气血、精气的生理运动，与"外在运动"，即脑力、体力和体育运动和谐一致，保持"供销"关系的平衡。

现代医学研究证明：人的生命在活动过程中，由于新陈代谢的不协调，会导致体内某些元素的不平衡，即有些元素的积累超量，有些元素的含量不足，致使早衰和疾病的发生。而一些非感染性疾病都与人体元素平衡失调有关。如当前在世界上危害人类健康最大的心血管疾病和癌症的产生，都与人体阴阳失调相关。平衡保健理论研究认为，在人生不同的年龄段里，根据不同的生理特点，调整相应的饮食结构，补充必要的微量元素，维持体内各种元素的平衡，将会有益于人体健康。

春分节气时，人体血液也正处于旺盛时期，激素水平也处于相对高峰期，此时易发非感染性疾病，如高血压、月经失调、痔疮及过敏性疾病等。膳食总的原则要禁忌大热、大寒的饮食，保持寒热均衡。这段时间也不适合饮用过分肥腻的汤品。此外，养肝、护肝是关键，肝脏有藏血、排毒的作用。胆泌出的胆汁可化解脂肪，而春分时节正是疏肝养胆的最好时机，在此我们为朋友们介绍三款富含微量元素、能平衡人体阴阳、保肝顺气、可增强胆汁分泌的茶品。

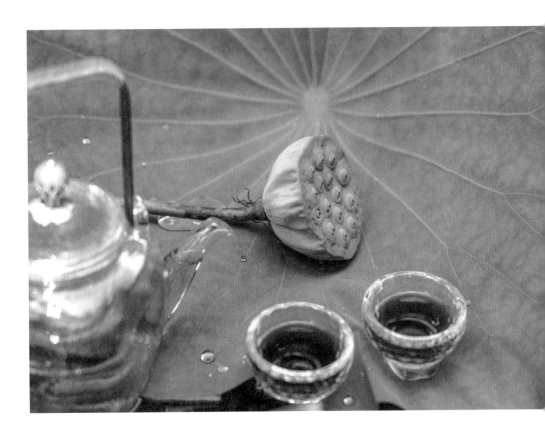

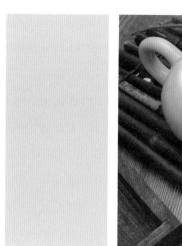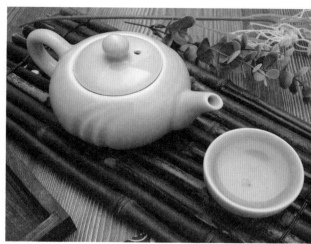

第二节　春分节气养生茶品选择与茶点搭配

一　巧笑倩兮，美目盼兮——洞庭碧螺春

当人生中第一次喝到花香果韵的碧螺春时，闭上眼睛，《诗经》中那个"巧笑倩兮，美目盼兮"的少女跃然出现在眼前。碧螺春特有的香甜细腻如同江苏少女般柔婉。无论是甜柔的香气，还是细润的口感，都使人想到娉婷豆蔻好年华。

此茶原产于江苏省苏州市吴县太湖的洞庭山（今苏州吴中区）。洞庭山分为东西两山，洞庭东山宛如一个巨舟伸进太湖的半岛，洞庭西山是一个屹立在湖中的岛屿。两山常年云雾缭绕，太阳的直射光经过空气中水珠的折射变成漫射光，两山上的茶树既可得到充分的阳光进行光合作用，又不会被紫外线灼伤。因此芽叶肥嫩多汁，且该产区是中国著名的茶、果间作区。茶树和桃、李、杏、梅、柿、桔、白果、石榴等果木交错种植。一行行青翠欲滴的茶蓬，像一道道绿色的屏风，一片片浓荫如伞的果树蔽覆霜雪、掩映秋阳。茶树、果树枝丫相连，根脉相通，茶吸果香，花窨茶味，熏陶着碧螺春花香果味的天然品质。民间最早叫此茶为"吓煞人香"，到了清代康熙年间，康熙皇帝视察太湖时，品

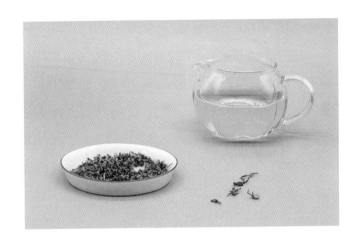

尝了这种汤色碧绿、卷曲如螺的名茶，倍加赞赏，但觉得"吓煞人香"其名不雅，于是题名"碧螺春"。从此该茶成为年年进贡的贡茶。碧螺春茶条索紧结，卷曲如螺，白毫毕露，银绿隐翠，叶芽幼嫩，冲泡后茶叶徐徐舒展。早春的茶芽遇水后还会出现"碧水喷珠"的奇景，这是由于清泉浸润干茶嫩芽使空气浸出所导致的特殊景象。泡好的茶汤银澄碧绿，清香袭人，口味醇甜，鲜爽生津。春分时节品饮此茶可起到降火明目、清肝利尿、补水丰肌的作用。挑选正宗碧螺春茶的口诀是：茶芽细嫩卷成螺，色泽宝绿毫毛多。汤稠细腻花果香，碧海喷珠荡春波。

二 乾隆为之做广告的茶——西湖龙井

提到大名鼎鼎的西湖龙井，全世界无人不知，无人不晓。此茶作为中国十大名优绿茶之首，已有一千二百余年的历史。宋朝大文豪苏东坡在杭州就任时，就曾为其题写匾额。明朝时此茶就跻身于上品茶的序列。西湖龙井的大名，是由于乾隆皇帝为之题诗做广告后才成为皇家贡品茶。由于此茶治疗了皇太后的眼疾，所以乾隆皇帝将狮峰山下胡公庙前的十八棵茶树封为"御茶"，并一口气写了二十多首龙井茶的诗歌。我最喜欢的是下面这首"龙井新茶龙井泉，一家风味称烹煎。寸芽出自烂石上，时节培成谷雨前。何必凤团夸御茗，聊因雀舌润心莲。呼之欲出辩才在，笑我依然文字禅。"当然赵本山大叔说过一句名言"不看广告看疗效"。西湖龙井能驰名中外，也不是靠皇帝的几首诗成就的。它色泽翠绿，香气浓郁，甘醇爽口，形如碗钉，有"色绿、香郁、味甘、形美"的特点。这样的特点使其成为当之无愧的绿茶之王。龙井茶因其产地不同，分为西湖龙井、钱塘龙井、越州龙井三种，除了西湖产区168平方千米内，三百米以下高山所产的茶叶叫作西湖龙井外，其他两地产的龙井俗称为浙江龙井茶。西湖龙井又分为"狮、龙、云、虎、梅"五个品类，狮峰山所产为最，以色泽黄嫩，高香持久的特点被誉为"龙井之巅"；龙井村所产龙井茶叶肥嫩，芽峰显露，茶味较浓；云栖和梅家坞所产龙井做工精细，色泽翠绿，形如金钉，扁平光滑，汤色碧绿，口味鲜爽。虎跑泉所产的龙井茶，叶质肥嫩，口感柔和。

为方便各位挑选正宗西湖龙井茶，我们综合上述各产区龙井茶的特点，将其编成口诀与大家分享：扁平光滑似碗钉，干茶无毫黄泛青。汤汁细腻蕴幽香，饮罢香留口生津。

三　道家福地孕鲜草——缙云黄茶

浙江省丽水市的缙云县地处浙东南，是浙江省境内不多见的山区。传说这里是黄帝"成而升天"的地方。因为黄帝被称为缙云氏，所以这个山清水秀蓝天白云的小县城便由此得名。由于生态环境好，以及植物的多样性，缙云县也是全国道观最多的地方之一，有"养生福地"之美誉。此地特产缙云黄茶，亦有道家仙草之称。这与其生长环境固然有关，但与其茶树神奇的生物特性也有很大关系。

记得2012年，我与同事到缙云国民茶厂对黄茶进行审评。当地茶研所的同志告诉我这种茶树是茶农在一次偶然的情况下发现的特殊黄芽茶树种。此树种只在县内600米以上高山中生长，山上常年缭绕的云雾与林间厚厚的腐质层为其生长提供了先天优质环境。此茶的神奇之处在于，从清明节到立夏前，茶树冒出的芽头为青黄色，且遍披短粗厚密的白色毫毛。长大的茶叶为黄绿色，且娇艳肥嫩，但立夏过后茶树芽叶色泽变绿，与普通绿茶树并无二致。制作缙云黄茶的茶菁，就是选用立夏前采摘的黄芽土茶群体种，经过复杂的60小时闷黄工艺，使其形成干茶金黄，汤色明黄，叶底鹅黄的"三黄"品质。

缙云迎堂山茶区海拔1000多米，有丰富的古茶园。在日月盛老茶园中，有一株长着黄、绿两种颜色枝条的老茶树，在专家指导下，把黄色枝条经过多年精心嫁接培育，形成了几百亩日月盛黄茶基地。缙云黄茶在早春发芽时呈金黄色嫩芽，氨基酸含量比其他黄茶高出 4 ~ 6 倍，因而成为茶中极品。作为中国茶叶博物馆馆藏标准名茶、上海世博会比利时馆官方指定用茶，日月茶给人以小家碧玉的清纯与优雅。尤其是色泽金黄透绿，光润匀净；叶底玉黄含绿，鲜亮舒展；汤色鹅黄隐绿，清澈明亮；滋味清鲜柔和，爽口甘醇的黄茶，成为茶界的一股清流。

特级缙云黄茶在冲泡后叶底还会呈现出玉白色，晶莹剔透，煞是好看。春分时节，品饮黄茶具有疏肝利胆，平衡人体阴阳，止渴生津，促进肠道营养吸收等功效。挑选上品缙云黄茶的口诀如下：春采黄芽夏采绿，干茶形如黄金缕。汤色金黄板栗香，叶底肥嫩白如玉。

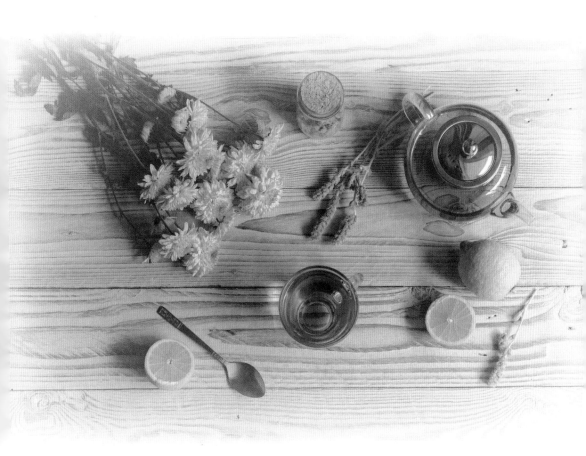

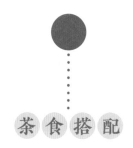

茶食搭配

每年惊蛰过后，清明之前，各产区的绿茶就陆陆续续地抢先上市了，小众化的黄茶也逐渐进入人们的视野。很多茶友在享用新绿茶的同时，又唯恐伤及脾胃。我们在这里为大家介绍三款清甜养脾，且可中和绿茶苦味的茶点，此三款茶点与黄茶相配也十分相宜。希望您在享受美味茶品的同时，可保持身体内部阴阳平衡、延年益寿。

一　花朝节玫瑰饼

春分时节，民间有一个重要的节日——百花生日，也称花朝节、花王节。闺中少女在这一日要以花入馔，蒸花糕送于邻里，一则表示自己心灵手巧，二是迎花神，期盼百花齐放。中国人吃花和以花入菜的历史由来已久，特别是在春季各色花卉怒放之时，无论是北京的炸玉兰，还是河南的牡丹饼，抑或是四川的藤萝饼，云南的鲜花糕，都是人们耳熟能详的花食。今天我们为大家介绍一款玫瑰饼，以庆祝百花生日。

备料：玫瑰花酱 120 克，中筋面粉 150 克，熟糯米粉 10 克，熟花生碎 15 克，水油皮适量，猪油 20 克，细砂糖 5 克，油酥适量，热水 30 克。

制作步骤：①玫瑰花酱加入熟糯米粉，再加入熟花生

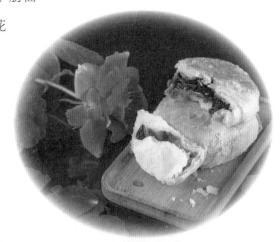

碎，拌匀冷藏一小时，再分成六份备用；②水油皮面粉中加入细砂糖和猪油，倒入热水，揉 10 分钟后装入保鲜袋松弛 20 分钟；③油酥揉成团，油酥和水油皮各分成六份；④取一个水油皮压扁，包入油酥，用虎口转动收口；⑤擀成椭圆形，翻面卷起来，压扁擀成长条形卷起来，中间按一下，两边向中间捏住；⑥按扁擀开，包入馅料，用虎口转动收口压扁；⑦放在烤盘上，点上玫瑰花酱，扎几个小孔散热，放入烤箱用 170℃火力烤 25 分钟。

二 花生酪

花生含有不饱和脂肪酸、胆碱、卵磷脂等营养成分，可增加毛细血管的韧性，能预防心脏病、高血压、脑出血的产生，能防止胆固醇在血管中的沉淀堆积而引起的动脉硬化。所以花生还有一个"长生果"的别称。在中国有三大著名产地：福建的衙口，山东青岛和四川天府。作为花生酪的原料，最好选择山东青岛莱西市产的花生。因为此地花生含油量高，炸出的花生汁渣滓少，做出的花生酪质地细腻、润滑，入口即化。

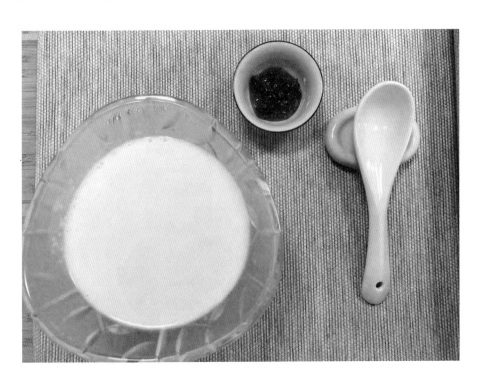

备料：花生 50 克，糯米 20 克，白凉粉 5 克，糖 1 勺。

做法步骤：①先将 20 克糯米浸泡 6 小时以上；②将 50 克生花生浸泡 3 小时以上；③将泡好的花生和糯米放入搅拌机中，加 250ml 水打成浆；④用筛网将浆中的渣滓过滤出来；⑤过滤好放入小锅中；⑥加入一勺糖，小火加热，一定要一边加热一边搅拌；⑦最后再加入一勺白凉粉（没有也可以不加，或换成吉利丁粉）；⑧一定要一边加热一边搅拌，否则糯米成分会结块，会越来越稠，一直加热到冒泡即可关火倒入容器里；⑨等待花生酪凝固后，放入几颗杞果粒装饰即可。

三　椰汁芋头糕

春季养肝护肝要本着多甘少酸的原则。甘甜的味道有舒缓神经等功效。性甘的芋头还富含淀粉，有滋养脾胃的功效。做椰汁芋头糕的原料要选择广西的荔浦芋头，此地芋头肉质细腻、粉糯清香。蒸后软而不烂，质地松软，入口即化。

备料：荔浦芋头 500 克，糖 125 克，椰汁适量。

制作步骤：①将芋头切丝，放入蒸锅中，隔水蒸 10 分钟；②芋头丝蒸熟后，趁热放入 125 克糖调拌匀；③将拌了糖的芋头丝放入小瓷碗中，用勺子轻轻压碎；④重新放入蒸锅里，隔水蒸 20 分钟，放凉后放入保鲜柜里冷藏；⑤吃时只需要在芋头糕上淋上两勺椰汁即可。

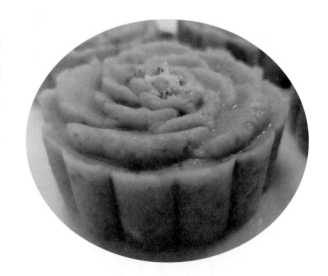

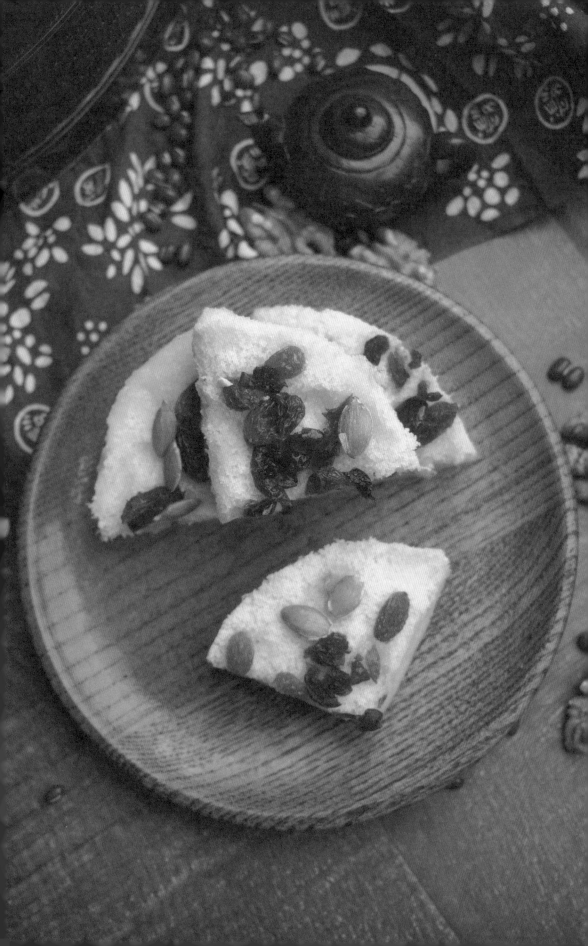

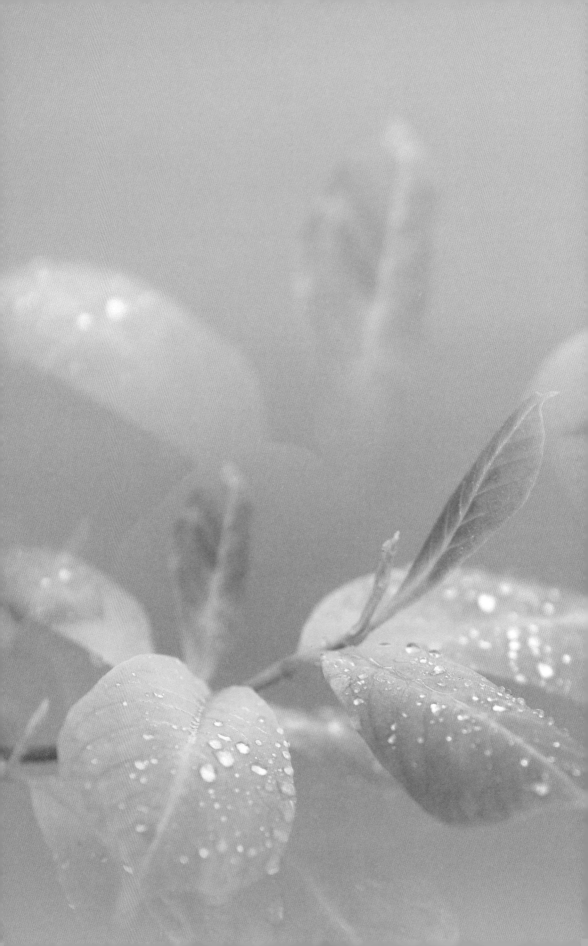

第五章 清明

清明节气

　　"清明时节雨纷纷，路上行人欲断魂。借问酒家何处有，牧童遥指杏花村。"清明节气一般开始于阳历的 4 月 4 日或 5 日，此时天腾地降，阳气上升，阴气下沉，一派天清地明的景象，故称清明。这个节气是在仲春与暮春之交，南方进入了烟雾朦胧的雨季，北方也逐渐山青河绿，桃李芳芬。西汉时期的《淮南子·天文训》中说："春分后十五日，斗指乙，则清明风至。""清明风"即清爽明净之风。《岁时百问》则说"万物生长此时，皆清洁而明净。故谓之清明。"虽然作为节日的清明在唐朝才形成，但作为时序标志的清明节气早已被古人所认识，汉代已有了明确的记载。清明时节，气温变暖，草木萌动，天气清澈明朗，降雨增多，正是春耕春种的大好时节。所以清明对于古代农业生产而言是一个重要的节气，农谚说"清明前后，点瓜种豆""植树造林，莫过清明"，正是说的这个道理，清明也是人们亲近自然、踏青的好时节。自然界阳光和煦，山河返青，那么，人体内又会有怎样的变化呢？

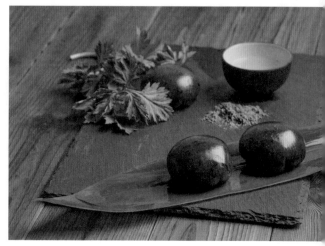

第一节　清明节气的物候特点与节气保健

中国古代将清明分为三候：一候桐始华，二候田鼠化为鴽，三候虹始见。清明前后，梧桐花竞相开放，抬头望去，只见它白中带粉，粉中带紫，一团团，一簇簇，非常美丽，像一团团浮动的白云，把天空衬托得更加明净。梧桐花在中国的古代诗词中时有出现。在古诗里面，梧桐花象征着高洁的美好品质，忠贞不屈的斗志和悲伤的离情。梧桐花开后，麦花、柳花也相继开放。鴽，古书上指鹌鹑类的小鸟，样子像鸽子，但比鸽子小。田鼠化为鴽，实际上是古人对周围的景物观察不够仔细造成的误解。清明时节，地里的田鼠为了躲避刺眼的阳光而躲到阴暗的洞穴里，而喜爱灿烂阳光的鴽却从洞里钻出来享受这大好的春光，古人就误以为进入洞里的田鼠出洞后就变成了小鸟，即鴽。清明时节雨过天晴后，我们经常会看见有五彩缤纷的七色光架在天空，那便是彩虹。这是因为清明时节雨水较多，下雨后空中悬浮着许多小水滴，它们就像三棱镜一样，一部分太阳光经折射和反射而形成在雨幕中的七种色光，就形成了彩虹。

《黄帝内经·素问·阴阳应象大论》记载："寒气生浊，热气生清。"由立春至清明长达两个月，其间的节气有雨水、惊蛰、春分，到清明时节，大地暖意渐浓，清气达到了能够上升的阶段。清明，即为上清下明，也就是天空清而大地明，养生保健也应和自然同气相求。

人和自然同气相求，就是要尽量避免人的饮食、起居和节气相逆，积极依循具体的气候特点进行调节。清明节气以后，天清与人体心清、肺清相应。地代表土，五行金、木、水、火、土与人体相对应，其中土与五肢中的肉相对应，而人体除了骨骼以外皆由肉构成。大地明，说的是人体各部位在清明时节和自然界大地草木一样吐故纳新，一片生机，处在"明"的状态。"明"字的构成为左日右月。日月即为阴阳的代表，所以"明"也寓意阴阳平衡。

古人曾说："酸咸甜苦，不得过分食。春不食肝，夏不食心，秋不食肺，冬不食肾，四季不食脾，如能不食，此五脏万顺天理。"讲的就是在养生时不可过度进补对应五脏的食物。其中所讲的"四季不食脾"，即为一年中农历的三月、六月、九月和十二月这四个季月，不要对脾进补过度，这是一个较为笼统的说法，具体来说，脾旺的时节应该为每个季月的最后十八天，然而清明节气处在四月初，肝脏这时仍活动旺盛，故此节气养生的重点应为避免补肝过度。肝为木，木生火，火对应心，在此节气时，心气一般过于旺盛，《本草纲目》中记载：绿茶味苦，苦入心，故在清明时节品饮绿茶，不仅可以养肝明目，还可降心火，去肺燥。今天我们就为各位茶友介绍三款适宜清明时节品饮的绿茶。

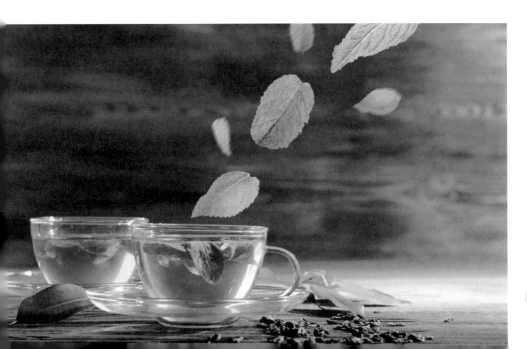

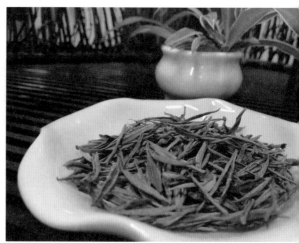

第二节　清明节气养生茶品选择与茶点搭配

一　病态美学——安吉白茶（白叶茶）

前两天去参观一个明清古典家具展，展览中的很多家具是用瘿子木制作而成。据说明朝人非常喜欢这种用树瘤打磨成的家具，认为这是一种天赐的病态之美，非人力可为。这时我想到了绿茶中也有一款茶因得了特殊的白化病，所以使得干茶淡绿、叶底白绿。更奇妙的是，茶树的这种白化病只在春天发生，立夏后便会自愈。这一特点使该茶的春茶尤为珍贵难得。它就是产自浙江竹香安吉的安吉白茶。

安吉白茶属绿茶类，其树种是一种珍罕的变异茶种，属于"低温敏感型"茶叶，其阈值约在23℃。茶树产"白茶"时间很短，通常仅一个月左右。以原产地浙江安吉为例，春季因叶绿素缺失，在清明前萌发的嫩芽为白色；在谷雨前色渐淡，多数呈玉白色。雨后至夏至前，逐渐转为白绿相间的花叶。至夏，芽叶恢复为全绿，与一般绿茶无异。正因为神奇的安吉白茶是在特定的白化期内采摘、加工和制作的，所以茶叶经浸泡后，其叶底也呈现玉白色，这是安吉白茶特有的性状。根据品级不同，其采摘标准分为一芽一叶初展至一芽三叶不等，高品级者芽长于叶，干茶色泽金黄隐翠。

安吉白茶还有一种异于其他绿茶之独特韵味，即含有一丝清泠如"淡竹积雪"的奇异之香。茶叶品级越高，此香越清纯，这或许是茶乡安吉的"风土韵"，清明时节品饮安吉白茶有补充氨基酸，增强抵抗力，明目护肝、养脾祛湿之功效，挑选优质安吉白茶可根据以下口诀：安吉白茶，两叶抱芽。形似凤羽，汤清爽滑。叶底晶莹，白如象牙。自蕴竹香，鲜爽满颊。

二　细雨中走出的杨枝甘露——蒙顶甘露

"甘露"一词源于佛教，它原是指观音大士手中净瓶里的神仙水。据说此水有起死回生，令天地变色的神奇效果。蒙顶甘露作为历史名茶，据史料记载，也有强筋壮骨的奇效。据五代后蜀毛文锡《茶谱》记载：蒙山有五顶，上有茶园，中顶称上清峰。如饮中顶茶一两，可治宿疾，二两可保无病，三两能固肌骨，四两即成"地仙"。此话的真实性有待考证。但蒙顶甘露的茶优良的品质，卓越的口感却是与良好的生长环境有着密不可分的生长关系。都说"扬子江中水，蒙山顶上茶。"蒙顶茶产于四川盆地的西部，地跨名山、雅安两县，顶峰海拔 1400 米。环峨眉大相岭、夹金山和邛崃山诸峰丛中。蒙山全年总降水量达 2000 ~ 2200 毫米。从初春开始烟雨蒙蒙，长达 220 多天，故有"露天常泄雨，蒙顶半藏云"之说。从而形成蒙山三大特点：雨多、雾多、云多。"五峰山上春风暖，六合桥下甘露香"，这是赞美此名茶的佳句。蒙顶茶栽培始于西汉，距今已有 2000 多年历史，相传被宋哲宗封为"甘露普慧禅师"的吴理真亲手植茶七株于蒙山五峰之中。"其叶细长而嫩，味甘而清，色黄而碧，酌杯中香云蒙覆其上，凝结不散，以其异，谓曰仙茶"。作为历史名茶和全国十大名优绿茶的代表，蒙顶甘露茶加工工艺精致复杂，大概分为高温杀青、三揉、三炒、烘干。它是卷曲型绿茶的代表。形似江苏洞庭碧螺春，但芽型较壮硕，汤色黄碧，清澈明亮，口感清冽，饮罢使人齿颊留香。优质蒙顶甘露的品质特点：紧卷多毫，浅绿油润，叶嫩芽壮，芽叶纯整，汤黄微碧，清澈明亮，香馨高爽，味醇甘鲜。

清明时节品饮蒙顶甘露有滋阴润肺、降血脂、降血压、清肝明目等功效。挑选优质蒙顶甘露可依据以下口诀：蒙顶甘露似碧螺，白绿相间芽壮硕，汤水清冽似甘露，叶底成朵荡春波。

三　朱元璋命名的绿茶——开化龙顶

记得当年我到开化龙顶原产地浙江开化县齐溪乡白云山访问时，当地茶农很自豪地告诉我，开化龙顶是明朝开国皇帝朱元璋命名的。传说元朝末年，朱元璋带兵来到开化县齐溪乡的大龙山顶，正感口渴，一老茶农端上一碗刚沏好的新茶，朱元璋喝了之后，满口异香，浑身倍感神清气爽。朱元璋当即询问老茶农："此茶产自何方？"老茶农回答："就产在咱大龙山的龙顶潭周围"。朱元璋预感到此乃上上吉兆也，日后一定能当上皇帝了！朱元璋异常高兴地对茶农说："我如今是在大龙山顶上喝着龙顶潭边上生长的茶，龙在大龙山之顶，真龙天子非我莫属！这茶就叫龙顶茶吧！"听了这个故事，我虽微笑不语，但心中却怀疑这有蹭热点之嫌。作为一名茶人我更愿相信，开化龙顶的优良品质与茶山环境和茶叶加工手法有关。特别是当我亲自制茶时，对自己的判断更是深信不疑。此茶产于海拔800米"龙顶潭"周围。茶人王旭峰曾赞美此茶"开化茶好，应了陆羽'阳崖阴林'"之说。俗话说"高山云雾出好茶"。开化县的确是绿茶生长的好地方，它位于中国绿茶的"金三角"。境内山高林茂，素有中国"亚马逊雨林"和"浙西林海"之称，森林覆盖率达80.4%，居浙江省乃至全国各县前列，还镶嵌古田山国家级自然保护区和钱江源国家森林公园二颗"绿色明珠"。可谓林木葱茏，植被丰富，空气清新，自然环境没有污染。在这样的环境中孕育的"开化龙顶"茶有特殊的香型，上品开化龙顶茶有兰香，一般的也有板栗香，持嫩性好。含氨基酸、茶多酚、芳香物质、咖啡因的成分多，自然品质优异，它是山林的精灵，大自然的馈赠。

当然再好的茶菁也要有精致的加工方式相配，才能缔造出品质优良的茶叶。在亲自学习了开化龙顶加工工艺之后，我不得不佩服浙江茶加工的精致与炒制手法的高超。此茶虽然只有杀青、揉捻、初烘、理条、烘干等五道工序，但每一步的制作手法和要求都达到严苛的地步。首先杀青时每次最多只炒三两茶，用 160℃的锅温，以双手对炒的手法，靠抖、闷使每一片茶叶均力受热。当叶质炒制柔软，并发出幽兰清香时，起锅摊晾，这一步就要历经 9~12 分钟。之后就是揉捻，通过双手合抱沿同一方向轻揉、松揉，达到茶叶成条的目的。之后上笼以 100℃~120℃的温度进行初次烘焙。当烘叶黏性减少，茸毫略显，色泽转暗，含水量 30% 左右，即可起烘。将失过水的茶叶置入 100℃的炒锅中进行最后的定型，炒制茶毫显露时出锅。最后采用文火烘干，将理条叶均匀地撒在有纱布垫底的烘笼上，烘至茶叶含水量为 4%~5% 时即可。精细的加工决定了开化龙顶的"干茶色绿、汤水青绿、叶底鲜绿"的"三绿"特征。产品香高味醇，可明目提神，清热解毒，防蛀健齿，延年益寿，有很好的营养和药效作用。挑选开化龙顶的口诀如下：干叶挺直泛青光，汤色鲜绿兰花香。入口醇和枝细腻，叶底匀整余韵长。

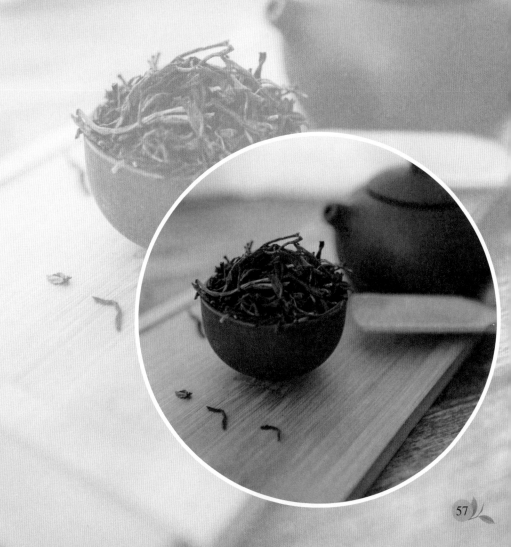

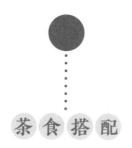

茶 食 搭 配

清明节是绿茶大量上市的伊始。据科学数据调查，每日饮用三杯绿茶有清心明目，防龋齿，美白皮肤，抗流感的功效，但绿茶自古有"冷脾草"的别号，过量或空腹饮用会引起腹泻、胃凉、身体虚寒等现象。这时适当补充一些甜味食品或蛋白质，则有助于体内阴阳平衡。在这里我们介绍三款咸甜各异的茶点，它们都是配伍绿茶的好伴侣。

一 清明果

对于中国人来讲，清明不仅是节气，也是一个非常重要的传统节日，其在寒食节的第二天，在这段时间，人们讲究吃冷食，不起薪。这一习俗与介子推有关：

相传晋文公流亡海外时，介子推割股供其食，但晋文公后来分赏大臣时，却独独忘了介子推，介子推伤心之余躲入绵山，晋文公烧山想逼出介子推，不料将其活活烧死。

为了纪念介子推的忠烈，晋文公将这一天定为寒食节，让民间吃寒食以纪念介子推，于是民间有了清明节吃冷食的习惯，其中最有名的食品要属清明果。清明果做法如下：

备料：糯米粉 500 克，豆沙馅 250 克，青汁（菠菜汁或嫩艾草榨汁）200克，麻油少许。

制作步骤：①将糯米粉、青汁、麻油和匀，搓成长条，捏成每个 50 克的剂子待用；②将青团剂子擀成圆片，包入豆沙馅心，上笼屉蒸 15 分钟至青团鼓起变色即可。

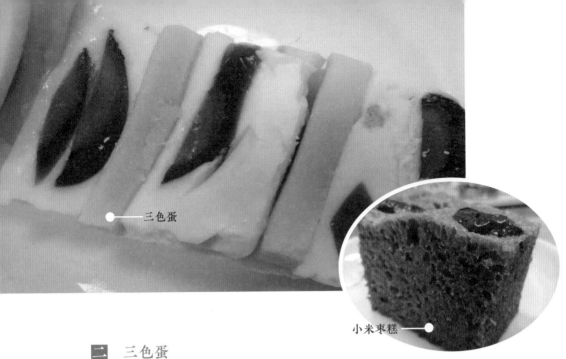

三色蛋

小米枣糕

二　三色蛋

备料：鸡蛋，松花蛋，咸鸭蛋，盐，鸡精，料酒，淀粉。

制作步骤：①将鸡蛋分黄、清分别打入碗中，在蛋黄中加少许盐、鸡精、料酒、水淀粉搅拌均匀；②将松花蛋切好码放在深盘中，咸鸭蛋黄放在松花蛋的中间，再将打好的鸡蛋黄倒入，待水开后入蒸锅小火蒸10分钟，定型后开锅，撒少许干淀粉，倒入蛋清再蒸5分钟；③将蒸好的三色蛋倒在熟菜板上放凉，改刀切片后即可食用。

三色蛋，三色协调，营养丰富，且鸡蛋中含有丰富的营养成分，对神经系统和身体发育大有裨益。很多长寿老人的经验便是每天必吃一个鸡蛋。清明之际，对于吃惯了鸡蛋各种做法的人，三色蛋无疑是非常值得尝试且老少咸宜的食物。

三　小米枣糕

备料：小米100克、面粉160克、糖25克、水165克、酵母2.5克，红枣肉适量。

制作步骤：①小米用料理机打成粉状（我这个打的是带粗颗粒的粉）；②将面粉、小米粉一起放入盆中；③酵母和糖溶于水，倒入粉类中，揉成比较粘手的面团；④取一深碗抹油，将湿面团倒入，盖盖发酵至2.5倍左右；⑤发酵好的面团表面放少许红枣肉；⑥冷水下锅，将面糊放入（要盖盖防止蒸汽滴入），蒸35至40分钟左右就好了。

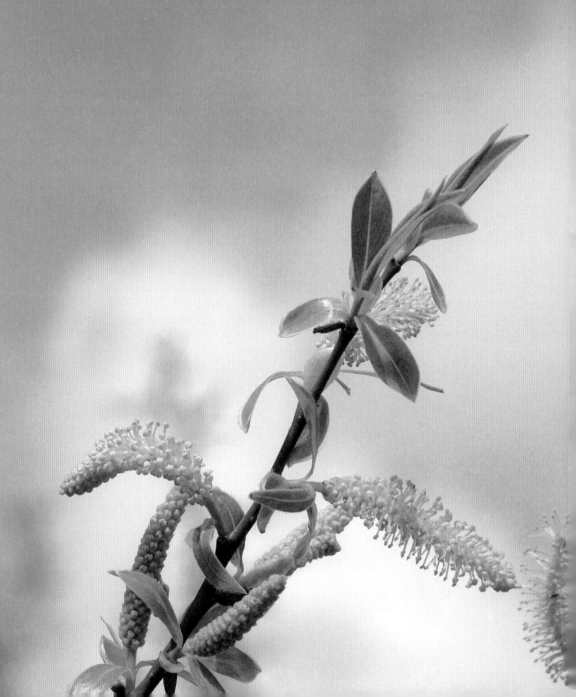

谷雨节气

"草木知春不久归，百般红紫斗芳菲。杨花榆荚无才思，惟解漫天作雪飞。"

谷雨是二十四节气中的第六个节气，从每年的 4 月 19~21 日开始，此时太阳到达黄经30°，预示着春季走到了尾声，此时满天飞舞的柳絮也像是在与春天告别。谷雨的名称源自古人"雨生百谷"之说。此时也是播种禾苗、种瓜点豆的最佳时节。

"清明断雪，谷雨断霜"，作为春季最后一个节气，谷雨节气的到来意味着寒潮天气基本结束，气温回升加快，大大有利于谷类农作物的生长。谷雨的由来传说与仓颉有关，上古时代皇帝令仓颉造字，仓颉作为掌管牛羊的官员，他先用结绳记事，也就是说每出生一头牛或者羊，他就在绳子上打个结，这虽是个好办法，但弊端也很大，因为增加的牛羊可以以结绳来记录，但如果死了牛羊要去掉绳扣就很麻烦，后来仓颉又用贝壳记事，但是也很难把细节记录清楚。一天，仓颉正苦思冥想时，在路上遇到了三个老人，三个老人站在岔路口争论不休，一个老人说我们应该往西走，西边有鹿群，另一个老人说，我们应该往东走，东边可以打到虎群，最后一个老人说，不对，我们应该往北走，北边有野马。原来这三个老人是有经验的猎户。他们能根据动物留下的脚印来判断行动方向，仓颉由此受到启发，发明了象形文字，老天为了奖励仓颉，就降了一场谷子雨，以示嘉奖。到目前为止，很多地方都在谷雨这一日纪念仓颉，怀念这位为华夏民族创造了文字的始祖。

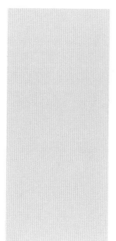
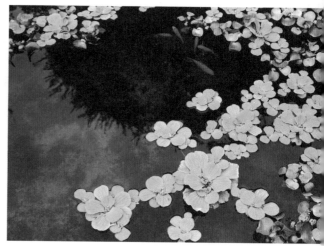

第一节　谷雨节气的物候特点与节气保健

中国古代将谷雨分为三候：一候萍始生；二候鸣鸠拂其羽；三候戴胜降于桑。这是说谷雨时节降雨量增多，水田、池塘、静水湖中的水温升高，养分增多，浮萍比较喜欢这种温暖潮湿的环境，开始快速生长。所以谷雨以后，我们经常会看到小鸟在浮萍上休息的场景。鸠，指斑鸠；拂其羽，指梳理羽毛。谷雨时节，斑鸠鸣叫，开始提醒人们播种了。由于春季万物生长，斑鸠也长出了新的羽毛，羽毛特别厚，会让斑鸠不习惯，所以它们会经常梳理自己的羽毛。谷雨时节，桑树上开始能见到戴胜鸟。戴胜鸟是一种外形极其独特，头顶五彩羽毛，嘴尖长细窄，羽纹错落有致的小鸟。戴胜鸟头上的羽冠展开时，就像孔雀开屏，美丽极了。它们会飞到黄河至长江流域一带，常栖息于桑树或麻树上。在中国，戴胜鸟象征着祥和、美满、快乐。

春季是最适合养生的季节，无论是早春，还是现在的晚春。古书上有记载，谷雨养生有着事半功倍的效果。谷雨节气后，不少人会感觉体内积热，很不舒服。这个时期，人体内肝气稍伏，心气开始慢慢旺盛，肾气也于此时进入旺盛期。因此在饮食上也应该略做调整，尽量多吃一些益肾养心的食物，并且尽量减少蛋白质的摄入量，来减轻肾的沉重负担。一般来说，多吃一些含 B 族维生素较多的食物对改善情绪有明显的效果。小麦胚粉、标准面粉、荞麦粉、莜麦面、小米、大麦、黄豆及其他豆类、黑芝麻、瘦肉等，含有丰富的 B 族维生素。另外多食用碱性食物有助于缓解人体的急躁情绪，例如贝、虾、蟹、鱼、海带等产品有助于改善情绪。选择吃些低脂肪、高维生素、高矿物质的食物，比如新鲜蔬菜，包括荠菜、菠菜、马兰头、香椿头、蒲公英等，这些可起到清热解毒、凉血明目、通利二便、醒脾开胃的作用。由上述文字可见，茶是谷雨时节首选的养生饮品，民间就有在晚春喝谷雨茶的习俗。

谷雨茶就是雨前茶，是谷雨时节采制的春茶，又叫二春茶。春季温度适中，雨量充沛，加上茶树经一冬的休养生息，使得春梢芽叶肥硕，色泽翠绿，叶质柔软，富含多种维生素和氨基酸，使春茶滋味鲜活，香气怡人。谷雨茶的采摘标准除选嫩芽外，还采摘一芽一嫩叶或一芽两嫩叶。一芽一嫩叶的茶叶泡在水里像古代展开旌旗的枪，被称为旗枪；一芽两嫩叶的形状则像一个雀类的舌头，被称为雀舌。它们与明前茶一样，同为一年之中绿茶的佳品。一般雨前茶价格比较经济实惠，水中造型好，口感也不比明前茶逊色，大多茶客通常都更追捧谷雨茶。中国茶叶学会等有关部门倡议将每年农历"谷雨"这一天作为"全民饮茶日"，并举行各种和茶有关的活动。今天我们就为大家介绍三款适合在谷雨节气品饮的绿茶。

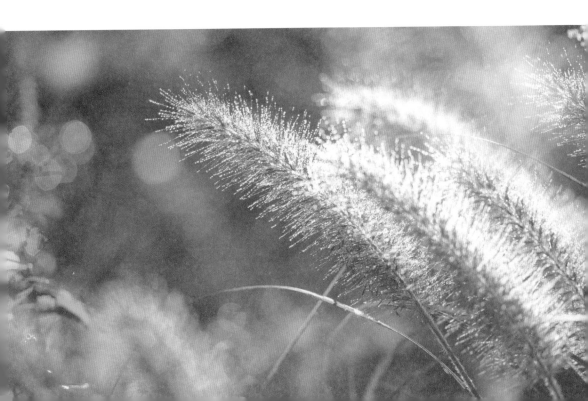

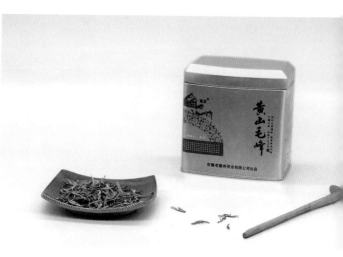

第二节　谷雨节气的健康养生与茶品

一　它从山中来，带着兰花香——黄山毛峰

最爱听胡适先生填词的那首台湾校园民谣《兰花草》。每次哼唱这支歌的时候，不禁想到那位安徽籍五四运动的先锋——胡适先生，还有那同样产自安徽且自蕴兰香的黄山毛峰。黄山毛峰属于烘青绿茶中的名品，也是安徽茶中的翘楚。黄山毛峰名称的由来是由于新制茶叶白毫披身，芽尖锋芒，且鲜叶采自黄山高峰，故此得名。

特级黄山毛峰采于清明，选取一芽一叶初展。1~3级黄山毛峰采自谷雨，为一芽一叶、一芽二叶初展。俗话说坏的茶品一样的粗劣，好的茶品制作却各有各的高招。就黄山毛峰的制作而言，从选料这一步开始就很精细。鲜叶进厂后先进行拣剔，剔除冻伤叶和病虫危害叶，拣出不符合标准要求的叶、梗和茶果，以保证芽叶质量匀净。然后将不同嫩度的鲜叶分开摊放，散失部分水分。为了保质保鲜，要求上午采，下午制；下午采，当夜制。我曾带学生到黄山毛峰茶厂去实践制茶。虽然黄山毛峰的制作只有四步：杀青——揉捻——干燥——烘焙，看上去很简单，但真的开始自己上手实践的时候，却发现要做好一款茶还是需要常年的经验作为后盾，光是理论知识是不够的。特别是手工炒制的黄山毛峰更是非要专业炒茶技师不可。我有幸参观过一位炒茶非遗传承人制作黄山毛峰，他亲自制出的茶外形微卷、状似雀舌、绿中泛黄、银毫显露，且带有金黄色鱼叶(俗称黄金片)。入杯冲泡，雾气结顶，汤色清碧微黄，叶底黄绿有活力，滋味醇甘，香气如兰，余味深长。师傅告诉我：判断是不是头采黄山毛峰主要看单颗茶芽有无黄金片（即余叶），这片小小的余叶是去年茶树上还未发出的芽头，随着春茶的迸发带出的余片。

为了帮助朋友们挑选优质雨前黄山毛峰，我们将其品质特点编成口诀与大家分享：一芽两叶似雀舌，余叶略带象牙色。叶落杯底匀成朵，兰香蕙质汤润泽。

二 像玉米糖一样甜的茶——福缘丹青

前两天吃到了一种老北京特产的糖果——玉米糖。给我糖的朋友告诉我，玉米糖是 70 后、80 后老北京人的共同回忆，玉米糖也勾起了我这个深居北京多年的浙江缙云人对家乡的回忆。众所周知，浙江是绿茶出产大省，几乎省内每个区县都有自己的明星绿茶。我的家乡在浙江东南的山区，叫作缙云。据说是黄帝成而飞天的地方，所以环境清幽。该地出产一种带有浓浓玉米甜香的绿茶，名为福缘丹青。

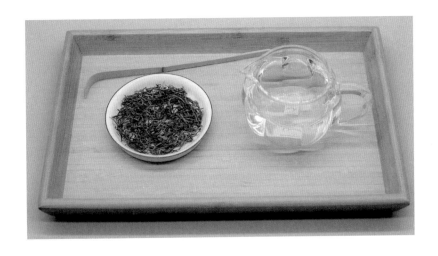

此地茶区平均海拔 800 米高，茶区四周群山环抱、森林茂密、云雾缭绕、阳光充足、空气清新、土壤肥沃、气候潮湿，有绝佳的种植环境。十分适宜缙云福缘丹青茶的生长。

小时候经常在谷雨前后跟大人一道去采摘一芽一叶、一芽两抱叶的鲜叶，再送到茶厂去制作福缘丹青。大概要在厂里待上一天才能拿到成品茶。记得那时最有意思的是看着大人在炒锅前忙碌，每只锅每次只能炒上四、五两鲜叶，当地人管这样的杀青锅叫青锅。鲜叶炒软后，以四个青锅的茶叶量再投入大锅里，我们管这个锅叫辉锅，倒入这个锅中的茶叶要被搓揉成型，最后再将成型的茶叶放入一支大竹笼里烘干，就是我们当地人喝的土茶了。这样做出来的茶叶外形紧细，毫毛显露，色泽翠绿。茶汤呈鲜明绿色，口感清醇回甘。内质有独特的玉米香，且香气清香持久，滋味甘醇爽口，叶底嫩匀成朵。当地人认为谷雨时喝了这样的茶可以明目败火，一年不生病。值得缙云人骄傲的是，此茶树种以及制作工艺在 20 世纪 80 年代初被引进到山东的崂山地区。后来成为山东绿茶的当家"花旦"。引种到崂山的茶品还保留着浓甜的玉米香，只是一方水土一方茶，生长在浙江的小巧茶品，到了崂山也变得像山东大汉一样粗大壮实，更加耐泡。由此看来，水土之于茶树种，正如环境对于人的成长一样重要。谷雨前后品饮福缘丹青绿茶有排湿解毒、补充维 C、增强抵抗力、消热补水等功效。挑选优质福缘丹青的秘诀为：干茶紧卷弯如勾，三绿色艳汤浓稠。叶底均匀落杯底，玉米甜香甘润喉。

三 因为袁世凯成名的绿茶——六安瓜片

江湖传闻六安瓜片的出名与民国第一大总统袁世凯有关：袁世凯一生姬妾无数，其中一位是安徽六安美女。这个小妾为了讨好袁世凯，常让家乡人捎一些当地的土茶作为孝敬。袁世凯身体肥胖，食量大如牛，医生说他有各种慢性内分泌疾病，就是现代人说的三高。袁世凯喝了六安茶觉得很舒服，似乎有助消化、清血毒、降肝火的作用，很是喜欢。但又嫌此茶外形太过粗鄙，不够精致，就命当地人进行精致加工。当地制茶师傅选出一芽两叶的茶菁，再将茶芽和茶梗剪掉，只留两片茶叶。就像蜜蜂的翅膀，当地人称其为蜂翅。袁世凯对

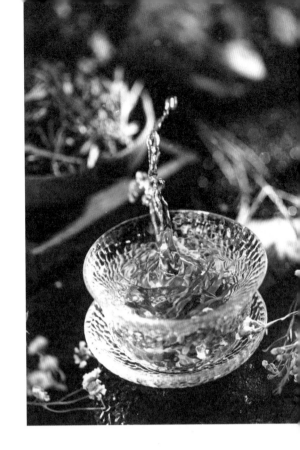

这款精致茶相当满意。因为见其叶底如剥开的瓜子壳，又产自六安，所以便称其为六安瓜片。这个历史典故是否属实，有待历史学家们进一步考证。但六安瓜片能清肝毒、降血脂、化脂去腻的功效却是众所周知。

六安瓜片是中国传统十大名茶之一，简称瓜片、片茶，产自安徽省六安市大别山一带，明朝时六安茶就已被列为贡茶。清朝时也是宫中的御用茶品，1856年，慈禧生同治皇帝后，方有资格每月享受十四两六安茶的待遇。老一辈革命家对六安瓜片多情有情钟，一代伟人周恩来与叶挺将军曾有一段与六安瓜片的不解情缘。中华人民共和国成立后，六安瓜片一直被中央军委作为特贡茶。1971年7月，时任美国国务卿的基辛格博士首次访华，六安瓜片被作为国品礼茶馈赠，促进了中美关系的发展，被传为佳话。

作为世界上唯一的一款无芽无梗的茶叶，六安瓜片由单片生叶制成。去芽不仅保持单片形体，且无青草味；梗在制作过程中已木质化，剔除后，可确保茶味浓而不苦，香而不涩。精于六安瓜片茶的茶友依据其口味、品质的不同，将六安瓜片分为内山瓜片和外山瓜片。内山瓜片产地包括金寨县的齐山村（黄石冲）响洪甸、鲜花岭、龚店；裕安区的独山、双峰、龙门冲、石婆店镇三岔村、沙家湾村，霍山县的诸佛庵一带。外山瓜片产地包括六安市裕安区的石板冲、石婆店街道半径5公里范围、狮子岗、骆家庵一带。瓜片原产地为齐头山一带，旧时为六安管辖，现属金寨县。齐头山所产"齐山名片"为六安瓜片之极品。齐头山是大别山的余脉，海拔804米。因大量蝙蝠栖居，故称为蝙蝠洞。良好的自然环境加上精湛的制作工艺，才能成就一款好茶。正所谓"采得时、造的精"。六安瓜片每逢谷雨前后十天之内采摘，采摘时取二、三叶，求"壮"

不求"嫩"。过去根据采制季节，分成三个品种：谷雨前采的称"提片"，品质最优；其后采制的大宗产品称"瓜片"；进入梅雨季节，茶叶稍微粗老，品质一般，这段时期采制的称为"梅片"。采摘标准以一芽二、三叶为主，群众习惯称之为"开面"采摘。鲜叶采回要及时扳片。分嫩叶（或称小片）、老片（或称大片）和茶梗（或称针把子）三类。生锅与熟锅：炒茶锅口径约70厘米，呈30度倾斜，两锅相邻，一生一熟，生锅温度100℃左右，熟锅稍低。投叶量100克，嫩片酌减，老叶稍增。鲜叶下锅后用竹丝帚或节花帚翻炒1~2分钟，主要起杀青作用。炒至叶片变软时，将生锅叶扫入熟锅，整理条形，边炒边拍，使叶子逐渐成为片状，用力大小视鲜叶嫩度不同而异，嫩叶要提炒轻翻，帚把放松，以保色保形。炒老叶则帚把要带紧，以轻拍成片。炒至叶子基本定型，含水率30%左右时即可出锅，即时上炕。毛火：用烘笼炭火，每笼投叶约1.5公斤，烘顶温度100℃左右，烘到八九成干即可。拣去黄片、漂叶、红筋、老叶后，将嫩叶、老片混匀。小火：最迟在毛火后一天进行，每笼投叶2.5~3公斤，火温不宜太高，烘至接近足干即可。老火：又叫拉老火，是最后一次烘焙，对形成特殊的色、香、味、形影响极大。老火要求火温高，火势猛。木炭窑先排齐挤紧，烧旺烧匀，火焰冲天。每笼投叶3~4公斤，由二人抬烘笼在炭火上烘焙2~3秒钟，即抬下翻茶，依次抬上抬下，边烘边翻。为充分利用炭火，可用2~3只烘笼轮流上烘。直烘至叶片绿中带霜时即可下烘，趁热装入铁筒，分层踩紧，加盖后用焊锡封口贮藏。六安瓜片的外形，是瓜子形的单片，自然平展，叶缘微翘，色泽宝绿，大小匀整，不含芽尖、茶梗，清香高爽，滋味鲜醇回甘，汤色清澈透亮，叶底绿嫩明亮。挑选上品瓜片的口诀："干茶色绿带白霜，无梗无叶蜂翅膀。汤色隐绿淡白香，叶底嫩绿汤清爽。"

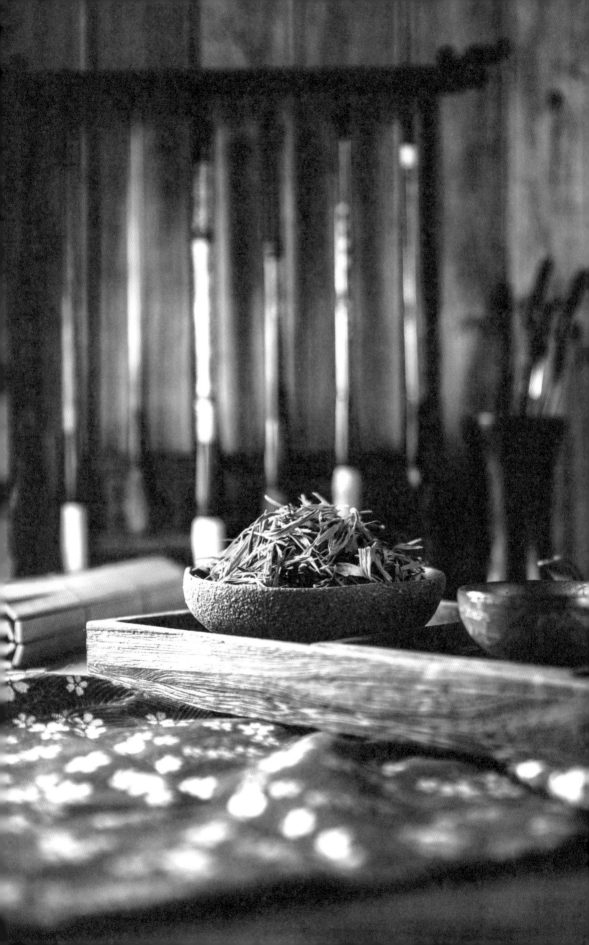

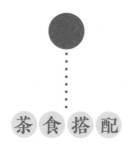

茶食搭配

一 牡丹饼

相传牡丹饼的发明人为武则天。据《隋唐佳话录》载：有一年谷雨时节，牡丹盛开，她率宫女游园赏花，看着争奇斗艳的花儿，突发奇想，命宫女采下大量的各色花朵，回宫按她的设计，和米捣碎，蒸制成糕，即名"百花糕"，并用这香糯可口的点心作为礼品分别赏赐群臣。牡丹饼又称"天皇饼"，原因是武则天与唐高宗并称天后、天皇。宋代词人黄庭坚《渔家傲》有"方猛省，无声三昧天皇饼"之句，说的就是牡丹饼。唐贞观二十三年（649 年），武则天被发送长安感业寺削发为尼后，偶以牡丹花瓣为原料制成素饼，食之，觉味道非凡，恰高宗相访，武则天以饼传情。不久还宫，立为皇后，高宗称天皇，她称天后。因此饼出自皇家，时人称此饼为天皇饼。牡丹饼做法如下。

备料：猪油 100 克，细砂糖 30 克，中筋小麦粉 360 克，蜂蜜 6 克，清水 90 克，食用牡丹花 40 克，玉米淀粉 2 克。

作法：①将 4 朵新鲜食用牡丹花花瓣筛选洗净，揉搓捣碎，加入 30 克细砂糖，5ml 蜂蜜和少许猪油拌匀备用；②将 200 克面粉倒入面碗里，加入细砂糖和水，混匀揉成面团；③用面皮包住面心，收口做成一个面团。用擀面杖擀成一个牛舌状或者长方形，然后对折一次，再次擀开，卷起来；④用刮板将其切成 22 克的小面团，手搓圆后压成饼状；⑤将馅心放入面饼中，收口朝下包起，用掌心把饼略微压圆，表面刷上适量蛋液，放入 200℃烤箱，烤 20 分钟即可。

二 马蹄糕

马蹄糕是北京地区回族传统名小吃，每年的谷雨前后，很多回族老字号小吃店都会提供这道点心，荸荠有祛痰润肺、化湿利尿、降肝火等功效，适合在暮春时节食用。马蹄糕做法如下：

备料：马蹄粉、荸荠、糖、水。

做法：马蹄粉加糖加水浸泡20分钟，荸荠去皮切碎，小火烧，边烧边搅拌；面糊渐渐变色，关火；趁热倒入模具，冷却，定型；2小时后，倒出即可食用。

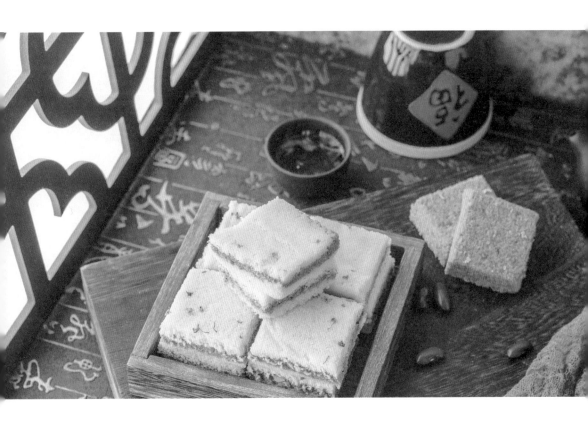

三　蜜枣发糕

发糕是以面粉发酵精制而成的中国传统食物，它甜糯松软，易于消化。谷雨节气食用蜜枣发糕既可补充 B 族维生素，又可疗饥果腹，故深受全国人民喜爱。其做法如下：

备料：面粉、蜜枣、酵母各适量。

做法：酵母用温水调成泥浆状，和成面糊；蜜枣切小块，放入一半的面糊；加入一半的蜜枣，倒入另一半面糊，上面覆上蜜枣，待发酵；上锅蒸20分钟，蒸好的发糕切成小块就可食用。

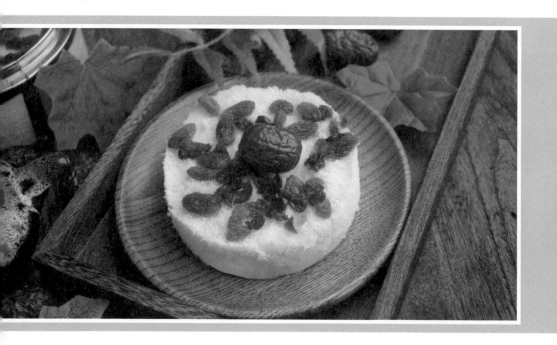

夏

第二篇 夏季篇

夏三月，此谓蕃秀，天地气交，万物华实，夜卧早起，无厌于日，使志无怒，使华英成秀，使气得泄，若所爱在外，此夏气之应，养长之道也。逆之则伤心，秋为痎疟，奉收者少，冬至重病。

《黄帝内经·四气调神大论》

夏天的六个节气中，自然界一派繁盛壮美，要使精神之英华适应夏气，以成其壮美。应晚睡早起，情绪平和，使气机宣畅，通泄自如，使身体机能旺盛滋长。喜欢喝茶的人，宜选择适合夏季相应节气的茶品。

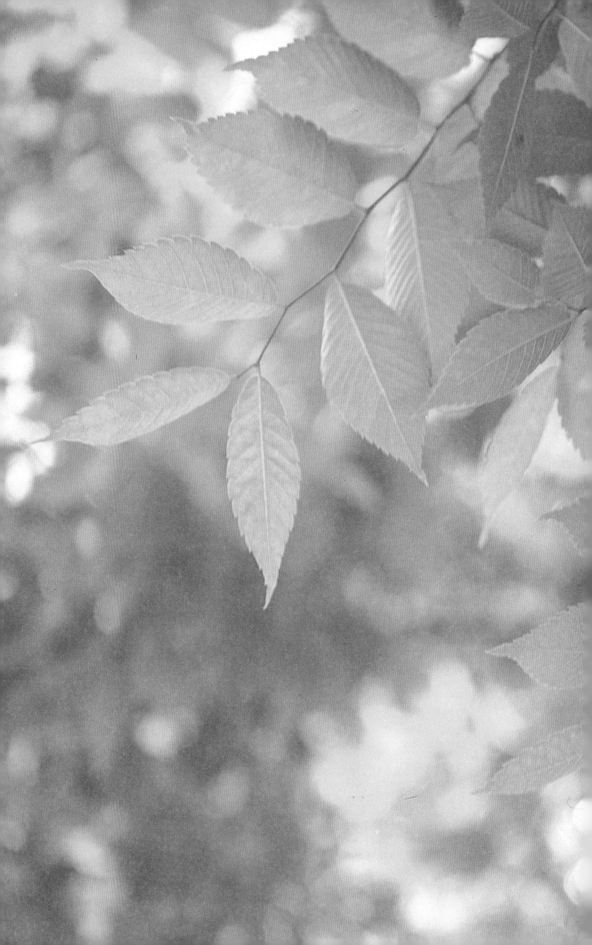

立夏节气

"四月清和雨乍晴，南山当户转分明。更无柳絮因风起，唯有葵花向日倾。"

立夏是农历二十四节气中的第七个节气，始于每年阳历的5月5日或5月6日。立夏是夏季的第一个节气，此时太阳到达黄经45°，它表示孟夏时节的正式开始。"斗指东南，维为立夏，万物至此皆长大，故名立夏也。"这句话的意思是：在天文学上，立夏时节北斗星的柄指向东南。这表示我们即将告别春天进入夏天。从立夏开始，温度明显升高，炎暑降临，雷雨增多，农作物进入旺盛生长期。《月令七十二候集解》中说："立，建始也，夏，假也，物至此时皆假大也。"这里的"假"即"大"的意思，是说春天播种的植物已经长大了。那么人体内部的经络与器官又会有怎样相应的变化呢？

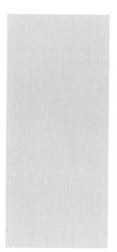
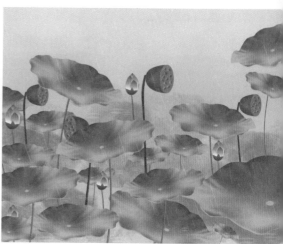

第一节　立夏节气的物候特点与节气保健

　　立夏有三侯：一侯蝼蝈鸣（蝼蝈即青蛙）；二侯蚯蚓出；三侯王瓜生。立夏时节，青蛙开始表演大合唱。它们不仅是出色的"歌唱家"，而且有捉虫本领，是庄稼的"保护神"。古人也有"黄梅时节家家雨，青草池塘处处蛙。""林莺啼到无声处，青草池塘独听蛙。"等描写立夏蛙鸣的诗句。青蛙的舌头两边分叉，又细又长，只要把长长的舌头一伸，虫子就成了它们的腹中美食。青蛙是人类的朋友，所以我们一定要好好爱护它们。蚯蚓喜欢生活在温暖、潮湿、透气、阴暗、疏松的土壤中，全靠皮肤来呼吸。下雨后雨水渗进土壤中，空气变少，蚯蚓就感到呼吸困难，纷纷钻出地面找氧气。所以雨后经常看到很多蚯蚓。王瓜又名土瓜，葫芦科多年生攀缘草本植物，生长于田间地头。立夏时节，王瓜快速攀爬生长，于六、七月时会结出椭圆形的果实，熟时呈红色。王瓜的果实，种子的根都有药用价值，具有清热、生津、化瘀、通乳等功效。

　　传统中医认为，人们在春夏之交要顺应天气的变化，重点关注心脏。心为阳脏，主阳气。心脏的阳气能推动血液循环，维持人的生命活动。心脏的阳热之气不仅能维持其本身的生理功能，而且对全身有温养作用，人体的水液代谢、汗液调节等，都与心阳分不开。初夏之时，老年人气血易滞，血脉易阻，每天清晨可吃少许葱头，喝少量的酒，促使气血流通，心脉无阻，便可预防心病发生。立夏之后，天气逐渐转热，饮食宜清淡，应以易消化、富含维生素的食物为主，大鱼大肉和油腻辛辣的食物要少吃。此时的饮食原则是"春夏养阳"，养阳重在养心，立夏养心可多喝牛奶，多吃豆制品、鸡肉、瘦肉等，既能补充营养，又起到强心的作用。平时多吃蔬菜、水果及粗粮，可增加纤维素、维生素 B、C 的供给，能起到预防动脉硬化的作用。总之立夏要养心，为安度酷暑做准备，使身体各脏腑功能正常，以达到"正气充足，邪不可干"的境界。《黄帝内经》中指出苦味入心，夏季可食一些苦味食品以济心，茶味主苦，正宜初夏品饮。我们在这里为大家介绍三款适合在立夏节气品饮的茶品。

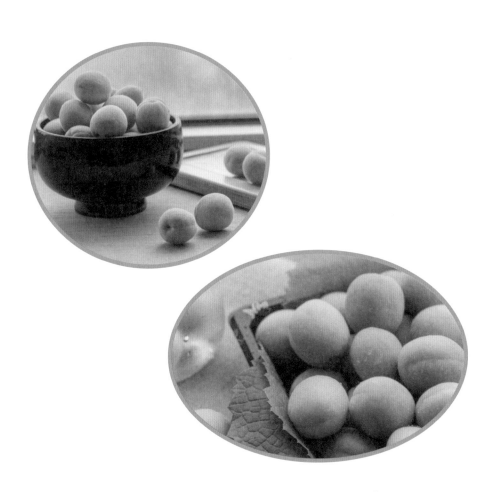

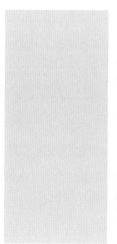

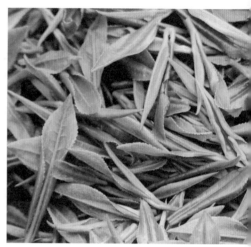

第二节　立夏节气养生茶品选择与茶点搭配

一　最符合原产地气质的绿茶——千岛银针

2013 年，我与几位同行一起来到浙江千岛湖，为当地某厂出产的千岛银针绿茶做审评。早就听说浙江千岛湖山好水好、风景如画。来到当地一看，果然名不虚传，烟波浩渺的千岛湖上，一座座岛屿如一颗颗绿色明珠点缀其间。清丽的风景使人不得不赞叹大自然的鬼斧神工。游览过后，茶厂厂长给我们每个人泡了一杯当地的明星产品——千岛银针。看着杯中颗颗茶叶肥嫩壮硕，鲜绿成朵，直立于杯底，就像眼前的湖光山色。我想千岛银针茶如其名，是与当地自然风光形貌一致的奇品。

作为国家 5A 级景区的千岛湖，其实是一座人造湖。1959 年，我国自行设计、自制设备的新安江水力发电站在浙江建德建成，其下游形成了现在的千岛湖。后当地茶农发现千岛湖上土壤细腻肥沃，呈弱酸性，且雨量充沛，阳光充足。种种条件很适合当地灌木型群体种茶树生长。此地鲜叶肥嫩多汁，富含叶绿素、花青素以及多种微量元素，且具有独特蕙兰清香。有经验的茶农根据这些独特品质，顺其自然将其制成扁平细尖的针型茶叶，并起名为千岛银针。经过化学审评，人们发现长在千岛湖上的土茶群体种茶树内涵 200 多种芳香物质，加之茶菁本身肥厚柔嫩、大小适中。所以要做成高品质绿茶并不用很复杂的工艺，杀青、揉捻、干燥可在一锅内完成。我曾与当地茶农一起炒制过此茶。在加工过程中我发现即便对我这种非专业炒茶工来说，也很容易炒出千岛银针。先选择一口 40~50 厘米的炒茶锅，将锅温烧制 100℃后，打一层薄薄的茶蜡，待锅温将茶蜡化掉后，向锅内置入 400~500 克鲜叶，炒至叶片变软，卷曲。利用双手搓揉的方法将叶片搓直，将锅温降至 80℃，利用磨、拍、压的手法将茶叶理成扁曲形。最后将锅温降至 60℃，进行最后的理条。待茶叶略弯曲时便出锅进行最后烘焙。如此简单的加工方式，稍微学习一下，几乎人人都可操作，我只能说这就是茶菁本身质量好，也算是"天生丽质"吧！当然，一款真正的好茶还是要经专业的炒茶师之手，才能做得色、香、味、形俱全。春夏之交，天气骤然变热，很多朋友容易上心火，此时适当品饮千岛银针茶有降火去烦、舒肝明目、补充维生素、防龋齿等功效，为了帮助朋友们挑选优质千岛银针茶，我们与大家分享其挑选口诀：干茶扁平略弯曲，形似银针叶丰腴。茶汤清澈似兰蕙，叶底匀整色翠绿。

二　引领潮流的新贵——金骏眉

我在从事少儿茶道教学时，非常重视学生们的五感的觉知力。时常要求他们通过眼观色、鼻闻香、口尝味后，综合描述出对该茶的感知。记得有一次，我拿出四种福建工夫红茶，让同学们对他们的茶汤香气进行分辨。有个同学第一时间就找出了金骏眉，我在惊讶之余，问其原因，他简单干脆地说，这个茶"草莓干味很明显"。确实，金骏眉工夫红茶作为正山小种红

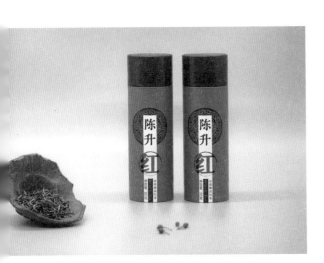

茶的精制品，能成为近十几年来茶中新贵，大概也是由于这种不同于常规工夫红茶香气的草莓干味吧！

之前我们介绍过，正山小种红茶的制作为萎凋、发酵、揉捻。茶汤虽然甘醇厚滑，但并无奇特果香或花香。2005 年，由武夷山自然保护区内的正山茶业在正山小种茶的加工基础上加入锅炒提香、揉捻成芽等工序，首创出金骏眉工夫红茶。此茶茶菁的选择还打破了以往红茶不采早春茶的惯例，其原料是在清明节前后采摘于武夷山国家级自然保护区内海拔 1500~1800 米高山的原生态小种野茶的茶芽，采集芽尖部分，由熟练的采茶女工手工采摘，一名女工每天只能采芽约 2000 粒，结合正山小种传统工艺，由师傅全程手工制作。每 500 克金骏眉红茶需 6 至 8 万颗芽头。其外形黑黄相间，乌黑之中透着金黄，显毫香高。这样精益求精的采摘提高了工夫红茶的品质，也引领了将春茶全发酵制成高品质红茶的风尚。

比金骏眉略逊一档的叫银骏眉，银骏眉的茶菁选自谷雨后至立夏时采摘的新叶。如果到了 6 月初，采来的茶芽做成银骏眉，其汤水就会薄很多。制作 500 克银骏眉红茶需数万颗标准一芽一叶之嫩芽。

金骏眉外形细小而紧秀，颜色为金、黄、黑相间。金黄色带绒毛的为茶的嫩芽，开汤汤色为金黄色，啜一口入喉，甘甜感顿生。其水香味似果、蜜、花、薯等综合香型，当地称其为"草莓干儿香"。滋味鲜活甘爽，喉韵悠长，沁人心脾，仿佛使人置身于原始森林之中，连泡 12 次，口感仍然饱满甘甜；叶底舒展后，芽尖鲜活，秀挺亮丽，为茶中珍品。

辨别正宗金骏眉红茶还有一个显著的特征，即每粒干茶都有 3 种色彩：金、黄和黑色三者并存，这证明该茶是用桐木关当地奇种（菜芽）为原料制作而成。一般来说，由于制作红茶是选取全发酵的工艺，因此即使是空腹饮用也不会对胃部产生刺激。以《黄帝内经》中"五色入五脏"的原理来看，红茶正是通脉强心的最佳饮品。初夏时节品饮红茶有养胃护心、调理肠胃的功效。挑选正宗金骏眉红茶的口诀是：骏眉三色美，香似干草莓。汤汁浓稠滑，七泡有回味。

三 中俄友谊的绿色纽带——太平猴魁

几年前去俄罗斯参加了一个国际茶叶展览，在展会上，我发现安徽茶展位前排着长长的队伍，走近打听原来是在抢购太平猴魁。茗儒文化俄罗斯支部的部长是一位乌克兰女士，她告诉我，俄罗斯人对太平猴魁这种绿茶情有独钟。这不仅是由于其甘冽清爽的口感很符合俄罗斯人的口味，更重要的是这款茶是中俄建交六十周年我国送给普京总统的礼物。在他们看来，太平猴魁不仅是一款来自古老东方的健康饮品，还是中俄人民友谊的符号，是一条绿色的纽带，将中俄两国紧密地连接在一起。

清咸丰年间（1859 年），猴魁先祖郑守庆就在麻川河畔开出一块茶园，此处山高土肥，云蒸雾蔚。郑守庆和当地茶农经过精心制作，生产出扁平挺直、鲜爽味醇且散发出阵阵兰花香味的"尖茶"，冠名"太平尖茶"。猴魁茶界普遍认为"太平尖茶"是太平猴魁的前身。清光绪年中后期，太平人在南京、扬

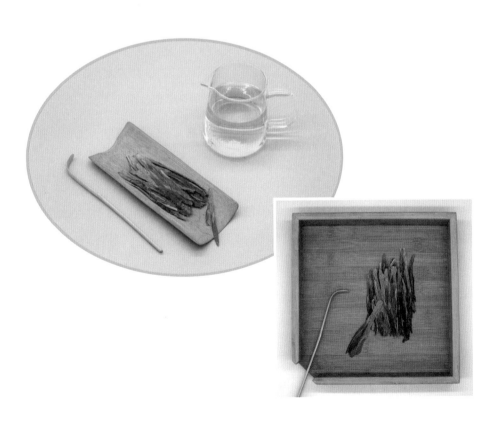

州、武汉等地开设的茶庄、茶店、茶栈有上百家之多，太平茶叶沿江一带十分抢手，太平茶叶与茶商盛极一时。当时南京江南春设在家乡新明茶区的茶叶收购站，为了增加茶叶品种、提高产品档次和赚取较高的商业利润，专门请人将尖茶中枝头大小一齐的芽叶单独拣出，单独包装，运往南京高价销售，深受嗜茶人士喜爱，获得成功。家住猴岗的茶农王魁成（人称王老二），具有丰富的茶叶生产经验，特别精于茶叶加工，且思路敏捷，由此受到启发，认为与其在成茶后挑选，不如在采鲜叶时就开始精挑细制好，随即在海拔750米的凤凰尖一个叫泼水凼的高山茶园内精心选出又壮又挺的一芽二叶，经精心制作，制出的干茶规格好，质量高，称为"王老二魁尖"。由于该茶的品质位于尖茶的魁首，加之其首创人名叫魁成，又产于太平县猴坑、猴岗一带，故此茶被称为"太平猴魁"。

1915年，在太平商会刘敬之和苏锡岱的举荐下，方南山远赴重洋携猴魁茶叶参加在美国旧金山举办的巴拿马万国博览会。猴魁茶叶以其独特的品质获得一等金质奖章。从此太平猴魁走出国门。

太平猴魁的等级分类可以就其名称看出，一级品被称为猴魁，魁尖次之，再次为贡尖、天尖、地尖、人尖、和尖等。如此多的等级又该怎么去辨识呢。其实从以下四点就很好辨别：①外形：太平猴魁扁平挺直，魁伟重实，简单地说，就是其个头比较大，两叶一芽，叶片长达5至7厘米，这是独特的自然环境使其鲜叶持嫩性较好的结果，这是太平猴魁独一无二的特征，其他茶叶很难鱼目混珠。冲泡后，芽叶成朵肥壮，犹若含苞欲放的白兰花。此乃极品的显著特征，其他级别形状相差甚远。②颜色：太平猴魁苍绿匀润，阴暗处看绿得发乌，阳光下更是绿得好看，绝无微黄的现象。冲泡之后，叶底嫩绿明亮。③香气：香气高爽持久，太平猴魁比一般的地方名茶更耐泡，"三泡、四泡幽香犹存"，一般都具有兰花香。④滋味：太平猴魁滋味鲜爽醇厚，回味甘甜，泡茶时即使放茶过量，也不苦不涩。不精茶者饮用时常感清淡无味，有人云其"甘香如兰，幽而不冽，啜之淡然，似乎无味。饮用后，觉有一种太和之气，弥沦于齿颊之间，此无味之味，乃至味也"。为了进一步方便大家记忆，我将选择优质猴魁的方法编成下面口诀：猴魁仓绿两头尖，不散不翘不卷边。干茶脉凸红丝线，茶汤黄绿滋味鲜，回甘力强耐冲泡，去暑强心兰韵显。

　　太平猴魁富含茶多酚、茶碱、咖啡因以及各种维生素和微量元素。春夏之交，由于天气逐渐升温，人们容易心火旺盛，此时应注意心脏和肝部的保护，常饮太平猴魁可以减少体内脂肪含量，疏通心血管。有降血压、降血脂、利尿、强心等功效。

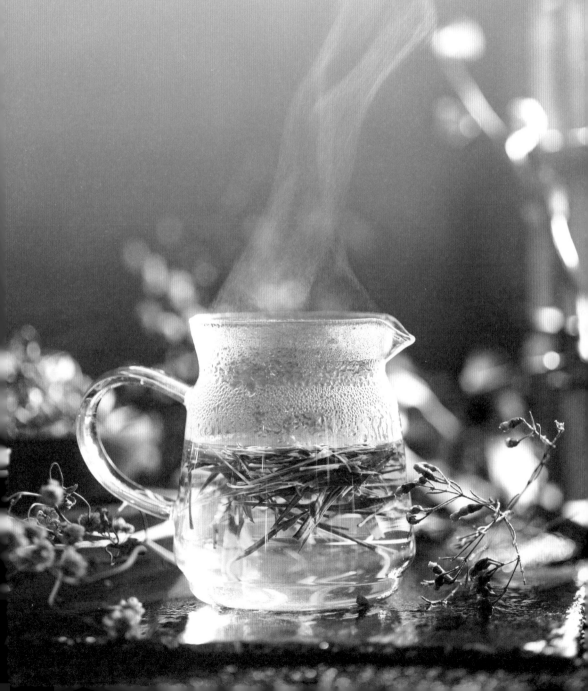

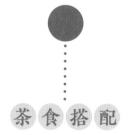

茶食搭配

一　福缘豆

在立夏节气有一个重要的节日——浴佛节。据说这天是释迦牟尼的生日，很多善男信女这一天会带着煮好的豆子到庙里结缘，因为黄豆是圆的，与"缘"谐音，所以我们管这道五香豆也叫福缘豆。夏春之交，多摄入植物蛋白可丰肌壮体，加快人体新陈代谢，提高机体免疫力，特别是配上一杯绿茶，美白固齿、强心壮体的效果更佳。做法如下：黄豆一杯，洗净，用水泡几个小时，泡开后，捞入煮锅，加水没过豆子，加盐和五香粉，拌匀后，煮开，转小火，煮至豆软熟。捞出，加葱花、香菜碎、尖椒碎、红油、花椒油、酱油，拌匀即可。

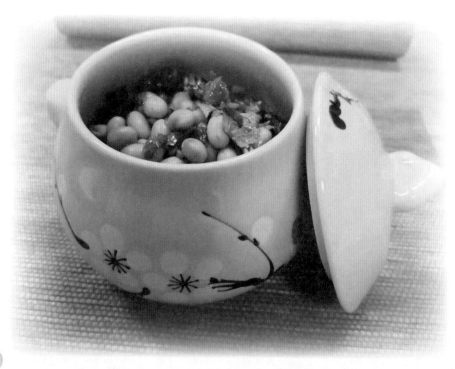

二　山楂糕

夏季多食酸味食品有助于补益新阳、软化血管、清除血脂。山楂果是最好的强心食品之一，特别是在初夏，作为配伍红茶的小茶食，山楂的酸冲淡了红茶的甜腻，红茶的醇厚又中和了山楂的酸凉。今天我们向大家介绍一款好吃好做的山楂糕。做法如下：

将山楂（鲜山楂）剥皮去核，洗净；将锅内倒入水，放入山楂，烧沸，待山楂煮烂后，过箩滤去渣子，将山楂泥再放入锅内，加入糖烧开，使糖溶化。再将食品级明矾放入碗内，加入少量沸水，溶化后倒入山楂浆内搅匀，立刻倒入干净的瓷盘内摊平，冷却，即成山楂糕。

三　红豆牛奶布丁

民间立夏有吃蛋进补的习俗，人们认为夏季大量出汗，会消耗元气，所以要补充一些蛋白质。红豆有强心补血、补中益气的功效。今天我们教大家做一道牛奶红豆布丁，用来搭配太平猴魁绿茶。二者相配即可清血脂、降血压，又可适当补充蛋白，使体内保持阴阳平衡。做法如下：

备料：牛奶300ml，红豆少许，糖少许，鸡蛋2个。

锅中倒入牛奶，小火煮开，煮的时候用勺子搅拌均匀受热，然后放入容器中备用。准备两个鸡蛋，取鸡蛋清备用。加入一勺白糖用力搅拌，将蛋清倒入牛奶中继续搅拌均匀，然后敷上保鲜膜，戳几个洞口，放入热水锅中（也可以选择蒸锅），加热十分钟，然后阴凉处静置十分钟即可！喜欢冰凉口感的茶友，也可以放冰箱中存放一个小时再取出。最后撒上事先煮好的红豆，红豆牛奶布丁就完成了。

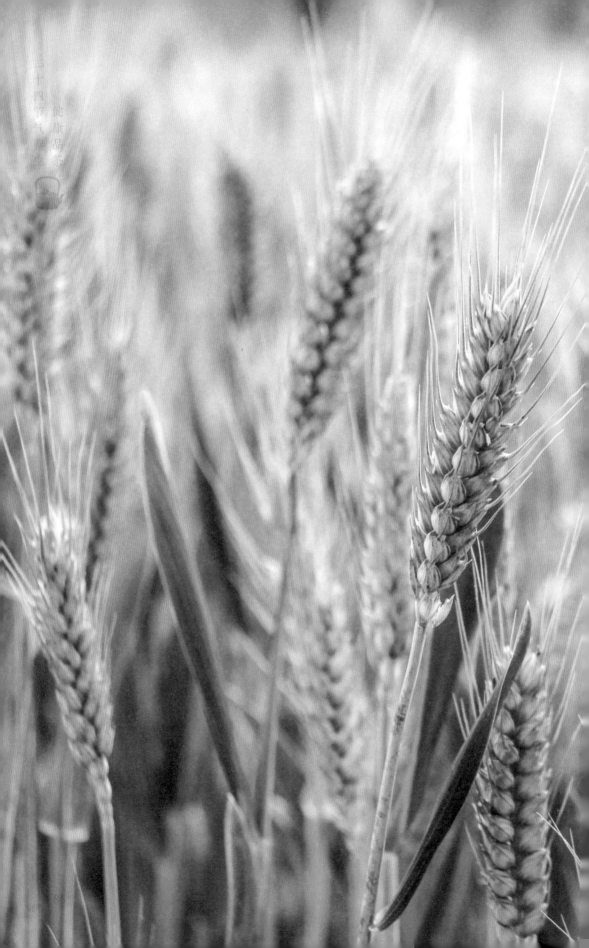

小满节气

"梅子留酸软齿牙，芭蕉分绿与窗纱。日长睡起无情思，闲看儿童捉柳花。"小满是二十四节气中的第八个节气，始于每年5月20~22日之间，太阳到达黄经60°时开始。《月令七十二候集解》中记载："四月中，小满者，物至于此小得盈满。"这时中国北方夏熟作物籽粒逐渐饱满，早稻开始结穗，在禾稻上始见小粒的谷实满满的，南方进入夏收夏种季节。

小满，其义是夏熟作物的籽粒开始灌浆饱满，但还未成熟，只是小满，还未大满。此时自然界和人体会有怎样的变化呢？

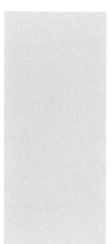

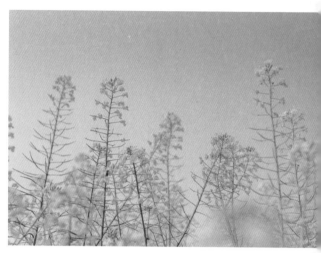

第一节　小满节气的物候特点与节气保健

小满有三侯：一候苦菜秀，二候靡草死，三侯麦秋至。秀，是开花的意思。小满时节，田野里的苦菜花开了，那一株株可爱的小精灵，穿着绿裙，挺着脖颈，扬着金黄色的笑脸，尽情地炫耀着自己的快乐。苦菜是一种野菜，焯水后可做凉拌菜，有清热解毒的功效。靡草指的是一些喜阴的、枝条细软的草类。小满时节，这些植物经受不了烈日的煎熬而枯死。

麦秋至，这里的"秋"是麦类作物成熟的意思，不是指节令上的秋季。古人以谷物出生为"春"成熟为"秋"。因此，小满时节，虽然时间还是夏季，但对于麦子来说，却到了成熟的"秋"，所以叫作麦秋至。实际上，小满时节，麦粒看似饱满，但还没有成熟。

由于小满节气是皮肤病的高发期，按未病先防的养生观，我们重点讲讲风疹的防治。《金匮要略·中风历节篇》说："邪气中经，则身痒而瘾疹"。古代医家对此病早已有所认识。风疹的病因病机不外乎三点：湿郁肌肤，复感风热或风寒，与湿相搏，郁于肌肤皮毛腠理之间而发病；由于肠胃积热，复感风邪，内不得疏泄，外不得透达，郁于皮毛腠理之间而来；与身体素质有关，吃鱼、虾、蟹等食物过敏导致脾胃不和，蕴湿生热，郁于肌肤发为本病。风疹可发生于身体的任何部位，发病迅速，皮肤上会突然出现大小不等的皮疹，或成块成片，或呈丘疹样，此起彼伏，疏密不一，并伴有皮肤异常瘙痒，随气候冷热而减轻或加剧。当我们了解了发病的机理后，就可以有的放矢地加以预防和治疗。

饮食调养上对各种类似的皮肤病人，均宜以清爽清淡的素食为主，常吃具有清利湿热作用的食物，如赤小豆、薏苡仁、绿豆、冬瓜、丝瓜、黄瓜、黄花菜、水芹、荸荠、黑木耳、藕、胡萝卜、西红柿、西瓜、山药、蛇肉、鲫鱼、草鱼、鸭肉等；忌食高热厚味，甘肥滋腻，生湿助湿的食物，如动物脂肪、海腥鱼类、酸涩辛辣、性属温热助火之品及油煎熏烤之物，如生葱、生蒜、生姜、芥末、胡椒、辣椒、茴香、桂皮、韭菜、茄子、蘑菇、海鱼、虾、蟹等各种海鲜发物，牛、羊、狗、鹅肉类等。

小满时节，万物繁茂，生长最旺盛，人体的生理活动也处于最旺盛的时期，消耗的营养物质为四季二十四节气中最多，所以应及时适当补充，才能使身体五脏六腑不受损伤。在茶品上也要选择那些具有去湿利尿、温脾养胃、清热解暑等功效的茶来饮用。在这里我们为大家介绍三款适合小满节气饮用的茶品。

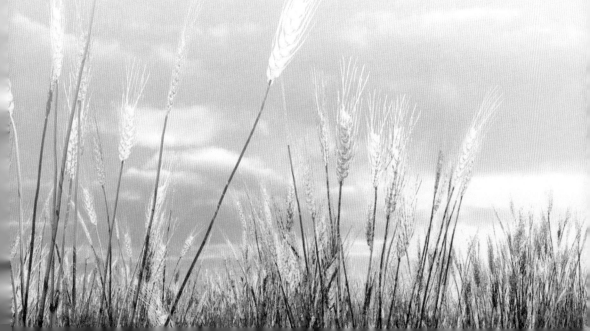

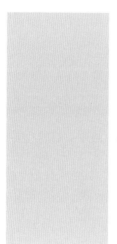
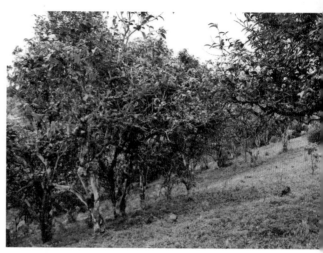

第二节　小满节气养生茶品选择与茶点搭配

一　武侯遗种第一茶——南糯山古树普洱茶

南糯山古树普洱茶主要分布在：半坡老寨、石头老寨、拔玛、石头新寨、多依寨、姑娘寨、丫口老寨、向阳寨、水和寨、巴拉寨等哈尼族山寨。目前保留着一千多公顷混生的古老茶园，这些茶树应是一千多年以前布朗族所摘种、荒废遗留的茶园。在复杂多变、不同气候的南糯山中生长的古树茶皆有不同的特点，此茶味正，质厚，香扬，清甜，爽滑。新茶口感刺激性较高，茶气强，甘韵足。藏旧后醇滑味厚。长期受到普洱茶友的追捧，实为难得之好茶！南糯山自古以来就是澜沧江下游西岸最著名的古茶山，是优质普洱茶的重要原料产地。南糯山最早什么时候开始种茶已不可考，但可以肯定的是，直到南昭时期，布朗族的先民还在此种茶。后来布朗族迁离南糯山，遗留的茶山被爱伲人继承，根据当地爱伲人的父子连名制可推算出他们已经在南糯山生活了57至58代，大约已经历1100多年的时间。

南糯山又称"孔明山"，当地爱伲人始终坚信，南糯山的茶树，本为诸葛孔明所栽。相传诸葛亮带兵讨伐云南时，川军中了云南密林中的瘴气，腹泻不止，诸葛亮举目四望，发现了一种树木叫"樌"，取其叶与姜煮成茶汤，让战士们饮用，士卒们饮用过后，神清气爽，后诸葛亮将这种树的种子广植于南糯山，并教会当地人采用这种树的叶子煮水喝。这种叫作"樌"的树木就是现在的乔木型大茶树。

南糯山世代居住着哈尼族支系的僾尼人，茶树是他们非常重要的生产资料。南糯山以其800年栽培型古茶王树，有力证明了"中国是茶树的原产地，也是最早利用茶树的国家"而闻名于世。南糯山被当地人称作"云南古茶第一寨"。

该产区茶品条索紧结，不苦，不涩，香扬清甜，回甘生津好，水路细腻，山野气韵显，鼻息间暗香涌动，汤质饱满，却并不"咄咄逼人"，给人以一种温暖、平和的感觉。小满时节品饮清爽且甘甜的南糯古树普洱生茶有止渴生津、提神醒脑、防暑降温的功效。选择优质南糯普洱茶的口诀是：芽叶肥壮毫明显，香气甜中带桔鲜。汤色黄绿透晶莹，入口细滑味清甜。

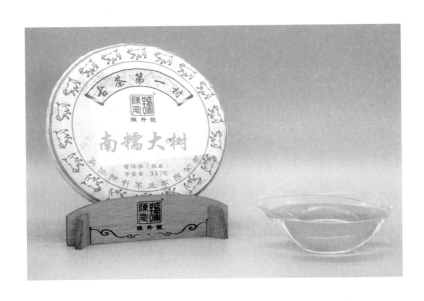

二 三抗三降神品——福鼎白茶之老寿眉

白茶具有三抗（抗辐射、抗氧化、抗肿瘤）三降（降血压、降血脂、降血糖）之保健功效，同时还有养心、养肝、养目、养神、养气、养颜的养生功效。

白茶的制作工艺很特别，也是最自然的做法，它不炒不揉，既不像绿茶那样制止茶多酚氧化，也不像红茶那样促进它的氧化。制作时把采下的新鲜茶叶薄薄地摊放在竹席上，置于微弱阳光下，或置于通风透光效果好的室内，让其自然萎凋。晾晒至七、八成干时，再用文火慢慢烘干即可，由于制作过程简单，以最少的工序进行加工，因而白茶在很大程度上保留了茶叶中的营养成分。在白茶原产地的百姓自古就有用白茶下火清热毒，消炎症，发汗祛湿，舒滞避暑，治风火牙疼、高烧、麻疹等杂疾的习俗。

白茶因茶树品种和原料（鲜叶）采摘的标准不同被划分为不同的等级。因鲜叶原料不同，可分为白毫银针、白牡丹、寿眉。白毫银针，又叫白毫，因其白毫密披，色白如银，外形似针而得名，其香气清新，汤色淡黄，滋味鲜爽，是白茶中的极品。白牡丹因其绿叶夹银白色毫心，形似花朵，冲泡后绿叶托着

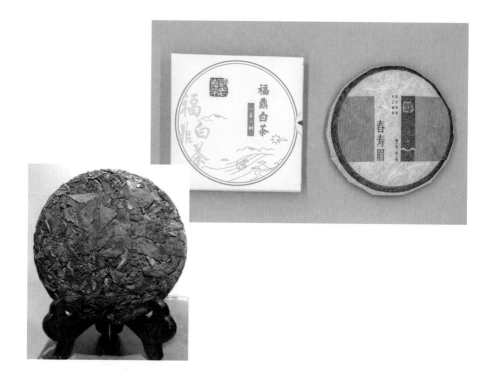

嫩芽，宛如蓓蕾初放，故得美名。白牡丹是采自大白茶树或水仙种的短小芽叶新梢的一芽一、二叶制成的，是白茶中的上乘佳品。寿眉，是白茶中产量最高的一个品种，其产量约占到了白茶总产量的一半以上，它是以菜茶茶树的芽叶制成，这种用菜茶芽叶制成的毛茶称为"小白"，以区别于福鼎大白茶、政和大白茶茶树芽叶制成的"大白"毛茶。以前采茶的茶芽曾经被用来制造白毫银针等品种，但后来则改用"大白"来制作白毫银针和白牡丹，而小白就用来制造寿眉了。

老寿眉茶，即贮存多年的寿眉白茶。在多年的存放过程中，茶叶内部成分缓慢地发生着变化，香气成分逐渐挥发，汤色逐渐变红，滋味变得醇和，茶性也逐渐由凉转温。

白茶素有"一年茶、三年药、七年宝"之说，一般五、六年的白茶就可算老白茶，十几、二十年的老白茶已经非常难得。白茶存放时间越长，其药用价值越高，因此老白茶具较高收藏价值。进入小满时节，天气逐渐炎热，此时品老寿眉具有温裨养胃、安神助睡、排湿利尿的功效。挑选老寿眉的口诀是：七年宝华飘药香，汤似琥珀蕴金光。叶形壮硕耐久泡，回甘生津有枣香。

三　茶味香兮薄兰芷，茶汤浓兮轻醍醐——春茶铁观音

小满之后，很多茶叶专卖店都打出了铁观音春茶上市的招牌，看来又到了满市弥漫观音香的季节了。1998 年，我毕业来京工作，当时主要负责各个茶馆的茶叶培训。记得那时茶馆中的明星产品就是铁观音。当时这款茶售卖极为火爆，记忆中每个茶馆都有铁观音的味道，而且这款茶可以从春卖到秋。时至今日，在一些北方城市，比如东北三省、内蒙古等地人们还是迷醉于铁观音浓郁的幽兰气息与甘美醇厚的茶汤。改用古人的一句诗去赞美它，那就是"茶味香兮薄兰芷，茶汤浓兮轻醍醐"。

铁观音茶产自闽南安溪地区。"铁观音"既是茶名，又是茶树品种名。因成茶"美如观音重似铁"，故得名铁观音。民间对其外形的描述有蜻蜓头，螺旋体，青蛙腿，色泽砂绿带白霜的讲法，铁观音干茶条索紧结，色泽砂绿红点明。此茶冲泡后，兰香扑鼻，趁热吸啜，满口生香，喉底回甘，因经久耐泡，

故有"七泡有余香"之美名。在铁观音的家乡安溪地区流传着这样一句谚语：春水秋香，它的意思是春天制成的铁观音茶质肥厚，内含物丰富，水质柔滑，香气饱满。秋天制成的铁观音茶香高锐、沁人心脾。铁观音春茶一般在5月5日后采摘，通常选取一芽三开叶的鲜叶经萎凋、杀青、团揉、烘干等步骤后，制成铁观音春茶。不要小看这简单的几个步骤，里面的学问却很大。摇青是形成铁观音绿叶红镶边的关键，也是奠定茶汤是否柔滑醇厚甜鲜的重要步骤。而多达六次的团揉则是决定了茶品卖相、耐泡程度和馥郁的香气。由于铁观音春茶太过于受到广大爱茶人的追捧，所以有些不法商户会将前一年的夏茶或秋茶当成春茶卖给广大消费者。那么如何去鉴别真伪呢？方法其实很简单。

挑选方法一：铁观音春茶的干茶紧结重实，投入杯中，振声清脆为春茶。如若声音沉闷，应为陈茶。

挑选方法二：铁观音春茶的干茶色彩砂绿且带光泽；如果颜色暗乌且欠光泽，则为陈茶。

挑选方法三：有浓郁兰花香味者为正春茶。如不具这一气味特征，基本可以认定是陈茶。如果是暑茶，则具有青草的清香味。

挑选方法四：叶底光亮软滑如丝绸者为春茶。将冲泡数遍的茶叶取出两三片，展开细看，如若叶底硬挺粗糙，即可判定该茶为非春季铁观音。

在夏季时节品铁观音春茶有补水去燥，轻身减脂，醒神去忧之功效。挑选铁观音春茶的口诀是：干茶紧实振杯脆，茶色砂绿光泽美。汤色金黄兰花香，叶底似绸厚且柔。

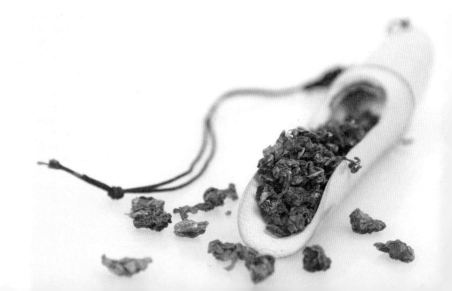

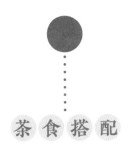

茶食搭配

一　绿豆饼

　　绿豆饼是非常有名的小吃。关于绿豆饼的来历，有这样一个故事：清朝康熙年间，施琅奉旨收复台湾，军舰在海上行军打仗，必须得带干粮。施琅将军考虑到夏日作战，兵士们容易坏胃口，于是便想到用绿豆做成干点心，一则可以清凉去暑，开胃消食；二则便于储藏，于是绿豆饼这种点心应运而生。绿豆有解

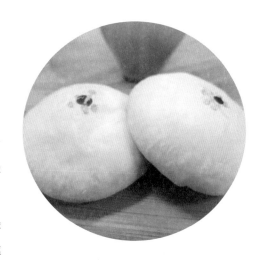

毒利尿，防暑等功效，正适合小满节气食用。其做法如下：

　　备料：低筋面粉 200 克，绿豆 500 克，猪油 60 克，糖适量，蜂蜜适量。

　　制作步骤：

　　1. 绿豆提前一夜浸泡好，放入高压锅内上汽后，继续煮 15 到 20 分钟，绿豆尽可能碾碎，加适量蜂蜜或白糖调到合适的干湿程度、甜度（看起来比较干，但是可以捏成团而不散）。

　　2. 水油皮和油酥分别揉成团，各分成 20 份，松弛 15 到 20 分钟。取一份水油皮擀开，包住一份油酥收好口，擀成长牛舌状卷起。松弛 15 分钟以上，再次擀开，换方向卷起，松弛 15 分钟以上，将擀好的皮儿用拇指压一下，擀开，取捏成团的绿豆沙包入收口。

3.用手轻轻转圈握成扁一些的饼状,烤箱预热190℃,烤制30到40分钟,中间可翻面一次。

至此,面皮金黄鲜亮,柔软可口的绿豆饼就做成了。

二 起子馍馍

起子馍馍是北京稻香村点心铺出品的著名糕点。小满是麦收的季节,民间有尝新麦的习俗,每年小满时节,北京点心老字号稻香村就会用新面粉制成起子馍馍,以应和人们尝新面的习俗,其做法如下:

备料:低筋面粉250克,细砂糖40克,盐1克,泡打粉5克,无盐黄油60克,牛奶125克,全蛋液少许。

制作步骤:① 将低筋面粉、细砂糖、盐、泡打粉混合称量;②将无盐黄油切小块加入混合粉中,无须软化,用手搓成屑粒状;③加入牛奶,搅拌成团;④放到案板上,隔保鲜膜擀开;⑤三折两次,增加层次感;⑥ 再擀成2厘米厚的面片;⑦用模具切出形状;⑧放到铺好油纸的烤盘上,表面刷全蛋液;⑨放入预热好的烤箱(预热通常需要10分钟左右),180℃中层上下火,烤制20分钟即可。

谷雨时节吃起子馍馍不仅可以补充适当的B族维生素,此点心中的发酵菌还可有效促进肠胃运动,帮助肠胃吸收营养。

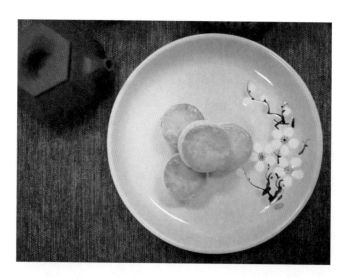

三　豌豆黄

每年进入夏季，北京人讲究吃豌豆黄，这款民间小吃的风行据说与清末慈禧太后有关。据说慈禧太后临幸北海养心斋时，偶然吃到这款平民小吃，深喜其软糯清甜的口感，便将其列为宫廷点心，小满时节是大量豌豆上市的季节，豌豆有补充植物蛋白，丰肌解暑的功效，在小满时节，食用豌豆黄可祛暑开胃、美白丰肌。其做法如下：

1. 豌豆清洗干净，用水浸泡过夜，浸泡好的豌豆冲洗干净。

2. 锅里加入清水，放入豌豆，大火烧开，然后转小火慢慢熬煮至豌豆开花。

3. 琼脂用温水泡开。

4. 将已经煮好的豌豆过筛，捣成豌豆糊。

5. 在捣碎的豌豆糊里面加入白糖少许，倒回锅中。

6. 小火加热，不停地搅拌翻炒，炒至黏稠。

7. 将豌豆糊倒入泡好的琼脂中，等到完全融化之后，离火。

8. 倒入保鲜盒里面，刮平，放入冰箱中冷却凝固。

9. 捞出切块装盘。

至此，精美可口的豌豆黄就做好了。

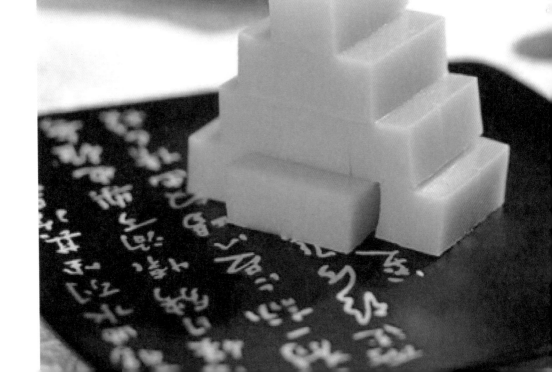

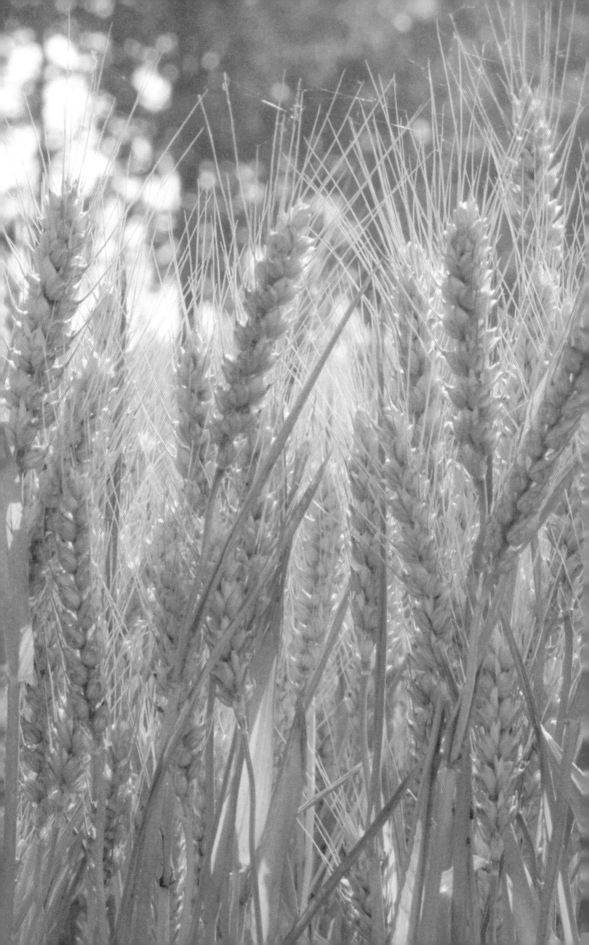

芒种节气

　　"时雨及芒种，四野皆插秧。家家麦饭美，处处菱歌长。"俗话说"春争日，夏争时。""争时"即是这个忙碌的时节最好的写照。从字面上理解，"芒"是指有芒的作物，如大麦、小麦；"种"有两个意思，一是种子的"种"，一是播种的"种"。《月令七十二候集解》中说"五月节，谓有芒之种谷可嫁种矣"，意指大麦、小麦等有芒作物种子已经成熟，抢收十分急迫。在北方大部分地区，芒种也是晚谷、黍、稷等农作物播种的繁忙季节。人们常说"三夏"大忙季节，即由此而来。

　　芒种是二十四节气中的第九个节气，更是干支历午月的起始，时间点在公历每年6月6日前后，太阳到达黄经75°时。华北地区有"四月芒种麦在前，五月芒种麦在后"的说法，这种情况是阴历算法造成的。按阴历计算，一年实际上是354或355天，这比地球绕太阳一周的天数要少10~11天，因此必须三年一闰（有时是两年一闰），补充所短的天数。闰月时，节气不是提前就是推后，因而芒种有时在4月，有时在5月。中国农民深知4月芒种由于打春早，节气推前，所以种庄稼就种得早，要种在芒种前；如果5月芒种，就把庄稼种在节气之后。芒种时节雨量充沛，气温显著升高。常见的天气灾害有龙卷风、冰雹、大风、暴雨、干旱等。

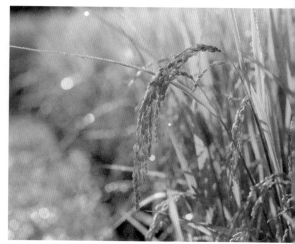

第一节　芒种节气的物候特点与节气保健

中国古代将芒种分为三候，"一候螳螂生；二候鵙始鸣；三候反舌无声。"螳螂又称刀螂，其标志性特征是有两把"大刀"用来钩住猎物。螳螂以捕食昆虫为生，是农业害虫的重要天敌。它一般于秋天产卵，到芒种时节开始破壳，孵出小螳螂。鵙，一种鸟，又名"伯劳"，生活在开阔的林地，生性凶猛，有"雀中猛禽"之称。伯劳鸟也有着很强的母性，当有蛇之类的动物想攻击它的巢穴时，伯劳鸟会拼命保护它的幼鸟而反击。芒种时节，伯劳鸟开始鸣叫。反舌，鸟名，即反舌鸟，能学各种鸟鸣叫，叫声甜美。雄鸟全黑色，嘴橘黄，眼圈略浅，脚黑。雌鸟上体黑褐，下体深褐，嘴暗绿黄色至黑色。芒种时节，反舌鸟停止鸣叫。

中国有些地方有谚语说"芒种夏至天，走路要人牵；牵的要人拉，拉的要人推"。这形象地表现了人们在这个时节的懒散。医生提醒此时要使自己的精神保持轻松、愉快的状态。夏日昼长夜短，午休可助消除疲劳，有利于健康。芒种时气候开始炎热，是消耗体力较多的季节，要注意补充水分，多喝水。饮食调养方面，唐朝的孙思邈提倡人们"常宜轻清甜淡之物，大小麦曲，粳米为佳"，又说："善养生者常须少食肉，多食饭。"在强调饮食清补的同时，告诫人们食勿过咸、过甜。夏季人体新陈代谢旺盛，汗易外泄，耗气伤津之时，宜多吃能祛暑益气、生津止渴的饮食。当人体大量出汗后，不要马上喝过量的白开水或糖水，可喝些果汁或糖盐水，防止血钾过分降低，预防夏打盹，又可以防止血压上升和血压过低。

钾元素可从日常饮食中摄取，含钾元素较高的食物有粮食中的荞麦、玉米、红薯、大豆等；水果中的香蕉；蔬菜中的菠菜、苋菜、香菜、油菜、甘蓝、芹菜、大葱、莴苣、土豆、山药、鲜豌豆、毛豆等。茶叶中富含钾元素，喝茶对预防缺钾也有一定的作用。夏天多喝茶不但能消暑，补充因出汗而丢失的水分，而且还能补钾。我们在这里为大家介绍三款适合在芒种节气品饮的茗茶。

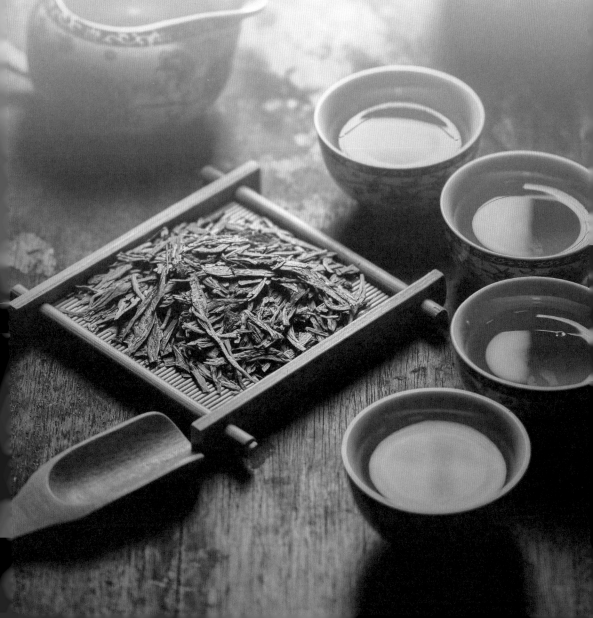

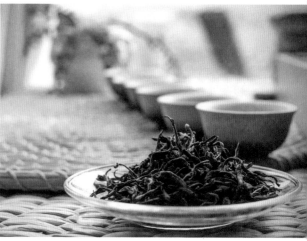

第二节　芒种节气养生茶品选择与茶点搭配

一　红装素裹的阳光美人——白牡丹

一进入夏日，"美黑"在年轻人中间方兴未艾，这大概是源于人类对太阳神的原始崇拜吧！其实在六大茶类里，也有一款茶特别喜爱阳光，它的发酵和成型过程都是靠阳光完成的。你猜到它是什么茶了吗？没错，它就是白茶。白茶原产于福建中东部的福鼎地区。1922 年，福建政和地区也开始试制此茶。此茶原料极为特殊，是选用福建大白毫和福建大白茶等特殊树种经萎凋，阳光阴干，烘干等程序完成。由于此茶具有消渴祛暑，清除血管油脂，疏通血栓，明目，抗辐射，解毒之功效，所以近年来很受都市白领、IT 精英等生活快节奏人群的喜爱。

今天我要为大家介绍的是白茶中的白牡丹，它有"红装素裹阳光美人"之美誉。得此殊荣与其采摘等级、加工流程密不可分。福建中东部，山高林密，一面靠海，温暖的海洋性季风气候造就了福建大白毫、福建大白茶等优良茶树种。曾经带学生参观过太姥山那棵百年茶王树，此茶树已长得像苹果树那般茁

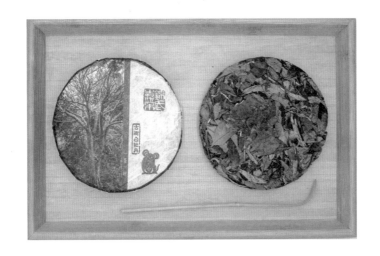

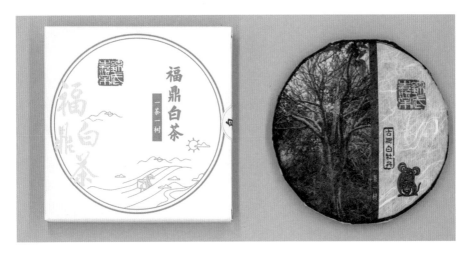

壮，主干上遍披藓类植物，枝繁叶茂，芽叶肥硕油亮，毫毛凸显。当地茶农告诉我们，只有到了一定海拔高度，该茶叶背和芽头上的毫毛才能短粗厚密。这是由于山高气候寒冷，茶树出于自我保护，长出的"御寒棉衣"。这也是判断是否为高山白牡丹或正山白牡丹的重要标志之一。制作白牡丹的茶菁一般采于春三月，最好是头春第一轮的嫩梢，取一芽二叶者，要求芽与叶的长度几乎相等，并要求"三白"，即芽白、二叶白、毫毛白。在福鼎地区，进入夏季便预示着进入雨季，大雨冲走了土壤中的营养物质，使得夏秋茶干瘪、瘦弱、无毫，所以一般不能用来制作白牡丹茶。茶菁经室内萎凋后，要放置于竹盘上，置于室外，在阳光灿烂的日子顺阳光晒青，即不被太阳直晒，这一步被称为阴干。将萎凋好的芽叶均匀薄摊于水筛上，以不重叠为度，萎凋失水至七成干时，两筛并为一筛，至八成半干时，再两筛并为一筛，萎凋至九成五干时下筛，此时茶菁已吸收了足量的阳光，发酵度10%~20%，且两抱叶边缘向叶背卷起，叶脉突出且成微红色，此时便可置烘笼中以60℃~90℃温度慢火烘干。手工拣出梗、片、蜡叶、红张、暗张后低温烘干，趁热拼和装箱。烘焙火候要适当，过高香味欠鲜爽，不足则香味平淡。白牡丹有退热祛暑之功，为夏日佳饮。挑选口诀：一芽二叶，白牡丹茶。叶灰隐绿，毫密肥芽。香似豆浆，入口甜滑。汤色杏黄，饮罢汗发。

二 唯有茶王真国色——老班章普洱茶

牡丹有"花王"之称，是因其色艳香高、香美俱佳，不像其他花卉，要么有香无色，要么有色无香。所以便有了那句"唯有牡丹真国色，花开时节动京城"的诗句。有"普洱茶王"之称的老班章大树普洱也有如牡丹花在花界中的江湖地位，它那如甘草杏般华丽的香气，金黄如油的汤汁，以及桂花香甜的回甘，使其成为普洱发烧友们的心头好。

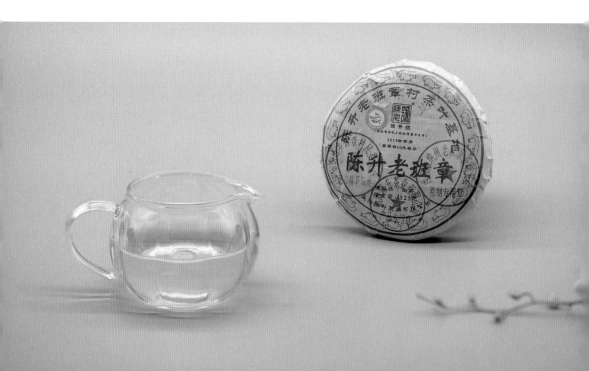

老班章普洱茶区位于西双版纳州勐海县城往南约六十公里，老班章村始于1476 年，全村 117 户，海拔 1700 米至 1900 米，乔木茶地 4700 亩，年产青毛茶仅 50 吨。老班章村所在地原生态植被多样性保存完好，土壤有机物质丰富，为茶树千百年来的生存提供了得天独厚的生态环境。

自古以来，老班章村民沿用传统古法人工养护赖以为生的茶树，手工采摘鲜叶，土法炒制揉作茶菁。时至今日，老班章普洱茶是云南省境内少有的不使用化肥、农药的最原始的原生态环境产地。老班章普洱茶茶气刚烈，厚重醇香，霸气十足，在普洱茶中历来被尊为"王者""茶王""班章王"等。

纯正血统的老班章是普洱茶中茶气最足的一款茶品，它是标准的大叶种乔木茶，因其条索粗壮，芽头肥硕且多绒毛，有强烈的山野气韵，嗅散茶和茶饼有很突显的古树茶特有之香，香型似乎在兰花香与花蜜香之间。滋味饱满鲜醇，茶汤顺滑，香气与滋味融合为一，苦涩甘润同时呈现，协调舒适。茶汤入口香甜稠滑，老班章特有的强劲苦味瞬间释放出来，化开快，但不会完全消失，舌根留甜味，接着清爽感充斥整个口腔。两颊微涩，涩感细腻，化开快。生津迅速强烈，喝完很久口腔都是鲜甜润泽的，清清凉凉，还带着细腻鲜活的清新和甜花香，口感舒适，茶气十足，而且身体也跟着清爽舒畅，挑选正宗老班章茶的口诀如下：干茶肥且壮，汤韵桂花香。久泡茶气足，发汗通体畅。

三 不要人夸好颜色，只留清气满乾坤——九曲红梅

说到杭州西湖的名茶，你会想到什么？我想百分之百的人都会竖着大拇指报出西湖龙井的名号，可是你知道吗？西子湖畔还有一款红茶也非常有名，它汤红如梅，香气馥郁，口味甜美，在龙井光辉的对比下，它如一位绝世独立的佳人，默默展露芳姿，以一种"不要人夸颜色好，只留清气满乾坤"的态度存于世间。

此茶产于杭州钱塘江畔，外形条索细若发丝，弯曲细紧如银钩，抓起来互相勾挂呈环状，披满金色的绒毛，色泽乌润，滋味浓郁，香气芬馥，汤色鲜亮，叶底红艳成朵，属于工夫红茶类，尤以湖埠大坞山者为妙品。九曲红梅茶生产

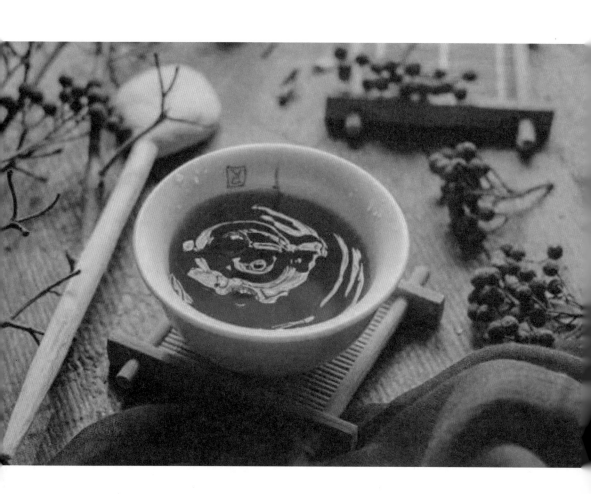

已有近200年历史，一百多年前就已成名，早在1886年就获巴拿马世界博览会金奖，但名气逊于西湖龙井茶。

九曲红梅采摘标准要求一芽二叶初展，经杀青、发酵、烘焙而成，关键在发酵、烘焙，它因色红香清如红梅，故称九曲红梅。芒种时节，儿童以及部分肠胃消化弱的成人容易积食，胃动力差，或脾胃不和。红茶中的发酵菌，可促进肠胃蠕动，有助于消化吸收。挑选九曲红梅的口诀：九曲红梅弯似钩，条纤芽小色润乌。汤红色艳清爽滑，叶底成朵梅香涌。

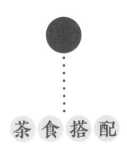

茶食搭配

一 糖渍杨梅

浙江丽水仙都盛产一款名为冬葵的杨梅，其个大如乒乓球，肉嫩且细，肥美多汁，每年六、七月上市，滋味酸甜适口，是夏季不可多得的消暑佳品。用白糖制成糖渍杨梅配以缙云黄茶，有去烦止渴、生津醒脾的功效。

制作时准备新鲜杨梅，把杨梅先洗两遍，放进淡盐水里浸泡半个小时，然后再用流动水清洗一遍。将洗好的杨梅晾干，放进干净的保鲜盒里，加入适量白糖，放进冰箱冷藏两个小时以上即可。

二 红豆饼

夏日炎热，是心脏病的高发季节，红豆自古有强心脉，促循环的功效，在夏日品茶时，如佐以红豆制品，则更具强心健体、补血益气之功效。今天我们为大家介绍一款红豆饼，其做法如下：

备料：水70克，白糖20克，小麦面粉250克，花生油30克，猪油50克，红豆沙580克。

1.制作水油皮：面粉150克，水70克，花生油30克，白糖20克。

2.制作油酥：面粉100克，猪油50克。两种面团做好后静置10分钟。

3.将水油皮和油酥等份分好。

4.取一份水油皮压扁，包入油酥。

5.将面团压扁，用擀面杖擀开。

6.把擀开的面团卷成长条。

7. 盖上保鲜膜静置 10 分钟。

8. 静置好后，重新压扁，再次将长条擀开。

9. 再卷起盖保鲜膜静置 10 分钟。

10. 静置好后，取一份对折，擀成中间厚边缘薄，再包入红豆沙。

11. 收口朝下，压扁，放入烤盘。

12. 烤箱预热后，180℃烤 25 分钟左右。

三 像生枇杷

芒种节气是枇杷果大量上市的季节，枇杷清甜可口，水分充足，有润肺补水、止咳化痰的功效。在仲夏季节食用可醒脾润肺、祛湿化浊，今天我们为大家介绍一款像生枇杷，其做法如下：

备料：澄粉 100 克，吉士粉、黄绿色食用色素、可可粉、枇杷、黄油、糖粉各适量。

做法：枇杷去皮去核切成小粒，拌入黄油糖粉制成馅心；把澄粉、吉士粉、食用色素加入沸水，和成绿色面团和黄色面团；取一小块黄色面团加入可可粉，即成咖啡色；取黄色面团制成胚，包入馅心；搓成椭圆形枇杷状；装上用咖啡色面团做成的枇杷树竿;用绿色面团做成枇杷树叶；上笼蒸 5 分钟装盘即可。

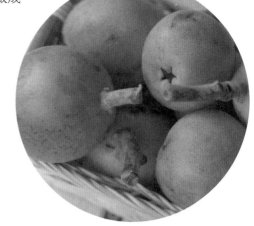

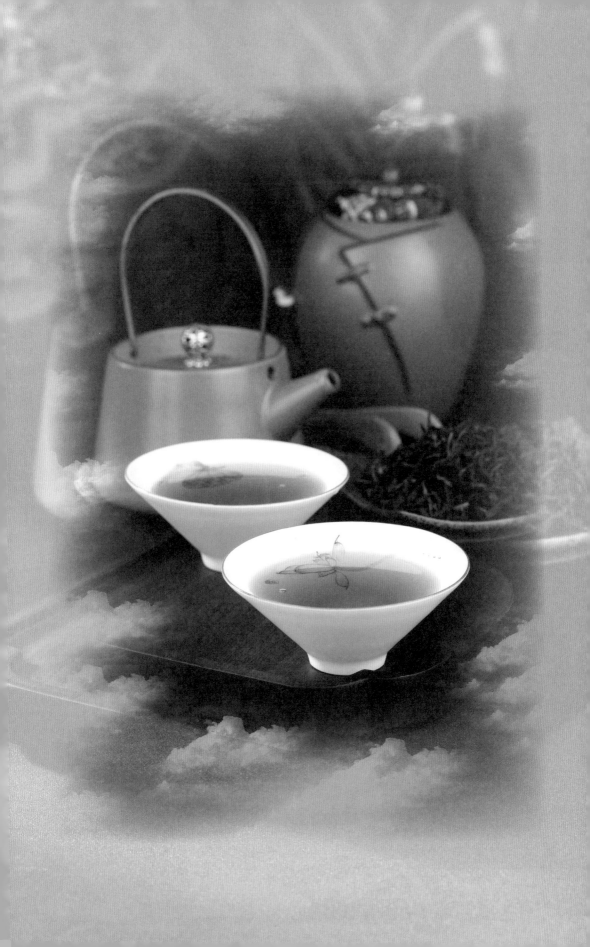

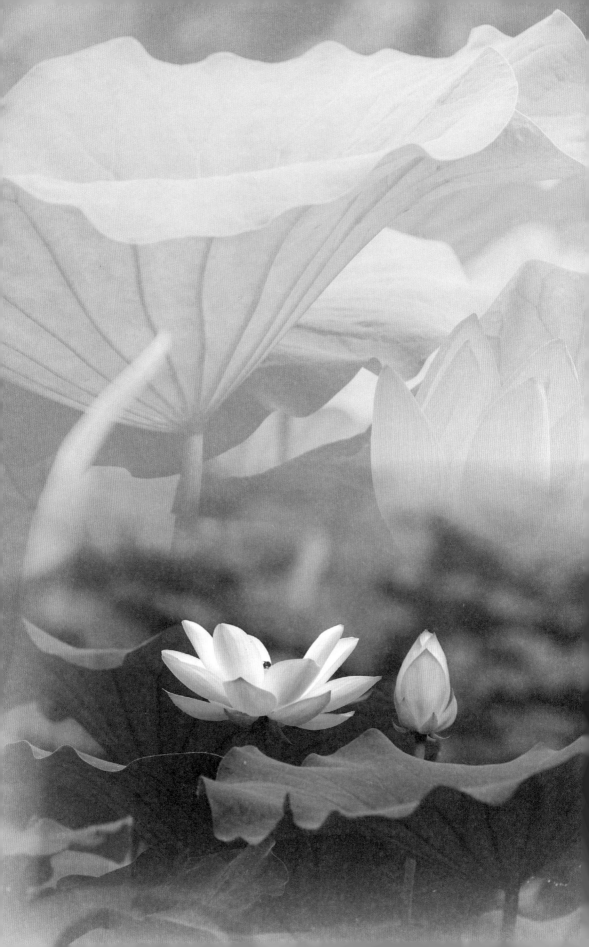

夏至
节气

　　"竹摇清影罩幽窗，两两时禽噪夕阳。谢却海棠飞尽絮，困人天气日初长。"夏至是二十四节气中最早被确定的一个节气。公元前七世纪，先人采用土圭测日影，就确定了夏至。夏至是二十四节气中的第十个节气，每年的夏至从 6 月 21 日（或 22 日）开始，至 7 月 7 日（或 8 日）结束。据《恪遵宪度抄本》记载："日北至，日长之至，日影短至，故曰夏至。至者，极也。"夏至这天，太阳直射地面的位置到达一年的最北端，几乎直射北回归线，北半球的白昼达到最长，且越往北昼越长。如海南的海口市这天的日长约 13 小时多一点，杭州市为 14 小时，北京约 15 小时，而黑龙江的漠河则可达 17 小时以上。夏至以后，太阳直射地面的位置逐渐南移，北半球的白昼日渐缩短。民间有"吃过夏至面，一天短一线"的说法。而此时南半球正值隆冬。

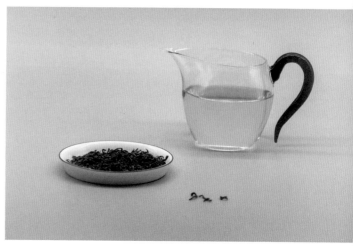

第一节　夏至节气的物候特点与节气保健

　　我国古代将夏至分为三候，"一候鹿角解；二候蝉始鸣；三候半夏生。"麋与鹿虽属同科，但古人认为，二者一属阴一属阳。鹿的角朝前生，所以属阳。夏至日阴气生而阳气始衰，所以阳性的鹿角便开始脱落。而麋属阴，其角在冬至才脱落。雄蝉在夏至时节开始鸣叫。蝉在未成熟时成长于土里，后慢慢掏洞，在夜间爬到树干上脱壳，脱完壳就有了翅膀。每当蝉口渴、饥饿之际，就会用自己坚硬的口器插入树干，一天到晚吮吸汁液。雄性的知了在夏至后因感阴气之生，便鼓翼而鸣，雌蝉不能发声，所以称它为"哑巴蝉"。半夏是一种喜阴的药草，因在仲夏的沼泽地或水田中出生所以得名。由此可见，在炎热的仲夏，一些喜阴的生物开始出现，而阳性的生物却开始衰退了。

　　夏至以后地面受热强烈，空气对流旺盛，午后至傍晚常易形成雷阵雨。这种雷雨骤来疾去，降雨范围小，人们称"夏雨隔田坎"。唐代诗人刘禹锡曾巧妙地借喻这种天气，写出"东边日出西边雨，道是无晴却有晴"的著名诗句。对流天气带来的强降水，不都像诗中描写的那么美丽，常常带来局地灾害。诗人徐书信在诗中也对夏日雷雨天气进行了恰如其分的描述：夏日熏风暑坐台，蛙鸣蝉噪袭尘埃。青天霹雳金锣响，冷雨如钱扑面来。

　　夏至阳气最旺，要注意保护阳气。《素问·四气调神大夏至论》中记载："使志无怒，使华英成秀，使气得泄，若所爱在外，此夏气之应，养长之道也"。就是说，夏季要神清气和，快乐欢畅，心胸宽阔，精神饱满，不要举凡懈怠厌倦，恼怒忧郁，要像万物生长需要阳光那样，对外界事物拥有浓厚的兴趣，培养乐观外向的性格，以利于气机的通泄。

　　嵇康在《养生论》中谈到对夏季炎热的保养："更宜调息静心，常如冰雪在心，炎热亦于吾心少减，不可以热为热，更生热矣。"这就是所谓的"心静自然凉"，是夏季养生法中的精神调养。夏季炎热，宜晚睡早起，顺应自然界阳盛阴衰的变化。合理安排午休时间，一为避免炎热之势，二可一扫疲劳之感。适当的运动也是夏季养生必不可少的。由于人们在夏至时节出汗较多，盐分的损失较大，身体中的钠等电解质也会有所流失，所以除了需要补充盐分以外，还要食用一些带有酸味的食物。根据中医理论，夏至时节应该多食用带有酸味的食物，以达到固表止汗的效果。《黄帝内经·素问》中记载有："心主夏，心苦缓，急食酸以收之。"说的便是夏季需要食用酸性的食物来收敛心气。夏至时节建议食用的酸性食物有山茱萸、五味子、五倍子、乌梅等，这些食物除了有生津、去腥解腻的功效之外，还可以增加食欲。我们在这里介绍三款适合夏至节气品饮，具有去暑清心功效的茶品。

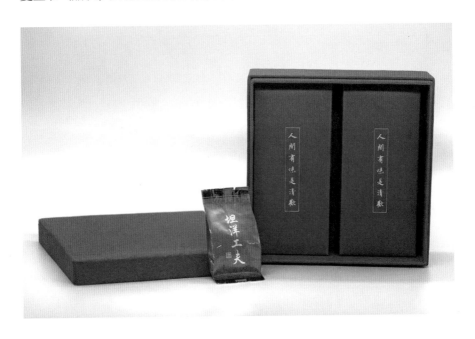

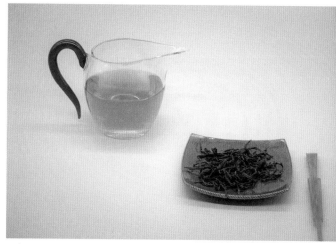

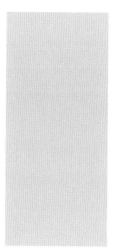

第二节　夏至节气养生茶品选择与茶点搭配

一　温脾祛暑的夏日伴侣——温州黄汤

酷暑当头，人们随着汗液的流失，逐渐变得精神萎靡、缺乏食欲，为消暑降温，此时人们大都爱吃一些冷饮，殊不知长此以往，便会引起肠道不适，脾虚胃寒，更有甚者会湿气过重，失眠多梦。此时多喝一些黄茶具有温脾养胃、补水祛浊、振奋精神、打开胃口等功效，作为微发酵茶，黄茶既有绿茶的鲜爽，又具有红茶的甜润，却无绿茶的苦涩和红茶的甜腻，是安度夏日的最佳饮品。

温州黄汤产于浙南泰顺、平阳、瑞安、永嘉等县，品质以泰顺东溪和平阳北港所产为最好。温州黄汤始于清代，距今已二百余年。

温州黄汤清明前开采，采摘标准为细嫩多毫的一芽一叶和一芽二叶初展，要求大小匀齐一致。虽然温州黄汤的加工只有杀青、揉捻、闷堆、初烘、闷烘五道工序，看似简单，但却是耗时耗力，要制作一款高品质的温州黄汤，要历时近80小时，这正应了"宝剑锋从磨砺出，梅花香自苦寒来"之句。

我曾带学生访问某温州黄汤的加工厂，并亲自参与该茶的加工制造，其耗时耗力的加工流程非一般绿茶可比。首先是杀青，将锅温烧制160℃左右，将1~1.2千克鲜叶投至其中，要求杀匀杀透，待叶质柔软，叶色暗绿，即可滚炒揉捻。

揉捻：继续在杀青锅内进行，降低锅温，滚炒到茶叶基本成条，减重50%~55%时即可出锅。

闷堆：将揉捻叶一层一层地摊在竹匾上，厚约20厘米，上盖白布，静置48~72小时，待叶色转黄，即可初烘。

初烘：用烘笼烘焙，每笼投闷堆叶1.2千克左右，烘焙时间约15分钟，七成干时下烘。

闷烘：初烘完适度摊晾后即可收在布袋内，每袋1~1.5千克，连袋搁置在烘笼上闷焙，掌握叶温30℃左右，经3~4小时达九成干，再经筛簸，剔除片末，复火到足干，即可包装。

很多人误以为黄茶就是干燥不足，渥堆发酵的绿茶，我却不敢苟同，它之所以能够成为六大茶类之一，还是有其独到的加工工艺与口感。夏日酷暑，饮上一杯微发酵的黄茶，可以开胃去暑，止汗生津。挑选优质温州黄汤的口诀如下：干茶细秀色绿黄，毫毛丰富橙黄汤。滋味酸甜似杨梅，叶底成朵回甜强。

二 差点泯灭于历史长河中的明珠——坦洋工夫

坦洋工夫主产区为福建省福安、拓荣、寿宁、周宁、霞浦及屏南北部等地，创制于清朝咸丰年间。

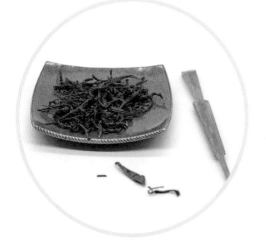

坦洋工夫源于福安境内白云山麓的坦洋村，相传清朝咸丰、同治年间(1851—1874)，坦洋村有胡福四（又名胡进四）者，试制红茶成功，经广州运销西欧，很受欢迎，此后一些茶商纷纷进山求茶，并设洋行，周边各县茶叶亦渐云集坦洋，坦洋工夫声名鹊起，1881年至

1938 年的五十余年，坦洋工夫每年出口均达 500 吨，其中 1898 年出口 1500 吨。坦洋一公里的街，设茶行达 36 家，雇工 3000 余人，产量 1000 吨。收茶范围从政和的新村，到霞浦的赤岭，跨越七八个县，成为福建的主要红茶产区。远销荷兰、英国、日本、东南亚等 20 余个国家与地区，每年收外汇茶银百余万元。当时民谚云："国家大兴，茶换黄金，船泊龙凤桥，白银用斗量。"后因抗日战争爆发，销路受阻，生产亦遭严重破坏，坦洋工夫产量锐减。20 世纪 50 年代中期，为了恢复和提高坦洋工夫红茶的产量和品质，先后建立了国营坦洋、水门红茶初制厂和福安茶厂，实行机械化制茶，引进并繁殖福鼎大白茶、福安大白茶、福云等适制红茶的优良茶树品种，1960 年产量达到 2500 吨，创历史最高水平。后因茶类布局的变更，由"红"改"绿"，坦洋工夫所存无几。近年来，经有关部门的努力，坦洋工夫又有所恢复和发展，1988 年产量达 400 吨。

坦洋工夫外形细长匀整，带白毫，色泽乌黑有光，内质香味清鲜甜和。汤鲜艳呈金黄色，叶底红匀光滑。其中坦洋、寿宁、周宁山区所产工夫红茶，香味醇厚，条索较为肥壮；东南临海的霞浦一带所产工夫红茶色鲜亮，条形秀丽。

饮用坦洋工夫有通利二便，促进肠道营养吸收的功效，挑选上品坦洋工夫红茶的口诀是：干茶细长带白毫，色泽乌润有宝光；汤汁细腻甜且鲜，叶底匀红汤金黄。

三 中国最晚上市的绿茶——日照绿茶

"硕人其颀，衣锦褧衣。齐侯之子，卫侯之妻。东宫之妹，邢侯之姨，谭公维私。手如柔荑，肤如凝脂，领如蝤蛴，齿如瓠犀，螓首蛾眉，巧笑倩兮，美目盼兮。硕人敖敖，说于农郊。四牡有骄，朱幩镳镳。翟茀以朝。大夫夙退，无使君劳。河水洋洋，北流活活。施罛濊濊，鳣鲔发发。葭菼揭揭，庶姜孽孽，庶士有朅。"每次读到这首《卫风·硕人》时，眼前都会浮现出几千年前那位高贵优雅、身材修长的山东美女，同时也会联想到日照绿茶。日照绿茶是中国最晚上市的绿茶。由于日照临海，气温较低，此地茶树每年五月发芽，六月上市，其茶外形颀长秀丽、壮硕色艳、经久耐泡，可不正像《硕人》中那位齐侯之子，卫侯之妻么？

日照绿茶被称为中国绿茶新贵，产自素有"中国北方绿茶之乡"美名的山东省日照市。日照绿茶汤色黄绿明亮，而且栗子香气浓郁，冲泡以后，回味甘醇，香气高远，且耐泡性特别强。日照绿茶营养丰富，矿物质和维生素含量都特别高，它能抗菌消炎，也能健胃消食，因此深受人们喜爱。

日照绿茶的制作工艺十分复杂，包括采茶、摊晾、杀青、揉捻、搓团提毫、烘干等工序。采茶、摊晾要求采摘必须精细，大小均匀一致，不采雨水叶、病虫叶、紫色叶。采摘叶必须用竹篓装盛，禁止用各种袋装，以防鲜叶红变和焖熟。进厂后抖松摊放，厚度不超过10厘米，摊放时间3到4小时，鲜叶开始透发香气，即开始加工。杀青则采用国际最先进的汽热杀青机，叶失水率约在35%~37%，也可用手工杀青并完成后摊晾。揉捻采用6CRM-35型揉捻机，每桶装3公斤左右，轻揉不加压，时间3至5分钟，如果揉时过长，压力过重，易出现茶汁外溢的现象，影响色泽和显毫。搓团提毫则采用手工操作，凭制茶技工经验加以调节，边搓团，边解块散热，搓制条形卷曲，茸毫显露，干燥达80%即可。最后一道工序就是烘干，用941型箱式烘干机，边翻边抖动直至干燥，烘至含水量6%。复杂的工艺锻造了日照绿茶的独特品质和口感，使其成为日照八大名片之一，闻名遐迩的名优绿茶。挑选上品日照绿茶的口诀如下：干茶壮硕略松散，墨绿润泽毫毛显。汤色黄绿叶底厚，经久耐泡回味甜。

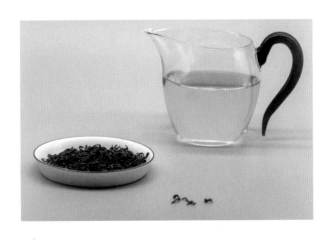

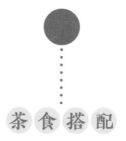

茶食搭配

一 莲花酥

夏至节气中有一个重要的节日就是观莲节，从北京的莲花池到杭州的西子湖，从云南的翠湖到山东的大明湖，人们观莲、画莲、咏莲、食莲。老舍先生曾在其文章中介绍过一款山东小吃——莲花酥。此点心外酥里嫩，清甜可口，且具有淡淡的莲花香。其做法如下：

选择大片莲花花瓣两枚，用盐水洗净，将两枚花瓣叩合，中填豆沙馅，外包鸡蛋面粉糊，放入锅中炸至金黄即可。

二 茯苓饼

传说北京香山的法海寺，有个老方丈素有"老寿星"之称，已经99岁了。老方丈精神特别好，每天除了坐禅、练功，就是上山采药。他除了吃松子，便是吃自己亲手烙的、不知名的小圆饼。

这一年，慈禧在香山行宫静养，眼看自己年纪大了，又得了心疼病，使她日夜烦忧，生怕自己活不成了。御医给她开了很多方剂，也没有多大起色。有人劝她向法海寺老方丈求医，也许有好办法。慈禧叫人用轿子将老方丈抬进了香山行宫，老方丈则向太后进献了自己亲手制作的小圆饼数枚。方丈走后，慈禧连吃三枚，便觉精神清爽许多。三天过后，心疼病一扫而光。

为了打探这小圆饼的奥妙，次日清晨，慈禧只带一、二随从来到了法海寺。一进庙门，但闻奇香冲鼻而来。她也不让随从声张，径自走向方丈禅房，这才发现老方丈正在烙制自己前日吃过的小圆饼。见太后驾临，方丈急忙迎接。慈禧好生慰问一番，方才请教此物底细。老方丈说："人生在世不求仙，五谷百草保平安。此饼乃是老衲所采茯苓所制，名曰'茯苓饼'，有养生健身奇效。"说着他又取来自己采集之物给太后观看。太后连声称赞，并熟记在心。

慈禧回宫之后，把御医和御膳房名厨叫来，如此这般一说，限令他们试制"茯苓饼"。时隔不久，精美饼食即奉献于太后面前了。御医研讨后的制作方法，被载入太医院"仙方册"中。御膳房制作"茯苓饼"的名厨也得到了重赏。据一些在慈禧太后身边服侍多年的人回忆说，老佛爷自从经常进食"茯苓饼"后，不仅很少犯心疼病，而且头发也由白变黑了。

茯苓之所以能得到慈禧的喜爱和医家的格外垂青，是有科学道理的。据现代医学检测，茯苓含有丰富的麦角甾醇、茯苓酸、卵磷脂等，不仅能增强人体免疫功能，而且有较强的抗癌作用。茯苓味甘、淡、性平，具有利水渗湿、益脾和胃、宁心安神的功效。善治脾虚、失眠、心悸、水肿等症，对女性和老年人的滋补是最好的。

茯苓健脾、利食，吃茯苓饼有助于提高食欲、促进消化，适合爱挑食的儿童、体质虚弱的老人。闻名中国宋代文坛的"三苏"之一的苏辙，据说少年多病，脾胃常常不适，中年后通过食用茯苓，让身体有了很大的改善。炎热的夏季，不妨拿茯苓饼当小零食吃，既能增加胃口，还可帮助消化。茯苓饼做法如下：

备料：糯米粉 200 克，茯苓 200 克，白砂糖 100 克。

制作方法：将茯苓磨成细粉，加米粉、白糖，加水适量，调成糊，以文火在平锅里摊烙成薄饼即可。

三　乌梅糕

乌梅味酸，有止渴敛汗、开胃醒脾的功效，绿豆亦可止汗去毒、祛湿利尿，用二者做成乌梅糕，在夏至时节食用，即可排湿祛毒，又可开胃止渴，其做法如下。

备料：绿豆、红豆沙、乌梅。

1. 将绿豆用沸水浸泡 2 小时，放在淘箩里搓去外皮，并用清水将皮漂去。将绿豆放在钵内，加清水上笼蒸约 3 小时，待熟透后取出，除去水分，擦成绿豆沙。

2. 将乌梅用沸水浸泡 3~4 分钟，取出切成小丁或小片。

3. 将制糕木蒸框放在案板上，衬白纸一张，把木框按在白纸上，先放上一半绿豆沙铺均匀，撒上乌梅，中间铺一层豆沙，再将其余的绿豆沙铺上按结实，最后把 250 克白糖均匀地撒在浮面，按 4.6 厘米的宽度切成方块，拿去木框，铲入盘中食用即可。

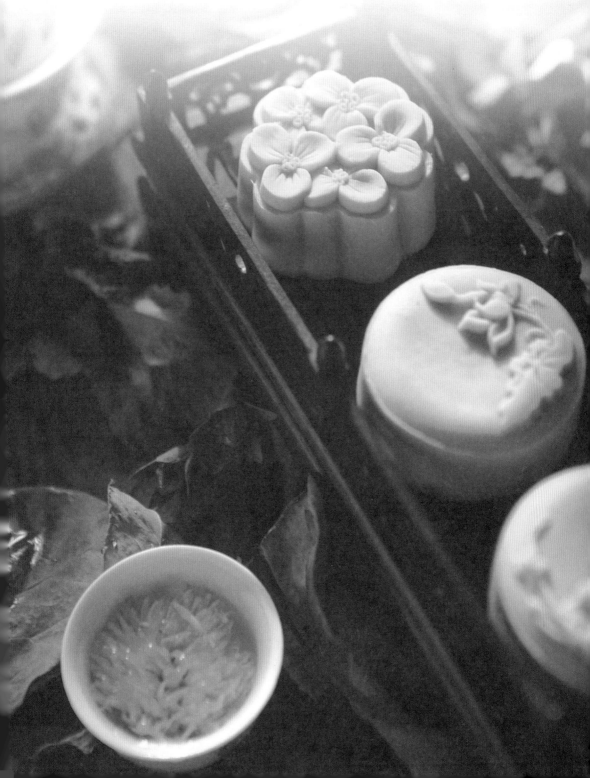

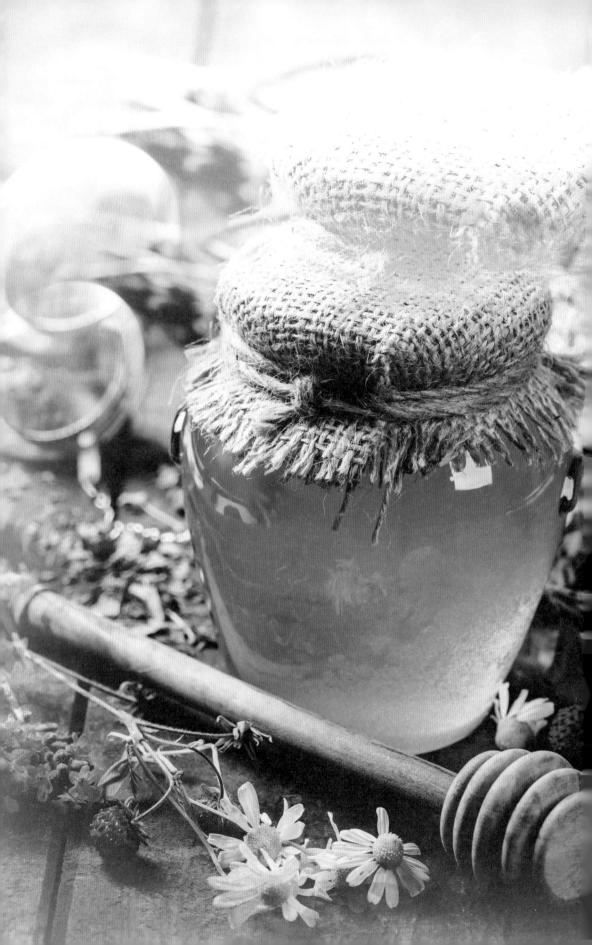

第五章　小暑

小暑
节气

"绿树阴浓夏日长，楼台倒影入池塘。水晶帘动微风起，满架蔷薇一院香"。小暑是二十四节气中的第十一个节气，始于每年7月7日或8日，此时太阳到达黄经105°。暑，表示炎热的意思，小暑为小热，还不十分热。小暑意指天气开始炎热，但还没到最热，此时全国的农作物都进入了茁壮成长阶段。

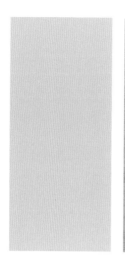
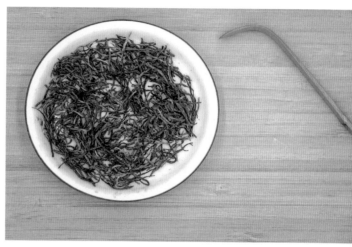

第一节　小暑节气的物候特点与节气保健

　　我国古代将小暑分为三候："一候温风至；二候蟋蟀居宇；三候鹰始鸷。"这是说小暑时节大地上几乎不再有一丝凉风，所有的风中都带着热浪；古人认为积存在土里的热气到小暑时才开始慢慢地散发出来，预示着最炎热的日子即将到来。天气越来越热，田野里的蟋蟀也忍受不了这酷暑的折磨，与朋友们结伴而行，偷偷地躲到庭院的墙角、屋檐下避暑，有时还放开嗓子"高歌"一曲，好像在说："这里环境不错，可以凉快一下了。"由于天气炎热，地面气温太高，老鹰为了寻求清凉之地而选择在高空飞翔。有时老鹰还带上自己的孩子——幼鹰，到高空进行亲子活动，让其学习捕食及飞行技术。

　　小暑是人体阳气最旺盛的时候，古人说"春夏养阳"，所以人们在工作劳动之时，要注意劳逸结合，保护人体的阳气。小暑虽不是一年中最炎热的季节，但紧接着就是一年中最热的大暑，民间有"小暑大暑，上蒸下煮"之说。小暑正是民间农事繁忙的时候，种植蔬菜，备足过冬；此时我国大部分地区也都在忙于夏秋作物的田间管理。炎热的气候，由于出汗多，消耗大，再加之劳累，人们更不能忽略对身体的养护。

"热在三伏",此时正是进入伏天的开始。"伏"即伏藏的意思,所以人们应当少外出以避暑气。民间度过伏天的办法,就是吃清凉消暑的食品。俗话说"头伏饺子二伏面,三伏烙饼摊鸡蛋"。这种吃法便是为了使身体多出汗,排出体内的各种毒素。

天气热的时候要喝粥,用荷叶、土茯苓、扁豆、薏米、猪苓、泽泻、木棉花等材料煲成的消暑汤或粥,或甜或咸,非常适合此节气食用,多吃水果也有益防暑,但是不要食用过量,以免增加肠胃负担,严重的会造成腹泻。

每当小暑之际,气候炎热,人易感心烦不安,疲倦乏力,在自我养护和锻炼时,应按五脏主时,夏季为心所主而顾护心阳,平心静气,确保心脏机能的旺盛,以符合"春夏养阳"之原则。《灵枢·百病始生》曰:"喜怒不节则伤脏。"这是因为人体的情志活动与内脏有密切关系,有一定规律。不同的情志刺激可伤及不同的脏腑,产生不同的病理变化。中医养生主张一个"平"字,即在任何情况下,不可有过激之处,如喜过则伤心,心伤则心跳神荡,精神涣散,思想不能集中,甚至精神失常等。心为五脏六腑之大主,一切生命活动都是五脏功能的集中表现,而这一切又以心为主宰,有"心动则五脏六腑皆摇"之说。然而,心神受损又必涉及其他脏腑。在情志方面,喜为心之志,这"喜"是在不过分的情况下舒缓紧张的情绪,使心情舒畅、气血和缓。故夏季养生重点突出"心静",心静自然凉。在这里我们介绍三款济心脉、养阳气的茶品。

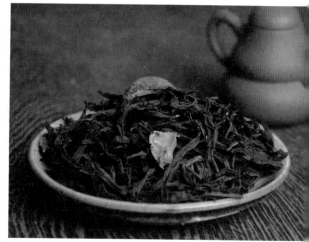

第二节 小暑节气养生茶品选择与茶点搭配

一 茶有千味，适己者珍——凤凰单枞

几年前，由于央视某纪录片介绍了凤凰单枞中的一个口味——鸭屎香，故这款茶风靡全中国。有一次，有个学生问我为何称其为鸭屎香，我告诉他这款叫作鸭屎香的凤凰单枞本味应是蓑衣香。该茶口味清香淡雅，有浓郁的棕榈毛的清香。只是由于种植的时候，以鸭粪为肥料，为夺人眼球，故称鸭屎香。之后我还告诉他，广东的凤凰单枞也被称为千味茶或风水茶。由于产地土壤内的芳香物质在不同山高味道会不同，所以茶树变种就很多，已知香型已有20多种。在潮汕地区，那些"骨灰"级茶客每个人都有自己倾心的口味。有人喜欢杏仁香，有人喜欢蓑衣香，有人喜欢芝兰香，还有人喜欢茉莉花香。这就是茶有千味，适口者珍。对于单枞茶讲，你喜欢哪种香型都悉听尊便，它们共同的特点就是在暑热天气品饮，可去烦消暑，发汗除湿。传承于当地的潮汕工夫茶现已成为国家级非物质文化遗产。除好喝香高外，与潮汕茶显

著的疗效和深厚的文化内涵密不可分。

　　凤凰单枞属乌龙茶类，它产于广东省潮州市凤凰镇乌崠山茶区。该区濒临东海，气候温暖，雨水充足，茶树均生长于海拔1000米以上的山区，终年云雾弥漫，空气湿润，昼夜温差大，年均气温在20℃左右，年降水量1800毫米左右。良好的生态环境使得该地土壤肥沃深厚，含有丰富的有机物质和多种微量元素，这一切都有利于茶树的发育与茶中茶多酚和芳香物质的形成。凤凰山茶农有选种种植经验，现在尚存的3000余株单枞大茶树，树龄均在百年以上，性状奇特，品质优良，单株高大如榕，每株年产干茶10余公斤。外形条索粗壮，匀整挺直，色泽黄褐，温润有光，并有朱砂红点；冲泡清香持久，有独特的花香，滋味浓醇鲜爽，润喉回甘；汤色清澈黄亮，叶底边缘朱红，叶腹黄亮，素有"绿叶红镶边"之称。具有独特的山韵品格。单枞茶是在凤凰水仙群体品种中选拔优良单株茶树，经培育、采摘、加工而成。因成品茶香气、滋味的差异，当地习惯将单枞茶按香型分为黄枝香、芝兰香、桃仁香、玉桂香、通天香等多种。在酷热的小暑时节喝上一杯香气高锐，茶汤清爽，回味绵长的凤凰单枞茶，有祛湿、排汗、提神、祛暑之功效。挑选优质凤凰单枞的口诀是：凤凰单枞，条长色乌。形似黄鳝，红边黄腹。汤清味雅，花香隽永。提神祛渴，茶气壮足。

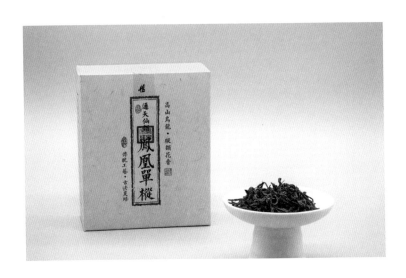

二　墙内开花墙外香——格雷伯爵红茶

一说到英式下午茶，90% 的人会想到格雷伯爵红茶。的确，这是一款风靡英国、欧洲乃至全世界的、可以素饮的再加工茶。这里的素饮是指品茶时不加奶只加糖。大多数人认为这款茶是英国本土茶，因为格雷伯爵是英国宪法的起草人，以其命名的茶自然是英国本土茶。但其实这款茶源自中国，最早是中国人发明制造的。但现在国人却把它误认为是一款舶来品，对此我只能无奈地给格雷伯爵红茶一个评价，那就是墙内开花墙外香，为什么这样说呢，我们先来看看关于格雷伯爵的故事吧！

1830 年到 1834 年，格雷伯爵二世查尔斯伯爵出任英国首相时，曾经派一名外交使节到中国，据传该使节偶然救了一位中国清朝官员的命。出于感激，该官员后来把一种味道非常好闻的茶叶以及该茶的配方托人送给了伯爵。格雷伯爵非常喜欢，总是要求他的茶商为他调配这种茶。后来伯爵的家族允许这种茶叶公开销售，格雷伯爵茶因此得名并开始流行起来。现在世界上还有不少品牌的格雷伯爵红茶仍然用中国红茶作为原料。

伯爵红茶是西方最受欢迎的茶之一。该茶先选取较嫩的茶菁制成红茶，再用佛手柑熏制。成品茶既具有红茶的甜润，又有佛手柑的清香。经过近 200 年的传播与发展，格雷伯爵红茶已成为英式下午茶中备受欢迎的素饮茶品之一。小暑时节，气候开始炎热，此时人们不免焦虑不安、心烦气躁。虽然红茶补锌的理论在中国几乎人人皆知，但炎热的夏季，品饮红茶不免有些过于甜腻。因此品饮具有佛手柑芬芳的格雷伯爵红茶既有强心补气之功效，又有芬芳爽口之口感。挑选正宗格雷伯爵红茶的口诀是：干茶乌润带宝光，茶汤红亮金边黄。香气芬芳似柑橘，饮罢清爽齿留香。

三　穿越千年的茶品——信阳毛尖

唐朝时期，茶叶生产发展开始进入兴盛时期，信阳已成为著名的"淮南茶区"，所产茶叶品质上乘，列为贡品。1987年，考古学家在信阳固始县的古墓中发掘出土了茶叶，考证距今已有2300多年的历史。公元760—780年间，茶圣陆羽编写的世界第一部茶书《茶经》，把全国盛产茶叶的13个省43个州郡，划分为八大茶区，信阳归淮南茶区。北宋时苏东坡谓："淮南茶信阳第一。"西南山农家种茶者多本山茶，色味香俱美，品不在浙闽以下。

"毛尖"一词最早出现在清末，本邑人把产于信阳的茶叶称为"本山行尖"或"毛尖"，又根据采制季节、形态等不同特点，叫作针尖、贡针、白毫、跑山尖等。清末，受戊戌变法影响，李家寨人甘以敬与彭清阁、蔡竹贤、陈玉轩、王选青等筹集资金，先后兴建了元贞（震雷山）、宏济（车云）、裕申、广益、森森（万寿）、龙潭、广生、博厚等八大茶社，开垦茶园百余亩，种茶40多万穴，茶叶生产逐渐复苏。信阳毛尖独特风格的形成是在20世纪初期，由于"八大茶社"注重制作技术上的引进、消化与吸收，信阳毛尖加工技术得到快速发展，逐渐改进完善了毛尖的炒制工艺。1913年产出了品质很好的本山毛尖茶，命名为"信阳毛尖"。1915年，浉河区董家河镇车云山生产制作的茶叶获得巴拿马万国博览会金奖。此后，产于董家河五云山，浉河港两潭一寨，谭家河一门（土门）的茶叶定名为信阳毛尖。信阳毛尖的传统手工工艺如下：

筛分：将采摘的鲜叶按不同品种的鲜叶、晴天叶与雨水叶，上午采和下午采的鲜叶分别用网眼竹编筛子进行分级，剔出碎叶及其他异物，分别盛放。

摊放：将筛分后的鲜叶，依次摊在室内通风、洁净的竹编簸箕篮上，厚度宜5～10cm，雨水叶或含水量高的鲜叶宜薄摊，晴天叶或中午、下午采的鲜叶宜厚摊，每隔1小时左右轻翻一次，室内温度在25℃以下，防太阳光照射。摊放时间根据鲜叶

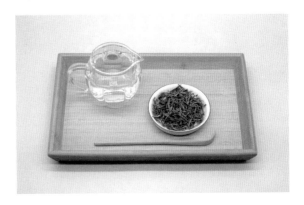

级别控制在 2 ~ 6 小时为宜，待青气散失，叶质变软，鲜叶失水量 10% 左右时便可付制，当天的鲜叶应当天制作完毕。

生锅：采用炒茶专用铁锅，锅口面直径 84cm（事先磨洗光滑无锈），生锅呈 35° 左右倾斜，锅台前方高 40cm 左右，便于操作，后壁高 1m 以上，与墙贴合。生锅用干木柴作燃料，锅温宜 140 ~ 160℃，每锅投鲜叶量 500g 左右，以手掌心试探锅温，掌心距锅心 3 ~ 5cm，有烫手感即投鲜叶，用茶把（细软竹枝扎成的圆帚）稍快反复挑翻青叶，经 3 ~ 4min，待青叶软绵后，用茶把尖收拢青叶，在锅中转圈轻揉裹条（将杀青适度的茶叶，用茶把在锅内顺斜锅自然旋转），动作由轻、慢逐步加重、加快，不时抖动挑散，反复进行。青叶进一步软绵卷缩，初步形成泡松条索，嫩茎折不断，然后用茶把尽快将茶叶全部扫入熟锅。生锅历时 7 ~ 10min，茶叶含水率约 55% 左右。雨、露水鲜叶，火温提高 10 ~ 15℃，勤翻多抖，嫩叶水分较多，火温稍高，动作宜轻。

信阳毛尖摊放，熟锅与生锅规格一致，熟锅与生锅并列排列，呈 40° 倾斜。在接纳生锅转来的茶叶后紧接操作。锅温 80 ~ 100℃，开始仍用茶把操作，并以把尖先把茶团打散，然后以把尖团揉茶叶，继续"裹揉"，不时挑散，反复进行，约 3 ~ 4min 后，茶条进一步紧缩，茶把稍放平，进行"赶条"。待茶条稍紧直，互不相粘时，即用手"理条"（掌心向下，拇指与食指稍张开呈"八"字形，其余三指与食指并拢，稍向内弯曲，成抓东西的虎口状。抓起锅中部分茶叶稍握紧，以抓满手心为宜，然后于锅心 10 cm 高左右，手腕使劲，将手中部分茶叶从"虎口"甩出，撒开抛到茶锅上沿，茶条则顺斜锅自然滚回锅心），如此反复进行，逐渐形成紧细、圆直、光润的外形。全部过程的操作历时约 7 ~ 10min，当茶叶含水量 30% 左右时，立即清扫出锅，摊在簸箕上。

初烘：将熟锅陆续出来的 4 ~ 5 锅茶叶作为一烘，均匀摊开，厚度以 2cm 为宜，选用优质无烟木炭，烧着后用薄灰铺盖控制火温，火温宜

90 ～ 100℃。根据火温大小，每 5 ～ 8min 轻轻翻动一次，经 20 ～ 25min，待茶条定型，手抓茶条，稍感戳手，含水量为 15% 左右，即可下炕。

摊晾：初烘后的茶叶，置于室内及时摊晾在大簸箕内静置 4h 以上，厚度宜 30cm 左右，待复烘。

复烘：将摊晾后的茶叶再均匀摊在茶烘上，厚度以 4 ～ 5cm 为宜，轻轻置于茶炕上，火温以 60 ～ 65℃为宜，每烘摊叶量 2.5kg 左右，每隔 10min 左右轻翻拌一次。待茶条固定，用手揉茶叶即成粉末样，方可下炕，复烘 30min 左右，含水量控制在 7%。

毛茶整理：复烘后的毛茶摊放在工作台上，将茶叶中的黄片、老枝梗及非茶类夹杂物剔出，然后进行分级。

再复烘：将茶叶进一步干燥，达到含水量 6% 以下。厚度宜 5 ～ 6cm，温度 60℃ 左右，每烘摊茶 2.5kg 左右，每隔 10min 左右，手摸茶叶有热感，即翻烘一次。经 30min 左右，待茶香显露，手捏成碎末即下烘。分级、分批摊放于大簸箕，适当摊晾后及时装进洁净专用的大茶桶密封，存放于干燥、低温、卫生的室内。虽然这些加工茶的步骤很是繁复，但实际操作耗时不过个把小时，而且这种加工方式自唐朝便基本固定，每当我品饮信阳毛尖时，总有一种梦回唐朝，与唐人共饮此茶的错觉。挑选信阳毛尖的口诀：细圆光直多白毫，汤色嫩绿耐冲泡。香气高润似青草，回甘力强祛暑燥。

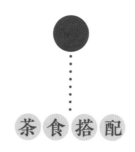

茶食搭配

一　桂花糖藕

小暑时节正是嫩藕上市的时节。藕有通气消暑、生津止渴等功效，适合在炎热的夏季作为消暑佳品食用，糯米也有滋阴润燥的功效。二者相结合，有开窍醒脾、化痰生津等功效。其做法如下：

备料：藕600克，糯米250克，辅料桂花50克，白糖适量。

制作：1.将莲藕洗净，擦干，较大一端往内切下3厘米长段，留做帽盖；糯米拣去杂质，塞入莲藕孔内，塞满，将莲藕帽盖盖上，以牙签戳牢，上蒸笼蒸透（约需2小时）。2.莲藕取出，泡水刮皮，去掉帽盖，莲藕分切为0.5厘米厚片状后，放入大碗中，加糖、桂花，再以玻璃纸封住碗口，上蒸笼以小火蒸约1小时30分钟，取出，倒扣入盘中即可。

在夏日炎炎的午后，人们因暑热，不免有些倦怠乏力，精神萎靡。此时，品上一杯清心醒神的格雷伯爵红茶，再佐以清甜适口的桂花糖藕。糖藕增加了红茶的清润，红茶去除了糖藕的甜腻，可谓相得益彰。

二　芸豆卷

小暑节气是大量芸豆上市的季节，北方人喜欢将芸豆制成各种消暑零食，他们认为芸豆性甘平，具有温中下气，利肠胃，止呃逆，补肾等功效。今天我们为大家介绍一款老北京三元乳品店的传统名吃——芸豆卷。其做法如下。

备料：大白芸豆250克，红豆沙约100克，白糖适量。

制作步骤：①大白芸豆洗净，放适量的水，用微波炉打10分钟至水开，取出倒在锅里再加冷水，继续用火煮约40分钟煮熟；②收干水分，待稍凉时去皮；③放入搅拌器打成泥状，加适量白糖拌匀。如觉得太干，加一汤匙的糖桂花，一定不能加多，否则太粘，卷不起来；④将芸豆泥铺平、压实，涂一层红豆沙馅；⑤卷成圆卷，切段即可。

虽然凤凰单枞有消食、提神，去腻开胃的功效，但过量品饮，不免使人饥肠辘辘，此时适当补充一些甜食可平衡血糖，缓解饥饿。芸豆卷就是这样一款适口充肠的夏日佳品。

三　南瓜饼

备料：南瓜、鸡蛋、盐、植物油、白芝麻、淀粉适量。

制作步骤：①南瓜洗净后，去皮，切成细丝；②锅中烧开水，之后将南瓜丝放进去焯水；③等水再次滚开的时候，立马捞出沥干水分备用；④之后在南瓜丝中加入鸡蛋、面粉、生粉，以及盐适量；⑤搅拌均匀；⑥平底锅中刷一层薄油，将搅拌均匀的南瓜丝糊蘸白芝麻后倒进去，摊平，小火慢煎。一面煎熟后，翻面继续煎，两面金黄即可，装盘切块就可以食用了。

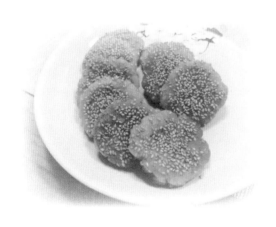

虽然夏日品饮信阳毛尖这种绿茶有消暑止渴、生津明目等功效，但绿茶素有"冷脾草"之名，过量饮用不免引起脾胃虚寒，南瓜是温脾养胃的佳品，在品饮绿茶的同时，如佐以适量南瓜饼，定会为您的饮茶生活增加一抹健康的亮色。

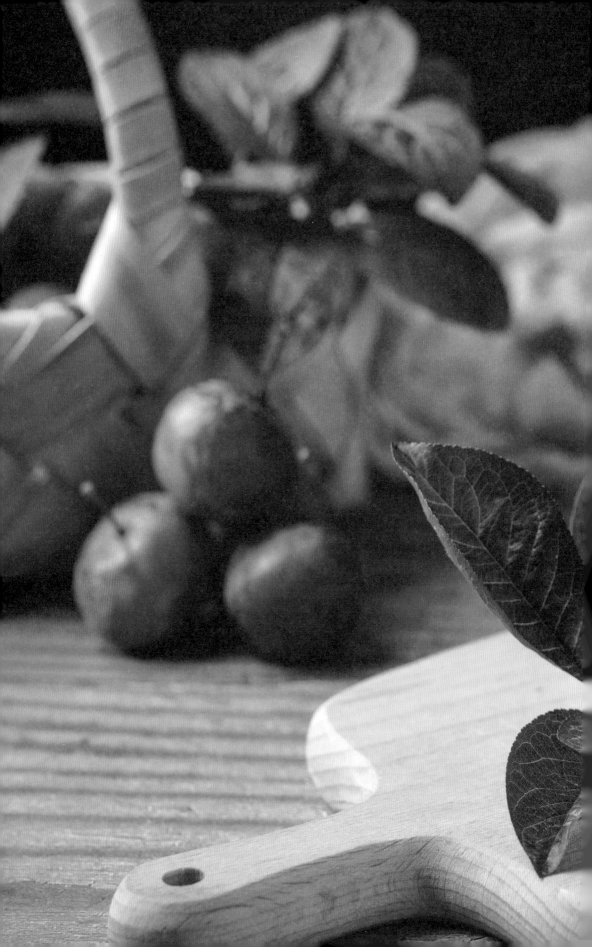

大暑节气

　　"四顾山光接水光，凭栏十里芰荷香。清风明月无人管，并作南楼一味凉"。大暑是二十四节气中的第十二个节气，一般始于每年 7 月 22~24 日之间，此时太阳到达黄经120°。大暑期间，汉族民间有饮伏茶，晒伏姜，烧伏香等习俗。

　　《月令七十二候集解》中说："暑，热也，就热之中分为大小，月初为小，月中为大，今则热气犹大也。"大暑节气正值"三伏天"里的"中伏"前后，是一年中最热的时期，气温最高，农作物生长最快，同时很多地区的旱、涝、风灾等各种气象灾害也最为频繁。

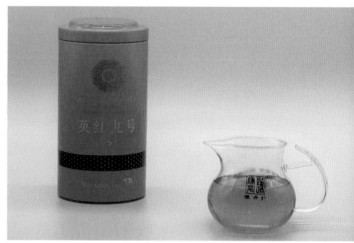

第一节　大暑节气的物候特点与节气保健

　　我国古代将大暑分为三候："一候腐草为萤；二候土润溽暑；三候大雨时行。"世上萤虫约有两千多种，分水生与陆生两种，陆生的萤虫产卵于枯草上，大暑时，萤虫卵化而出，所以古人认为萤虫是腐草变成的；第二候是说天气开始变得闷热，土地也很潮湿；第三候是说时常有大的雷雨会出现，大雨使暑湿减弱，天气开始向立秋过渡。

　　大暑是全年温度最高，阳气最盛的时节，在养生保健中常有"冬病夏治"的说法，故对于那些每逢冬季发作的慢性疾病，如慢性支气管炎、肺气肿、支气管哮喘、腹泻、风湿痹证等阳虚症，是最佳的治疗时机。有上述慢性病的朋友，在夏季养生中尤其应该细心调养，重点防治。所谓"天生万物以养民"。大暑期间，市民应该多吃丝瓜、西兰花和茄子等当季蔬菜。大暑天气酷热，出汗多，脾胃活动相对较差。这时人会感觉比较累和食欲缺乏。而淮山有补脾健胃，益气补肾等作用。多吃淮山一类益气养阴的食品，可以促进消化，改善腰膝酸软，使人感到精力旺盛。在此我们为大家推荐三款适合大暑时节品饮的茶品。

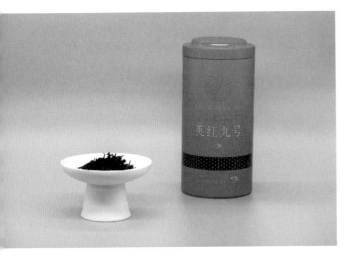

第二节　大暑节气养生茶品选择与茶点搭配

一　解暑强心第一茶——英红九号

很多人认为，夏天不宜喝红茶，因为红茶的口味过于甜腻，而且焙过火的红茶还可能引起上火的现象，但根据《黄帝内经》中"夏季心脏当令"，此时如不补心阳，便会有情绪急躁，肠胃消化紊乱，失眠多梦等现象，红茶虽味甘，但实则属苦，苦味入心，正是夏季补心阳的最佳饮品，我曾在广东省喝到过一款名为英德九号的红茶，当时也是大暑节气，主人家用英德九号来招待我，我当时心生疑窦：这么热的天，为什么要喝红茶呢？但茶汤入口后，那种甜润顺滑的口感，让我觉得胃里很舒服，而且此茶充足的茶气使我立刻生津发汗，精神也一扫萎靡，振奋不已，所以我要说，这款茶是夏日消暑、强心的神品。

英红九号既是茶树品种名，也是红茶产品名，更是茶叶区域公共品牌名，由广东省农业科学院茶叶研究所（以下简称广东茶科所）选育、研发和创建。英红九号是从云南大叶群体种系统选育出的无性系品种，植株高大，树姿半开张，分枝尚密，叶片稍上斜状着生。叶片特大，叶面积可达65.52平方厘米，叶形椭圆，叶色浅绿，富光泽，叶面隆起，叶身稍内折，叶缘波状，叶尖渐尖，叶齿锐深，叶质厚软；芽叶黄绿色，茸毛特多，制作英红九号红茶的采摘标准为一芽两叶，由于内质丰富，其鲜叶百芽重205克。经广东茶科所多年的试验与实践，英红九号品种得以开发出一系列优质产品，根据嫩度和季节，共分为金毫、金毛毫、金英红和英红九号四个等级。该产品选用广东茶科所选育的省级良种"英红九号"鲜叶原料精心制作而成，金毫原料以单芽为主，金毛毫以一芽一叶初展为主，金英红原料为当年4月30日前采摘的一芽二叶原料，英红九号以一芽二叶为主。其加工工序为鲜叶萎凋、揉捻、发酵、干燥。英红九号条索肥壮紧结，色泽乌润显毫，甜香馥郁悠长，汤色红浓明亮，滋味鲜爽醇厚，叶底红软、均匀明亮。在大暑时节品饮此茶，有温脾养胃，促进胃肠蠕动，强心益气之功效。挑选优质英红九号可根据以下口诀：干茶粗大色润乌，汤色红浓香气足。滋味甘醇润双颊，解暑强心第一茶。

二 道家养生地，名泉伴茶香——崂山绿茶

说到崂山，一般人会想到崂山矿泉，崂山啤酒以及崂山道士，这些都证明了这里山好水好，是道家养生福地。道士们清修需要高品质的泉水，崂山绿茶就是在这样的天仙洞府以优质矿泉灌溉而成的优良茗茶。崂山绿茶产于山东省青岛市崂山区。崂山地处黄海之滨，属温带海洋性季风气候，土壤肥沃，呈微酸性，素有"北国小江南"之称。1959年，崂山区"南茶北引"获得成功，形成了品质独特的崂山绿茶。崂山绿茶具有叶片厚，豌豆香，滋味浓，耐冲泡等特征。其按鲜叶采摘季节分为春茶、夏茶、秋茶；按鲜叶原料和加工工艺，分为卷曲形绿茶和扁形绿茶。2006年10月，国家市场监督管理总局批准对崂山绿茶实施地理标志产品保护。崂山，全年平均气温12.2℃。一年四季（尤其春、夏、秋）云雾缭绕，日夜温差较大。该地区被山东省农业厅指定为"无公害农业生产基地"，适合崂山绿茶种植和生产。由于独特的气候和优良的生态环境，崂山绿茶生产周期长（即采摘间隔时间长），鲜茶叶叶面厚实，所以茶叶所含营养成分丰富，茶叶本身有一种天然且独特的豌豆面或山栗子面的香气。北方的春天，乍暖还寒，雨量稀少，茶叶叶片生长极其缓慢，采摘的叶片，

绿中带黄，叶片小而厚。成品崂山绿茶，颜色微有绿黄色泽，表面有白毫，汤色绿中带黄，俗称"带黄头"，茶汤明亮，有极细的白毫悬浮其中，可见杯底。崂山绿茶一泡没有什么味道，二泡口味稍好，三泡以后渐入佳境，那种特有的清雅、悠扬的豌豆香味开始显露出来，茶汤入口滑、绵、微苦，回味悠长，回

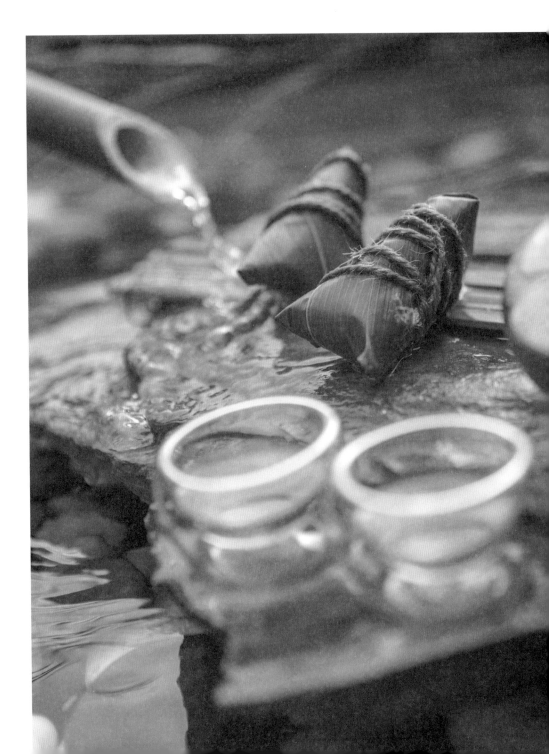

甘较好。六泡以后口味逐渐变淡。夏日炎炎，饮上一杯微苦带甜的崂山绿茶可使人神清气爽、消暑生津。崂山绿茶有舒肝明目、强心润肠、去暑消炎之功效。挑选优质崂山绿茶的口诀是：崂山绿茶豌豆香，干茶肥厚绿带黄。茶汤清亮耐久泡，解暑生津回甘强。

三　清凉温阳的千年古树——勐库大树普洱

提到勐库的大树普洱，人们首先会想到近两年炙手可热的几个产区，西归、冰岛、大雪山等。这些地区的普洱茶动辄上万元一斤，当地人以此茶产自千年古树为噱头。确实，勐库地区山高林密，是整个云南省拥有千年以上乔木型大茶树最多的区域。由于茶树年深已久，其山野性味浓。喝起来柔中带刚，甜软与霸气共存。清凉与茶气同样明显，算是既能消渴降温又可温阳醒脾的妙品。

勐库的古树茶，虽然都是大叶种，但是形态相对较多，比如勐库东半山的古树茶就以藤条茶居多，因此要以外形来判断是否是勐库古树茶是相对有难度的。勐库所产古树茶，茶饼大都有蜜香，花果香，其茶茶汤黄中泛着淡淡的翠色，明净透亮，便是投放刚做的茶，汤色依旧没有浑浊感，且茶汤内白毫翻涌，内质清晰可见。另外勐库的古树茶，耐泡度极高，当然这也是古树茶较为突出的标志之一，所谓叶底有香，茶汤有味，不仅仅是耐泡度高，而且汤质醇和，压舌感足，一般13泡之外，均为甜汤，特别好的勐库古树茶，耐泡度在23~25泡左右！而最具有标志性的是勐库古树茶香气与茶汤融合度极佳，就是茶友们经常描述的"汤在香中，香在汤中"，也就是说，勐库的古树茶香气内敛沉稳，而相对于勐海古树茶而言，勐库的古树茶"水路"相对粗犷，但茶汤入口，香高味足，汤感协调性高，留韵时间久，喉韵明显。

冰岛是勐库的著名产区，此处产的大树普洱茶，完全可以作为勐库茶的代表，也是众多喜爱勐库茶茶友的心头好，但此地茶叶出产量极低，市场上叫"冰岛"的普洱茶，质量良莠不齐，为了帮助茶友们挑选到正宗的冰岛大树普洱茶，我们将其品质特点编成以下口诀，与各位分享：条形壮硕却软柔，汤汁细腻如丝绸。回甘清凉冰糖甜，持久耐泡甘润喉。

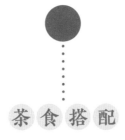

茶食搭配

一　鲜荔枝奶冻

大暑节气是荔枝大量上市的季节，荔枝含有丰富的糖分、蛋白质、维生素、脂肪、叶酸，柠檬酸、果胶等多种营养元素。具有生津止渴、补脾养肝、理气补血、补心安神、改善睡眠、消肿解毒、促进皮肤新陈代谢，延缓衰老等诸多功效。今天我们为大家介绍一款清甜可口、以荔枝入馔的甜点。

备料：鲜荔枝 15 颗，剥壳取肉，鱼胶（明胶片）50 克，白糖 500 克，奶粉 50 克，荔枝香精两克，红樱桃数颗。

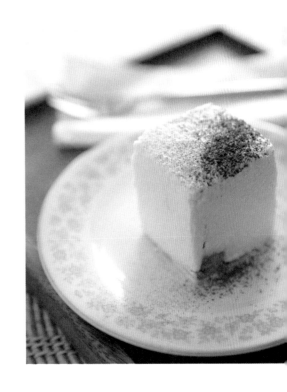

制作：红樱桃切碎，点缀在盘子上；把鱼胶洗干净，加入清水 250 克泡好，放置锅中，蒸至融化，加入白糖搅拌均匀，再上锅蒸至白糖溶化，取出加入奶粉；荔枝香精调在鱼胶里，晾冻后装入干净的盘子中。把鱼胶三分之二放入冰箱冷冻至手指按压有弹性时取出，切成小块装盘即可食用。

夏日炎热，为解除因过量出汗引起的身体倦怠、乏力、情绪急躁，可适量饮用强心解暑的红茶，若辅以清甜适口的荔枝奶冻则会使您的品茶生活更为健康。

二　凤梨酥

凤梨酥是台湾的著名点心，制作方法如下：

备料：冬瓜900克，黄油75克，糖粉20克，盐1/4小勺，鸡蛋液25克，低筋粉90克，全脂奶粉35克，去皮菠萝450克，胡萝卜汁少许。

制作：

1. 900克冬瓜，用水煮成透明状，捞起用纱布挤去水分，使成冬瓜泥。

2. 450克去皮菠萝，用盐水浸泡10分钟，用榨汁机将汁蓉分离。

3. 将菠萝汁倒入锅内，为防止将馅炒焦，可用电饼铛处理。加入冰糖60克，麦芽糖60克，将菠萝汁浓缩。

3. 把菠萝汁调浓稠，同时加入菠萝蓉和冬瓜蓉进行翻炒。

4. 把菠萝蓉和冬瓜蓉炒干水分之后，放入冰箱保存。

5. 把黄油75克放置室温后，用打蛋器打发，加入糖粉20克，盐1/4小勺，继续打至蓬松状，再分三次加入共25克鸡蛋液打均匀。

7. 将低筋粉90克，全脂奶粉35克拌均匀后，分三次筛入装有奶油的容器内，并用橡胶棒搅拌，揉成面团，装入保鲜袋，入冰箱醒面20分钟以上。

8. 将面和馅按1:1的比例，包成团，嵌入模具内，入预热的烤箱内，以200℃两面各烘烤10分钟。

冬瓜有祛湿利尿，补水去油的功效，菠萝也有敛汗生津、开胃止渴的作用，以此两种食材做成的凤梨酥香甜软糯，是品绿茶时的最佳搭档。

三　梅花糕

梅花糕是江苏夏日传统名点，相传乾隆皇帝下江南时见其形如梅花，色泽诱人，品尝后，觉入口甜而不腻，回味无穷，胜过宫廷御点，便赐名"梅花糕"。梅花糕做法如下。

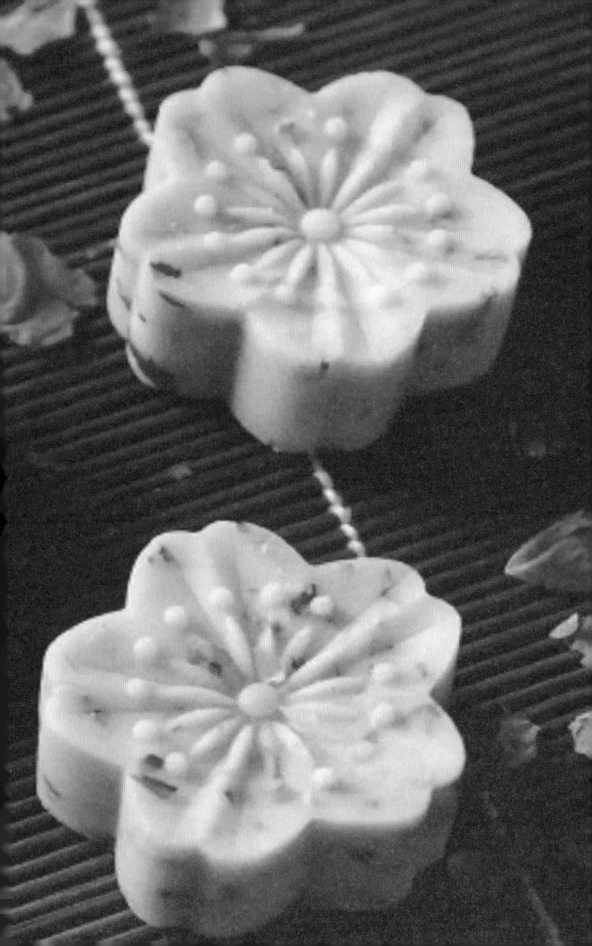

备料：上等白面粉 4 公斤，豆沙 3.5 公斤，白砂糖 150 克，糖猪板油丁 500 克，红绿丝 75 克，食碱 15 克，豆油 25 克。

制作：

1. 取 2 公斤面粉放入桶内，加等量温水，用长柄铁勺搅拌均匀，静置 5~6 小时，再加入 2 公斤面粉和温水 3 公斤，用劲搅拌至面浆均匀。

2. 将食碱溶化后倒入桶内拌匀，灌入铜壶内待用。另将豆油倒入容器，加清水 50 克调成水油。

3. 把模具连同铁盖放炉上用中火烧烫，用刷子蘸水油将模具孔涂抹一遍，取铜壶将面浆依次注入模孔（只灌半孔），随即将模具举起，缓缓转动，使面浆均匀黏在孔壁，然后放在炉上，将竹片插入孔中，把面浆刮向孔的四壁。

4. 接着在每个孔内加入豆沙 35 克、糖猪板油丁 5 克，再取白砂糖 15 克均匀撒在各孔内，此后用面浆将孔填满，撒上红绿丝约 15 克，加盖烧 2 分钟，开盖再均匀撒上白砂糖 15 克，盖上铁盖再烧 3 分钟即熟。打开盖子，用铁铲将梅花糕与模具分离，挑起装盘即可。

虽然品冰岛茶有清凉去暑，温养补心的功效，但过量饮用可能会导致低血糖等现象出现，适当补充一些淀粉类的甜食，可平衡血糖，温脾养胃。

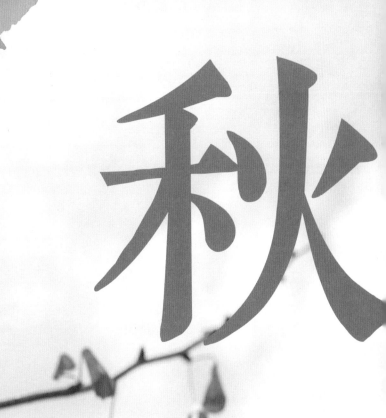

秋

第三篇　秋季篇

秋三月，此谓容平，天气以急，地气以明，早卧早起，与鸡俱兴，使志安宁，以缓秋刑，收敛神气，使秋气平，无外其志，使肺气清，此秋气之应，养收之道也。逆之则伤肺，冬为飧泄，奉藏者少。

《黄帝内经·四气调神大论》

秋季的六个节气中，自然界因万物成熟而平定收敛。此时应早睡早起，收敛神气。使人体能适应秋气并达到相互平衡。使人体能适应秋气并达到相互平衡。勿使情志向外越泄，以保持肺气清肃。茶品和茶点的选择，也应适应秋季相应节气。

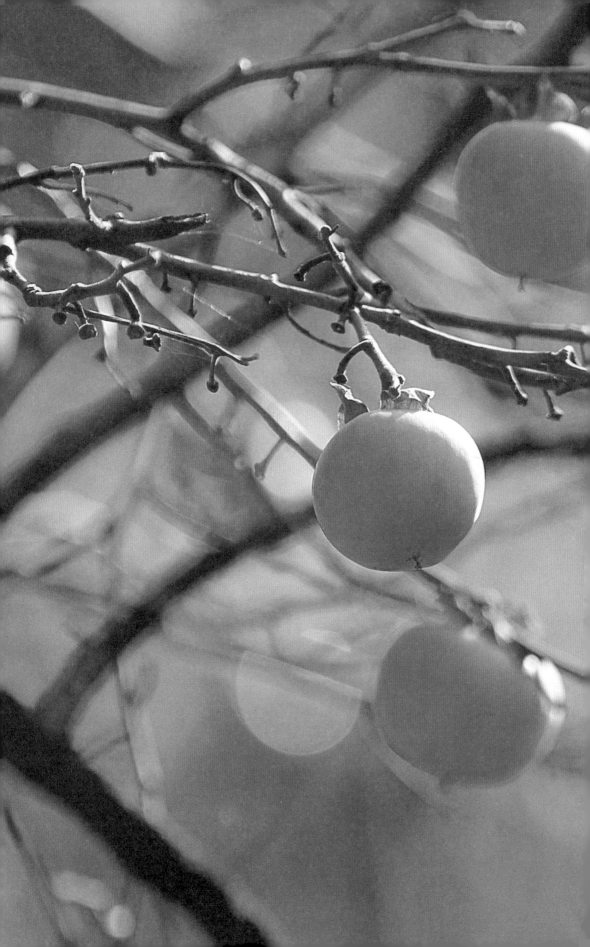

立秋节气

"秋风清，秋月明，落叶聚还散，寒鸦栖复惊。相思相见知何日？此时此夜难为情！入我相思门，知我相思苦，长相思兮长相忆，短相思兮无穷极，早知如此绊人心，何如当初莫相识。"

李白的这首《秋风词》唱尽了落叶知秋的落寞和人间相思的苦楚。一转眼又到了立秋节气。立秋，是二十四节气中的第十三个节气，更是干支历未月的结束，以及申月的起始。时间始于每年公历 8 月 7~9 日之间。"秋"指暑去凉来，意味着秋天的开始。到了立秋，梧桐树开始落叶，因此有"落叶知秋"的成语。从文字角度来看，"秋"字由禾与火字组成，是禾谷成熟的意思。秋季是天气由热转凉，再由凉转寒的过渡性季节，立秋是秋季的第一个节气。

宋时立秋这天，宫内要把栽在盆里的梧桐移入殿内，等到"立秋"时辰一到，太史官便高声奏道："秋来！"奏毕，梧桐应声落下一两片叶子，以寓报秋之意。

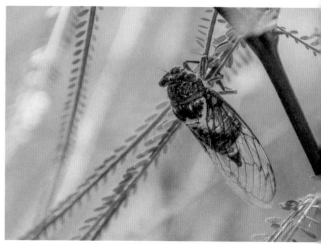

第一节　立秋节气的物候特点与节气保健

古代立秋分为三候，"初候凉风至"。立秋后，我国许多地区开始刮偏北风，偏南风逐渐减少。小北风给人们带来了丝丝凉意。"二候白露降"，由于白天日照仍很强烈，夜晚的凉风刮来，形成一定的昼夜温差，清晨室外植物上凝结成了一颗颗晶莹的露珠。"三候寒蝉鸣"，这时候由于食物充足，温度适宜，蝉在微风吹动的树枝上得意地鸣叫着，好像告诉人们炎热的夏天过去了。

立秋后白天仍然炎热，但早晚寒气渐盛，身体虚弱的人群要避免寒气侵体。不同于长夏属湿，入秋后人体容易燥。天气干燥，接近暑天时容易"温燥"，接近冬天时容易"凉燥"。温燥容易"冻血"，不妨吃些滋润的食品，如银耳百合、蜂蜜、核桃、芝麻、梨、荸荠、芦根等，既清热又润燥。

秋属金，金主肺，肺气虚则机体对不良刺激的耐受性下降，情绪比较容易低落。专家提醒，秋天要特别注意情绪调适，做到内心宁静、心情舒畅，遇到伤感之事应主动排解。立秋之后，起居方面最好做到早睡早起，待天气更凉爽后建议加强体育锻炼，有助于气血运行、疏导肺气。

　　立秋虽然标志着秋季的开始，但立秋后的一段时间内，气温通常还是较高，空气的湿度也还很大，人们会有闷热潮湿的感觉。再加上在夏季常常因为苦夏或过食冷饮，多有脾胃功能减弱的现象，此时如果大量进食补品，特别是过于滋腻的养阴之品，会进一步加重脾胃负担，使长期处于虚弱的胃肠不能一下子承受，导致消化功能紊乱。因此，初秋进补宜清补而不宜过于滋腻。

　　秋内应于肺，肺在志为悲（忧），悲忧易伤肺，所以在进行自我调养时切不可背离自然规律，循古人之纲要，"使志安宁，以缓秋刑，收敛神气，使秋气平；无外其志，使肺气清，此秋气之应，养收之道也"。在这里我们为大家介绍三款既具有高香，可怡悦心智，又兼茶韵，可调理肠胃的茶品。

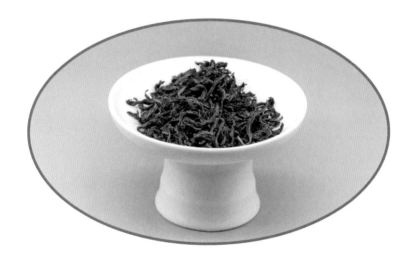

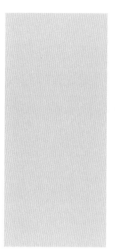
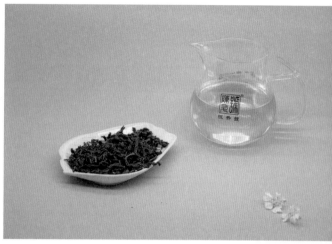

第二节　立秋节气养生茶品选择与茶点搭配

一　枝翠绿露凝鲜——文山包种茶

2014 年，我的一个台湾朋友从台北来京，带给我的伴手礼是一罐精致的茶叶。翠绿的罐子上粘着鹅黄的宣纸，上书行楷：露凝鲜。朋友珍而重之的嘱咐我，你可要好好地品一下这个茶，这是今年茶王赛上荣获金奖的文山包种。我一共就得了半斤，现在分一半给你尝尝鲜。我打开罐子，清新的茶香和翠绿的颜色让我喜上眉梢。冲泡开来，茶汤的金黄与清鲜芬芳的蜜果香瞬间驱散了秋日的忧郁，之后口腔中持续的生津，更使人心思甜韵。

文山包种茶又叫"清茶"，它是发酵程度最轻的清香型乌龙茶。该茶产于台湾北部的台北市和桃园等县，其中以台北文山地区所产制的茶品质量最优，香气最佳，所以习惯上称之为"文山包种茶"。文山包种茶和冻顶乌龙茶一样，都是台湾的特产，享有"北包种、南冻顶"之美誉。

相传距今 150 余年前，大陆福建省泉州府安溪县茶农仿武夷茶的制造法，将每一株茶叶分别制造，再将制好的茶叶，每四两装成一包，每包用福建所产的毛边纸二张，内外相衬，包成长方形的四方包，包外再盖上茶叶名称及行号印章，称之为"包种"或"包种茶"，后来辗转传到本省南港及文山等地。台湾地区所生产的包种茶以台北县文山地区所产制的品质最优，香气最佳，所以习惯上称之为文山包种茶。文山地区包括台北县新店、坪林、石碇、深坑、汐止、南港等茶区，约有2300多公顷，茶园分布于海拔400米以上的山区，环境特殊，尤以坪林地区山明水秀，气候终年温润凉爽，雪雾弥漫，土壤肥沃，故所产之文山包种茶，品质特佳，驰名中外。

成品的文山包种茶，外形条索紧结，自然卷曲，茶色墨绿，富有油光，香气清新持久，有天然幽雅的芬芳气味，冲泡后茶汤色泽金黄，清澈明亮。品饮时，滋味甘醇鲜爽，入口生津，齿颊留香，久久不散。具有香、浓、醇、韵、美五大特色，素有"露凝鲜""雾凝香"的美称，被誉为茶中珍品。

典型的文山包种茶特征是：香气一定要清扬，带有明显的花香；滋味要活泼甘醇；茶汤要呈亮丽的绿黄色。为了方便茶友们挑选正宗文山包种茶，我们在这里分享给大家一个挑选口诀：干茶宝绿色润泽，外形紧实瓜子壳。汤汁稠滑蜜香果，持久耐泡润口舌。

二　香高韵足忘忧草——女儿环

前几天七夕节，闲来无事，便邀两三古琴同好来茶室弹琴品茗。有个琴友弹了一曲以司马相如《长门赋》谱写的《长门怨》。看着她轻拢慢捻抹复挑，满座都深深陷入了陈阿娇的哀怨与悲愁。为了调节气氛，作为主人，我为大家泡上一道女儿环，并说："秋天就是容易悲秋，咱们来喝一泡高香的花茶，用浓香的茶味冲淡外面的凄风苦雨吧！"茗茶素有"忘忧草"之雅号，特别是高香的茉莉花茶。今年流行的芳香疗法认为，茉莉花的芳香有开窍去烦、舒缓紧张情绪的功效。而茶中的茶碱、多酚类物质也具有刺激神经中枢，舒缓紧张情绪的功效。

女儿环原产福建，属高级手工制造工艺花茶，近年来云南省也多有制造。不同于其他花茶制作，女儿环的绿茶茶胚是选择条索长硕，颜色翠绿的蒸青绿茶作为底料。这样的加工方式保证了女儿环干茶色泽鲜绿，白毫明显，青白相间的品相。春季做好茶坯冷鲜保存，待到六、七月份，特级茉莉花上市时，再用七窨七提或八窨八提的手法，手工卷制成型。虽然要等上大半年的工夫才能一饱口福，但看着那晶莹的汤色，闻着高雅的花香，品着醇和的茶汤，忽然觉得一切的等待都是那样的物超所值。

福建和云南都是女儿环花茶的主要产地，但由于气候、土壤、湿度的不同，两个产地所产茶品略有差异。福建所产女儿环干茶茶型更为重实，颜色翠绿显毫，茉莉花香醇和高锐，且饮后口中如含英咀华、甜润生津。产在云南的女儿环花茶，由于茶坯选择1700~1800米高山的勐库茶叶做底料，经蒸青手工理条、烘干等工序，外形肥壮，色泽淡绿，银毫凸显，开汤冲泡后，香气类似于龙胆花香，茶汤入口清爽细润，回甘生津迅速，为了帮助各位茶友更准确地挑选高品质女儿环，我们将其品质特点编成口诀供大家参考：紧卷成环，白绿相间。汤色淡黄，香高味鲜。叶底肥嫩，芽白毫显。入口清爽，茉莉花甜。

三 来自宝岛的红色瑰宝——日月潭红茶

十年前，随团访问台湾中部南投县某茶厂，当时厂长热情地邀请我们去参观台湾中部最大的山潭——日月潭。记得那天烟雨蒙蒙，日月潭中的小岛像潭水中的绿色明珠，又像一道翠玉屏风，将整个水面分成南北两潭。北部之潭圆如骄阳，南部之潭弯如皓月。当时团员们都被这自然界的鬼斧神工所折服，纷纷赞叹这是南投一宝，而厂长却谦虚而又得意地说："你们还没有见到我们日月潭真正的瑰宝。"原来他所谓的瑰宝就是享誉全球的日月潭红茶。品过此茶后，我也不得不承认这真是一块来自日月潭上的红宝石。考虑到日月潭地区为亚热带海洋气候，很适合灌木型大叶种茶树生长，1920年，南投县政府分别在日月潭附近埔里、水里、鱼池等地以灌木型大叶种茶树试制并大获成功。做成的成品茶汤色红亮、滋味醇和。为提高产品质量，1925年县政府又从印度阿萨姆河谷引种阿萨姆红茶树。阿萨姆红茶在印度素有"圣杯之光"的美誉，成品茶茶型壮硕，汤色玫红，汤面金光闪耀。该茶树移植日月潭地区后，经精心培植，茶品品质更上一层楼，制成的全发酵茶干茶芽金叶红，汤色朱红，流光溢彩，汤面金圈明显，茶汤绵柔细腻，不仅不苦不涩，还具有一股特殊的蜜果香。此茶一经问世，受到海内外茶人追捧，屡获国际大奖。立秋之后，人体干燥，容易引起肠胃不适，消化不良，大便秘结等状况。此时喝上一杯芳香四溢、绵软甜润的日月潭红茶，有排湿利尿、滋阴润肺、促进肠道蠕动等疗效。挑选优质日月潭红茶的口诀如下：干茶紫红芽金黄，流光溢彩朱红汤。金圈明显水细腻，入口甜润蜜果香。

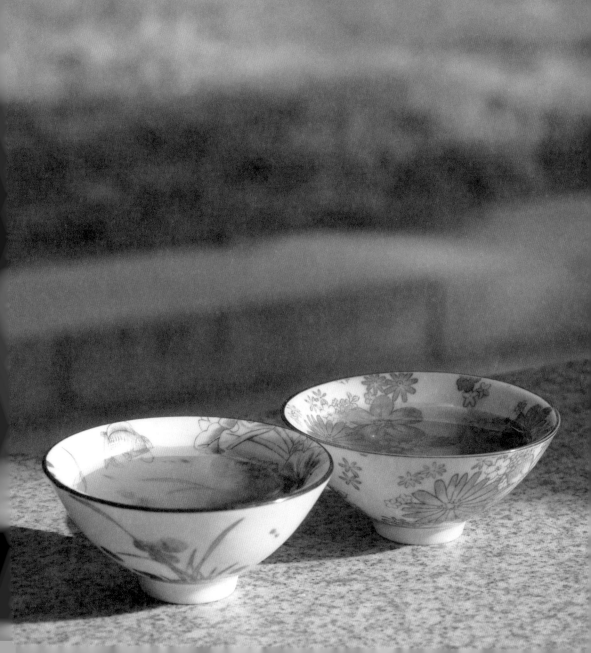

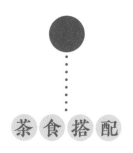

茶 食 搭 配

一 炸软枣

备料：糯米粉500克，澄面100克，白糖150克，猪油35克，清水600克。

做法：将糯米粉、澄面、白糖、猪油和清水调成粉皮，装入抹上油的盆中蒸熟即可做成皮；准备莲蓉馅300克，白芝麻125克，或豆沙馅、枣泥馅都可；将糯米粉皮和各种馅心各分成30份，每份皮包入一份馅心，捏成红枣形，沾上白芝麻即为生胚；锅中放油，用中火炸熟即可出锅。

现代医学认为，甜味有舒缓情绪、放松神经的功效。此道点心甜糯适口，搭配文山包种乌龙茶，可起到缓解假饥饿，调节情志的功效。

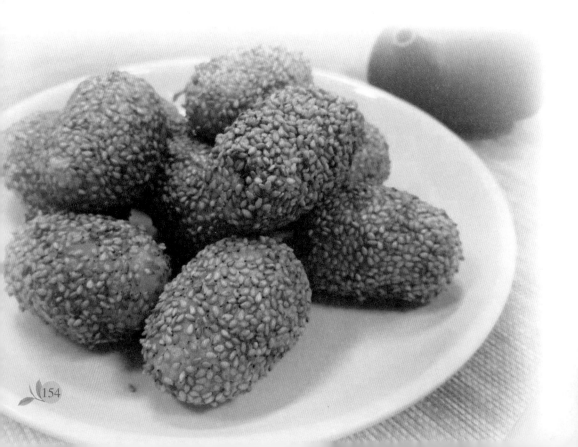

二 七巧果

立秋节气中，有一个传统节日，叫七夕节，它也被称为乞巧节。在这一天，未婚的少女们要在月下做穿针引线的游戏，以向天上织女祈祷，希望自己可以心灵手巧。古诗云：

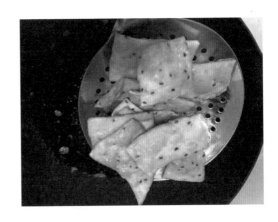

未会牵牛意若何，须邀织女弄金梭。年年乞与人间巧，不道人间巧已多。民间根据这首诗中金梭的样子，创制了一种点心，叫作"七巧果"，其做法如下：

备料：面粉，黑芝麻，白糖，牛奶。

制作步骤：①将面粉、芝麻、白糖放入盆中，加入适量的牛奶，揉成硬硬的面团；②将面团擀成薄片，越薄越好，将擀好的片卷起，从中间划一刀，改刀成方形面片；③取两片放在一起，在中间三分之一处划上一刀，取一端从中间划缝处穿过即可，入油锅中炸至金黄，捞出即可食用。

这道点心中，面粉富含 B 族维生素，芝麻具有补精髓，养五脏，通经络等功效。在品饮女儿环的同时，佐以此点，可以乌发、强肾，缓解秋燥。

三 橄榄蜜饯

橄榄可缓解咽喉疼痛、美容养颜、促进消化，特别是在初秋食用，还具有滋阴润燥的奇效，我们向大家介绍一款蜜饯橄榄的制法。

备料：橄榄，冰糖。

制作：清洗橄榄，用蒸锅蒸至橄榄变软，将橄榄放凉，方便取出中间的核，只用橄榄肉，加冰糖与水（少量）一起熬煮，大火熬煮，水分干后，再转小火收汁即可。

蜜饯橄榄配伍台湾红茶，橄榄的清香中和了红茶的甜蜜，红茶的温润又调和了橄榄的苦涩，二者相得益彰。

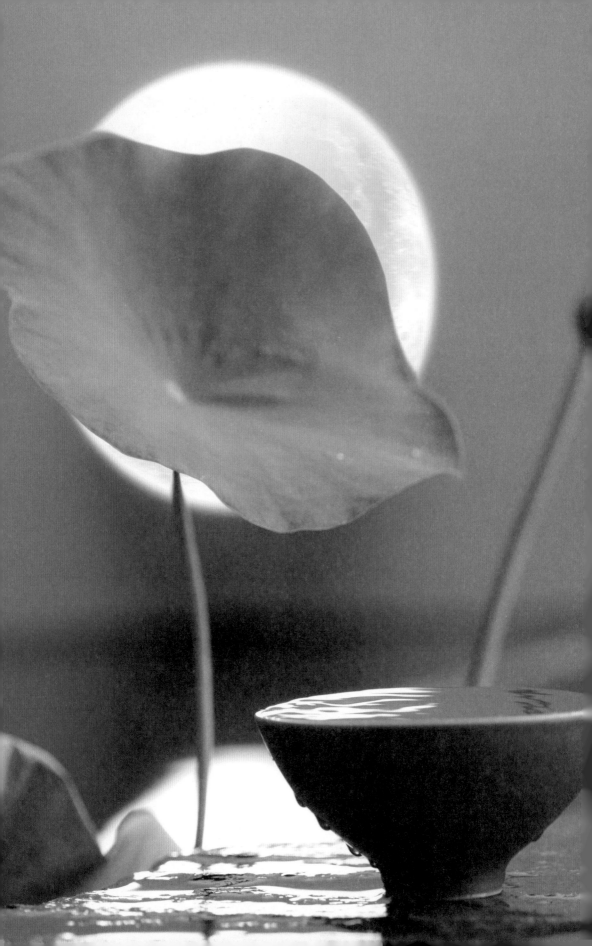

处暑节气

"乳鸦啼散玉屏空，一枕新凉一扇风。睡起秋声无觅处，满阶梧桐月明中。"处暑是二十四节气之中的第十四个节气，交接时间点在公历 8 月 23 日前后，此时太阳到达黄经 150°。

《月令七十二候集解》中记载："七月中，处，止也，暑气至此而止矣。"这是说，处暑之后中国长江以北地区气温逐渐下降。处暑的意义是"夏天暑热正式终止"。所以有俗语说"争秋夺暑"，是指立秋和处暑之间的时间，虽然秋天在意义上已经来临，但夏天的暑气仍然未减。因此人们将处暑这段时间称为"秋老虎"。

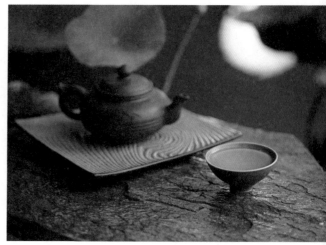

第一节　处暑节气的物候特点与节气保健

古代处暑分为三候："一候天地始肃，二候禾乃登，三候鹰乃祭鸟。""肃"即肃杀之气，意为天地间万物开始凋零，寒气有点逼人。古人常在这个时节处决犯人，谓之"秋决"，也就是顺应天地肃杀之气，借此告诫人们秋天不可骄傲自满，要谨言慎行，反省收敛。"禾"指的是黍、稷、稻、粱类农作物的总称。登，即成熟的意思。禾乃登，意指谷类作物已经成熟，到了收获的季节。处暑时节，老鹰开始大量捕猎鸟类。抓获猎物后，暂时先陈列出来，就好像在祭拜这些猎物一样，所以古人称之为鹰乃祭鸟。

处暑中的"处"包含躲藏、终止之意。处暑，表示炎热的暑天结束了。该节气的到来预示着暑气结束了，秋季到来了，在夏末秋初的交替之时，常常会早晚凉，中午热，昼夜的温差较大。下雨前的气温偏热，下雨后气温偏凉，要注意不要过早增加衣服，特别是小孩。此时接受适宜的凉爽刺激，对锻炼耐寒能力很有帮助。二是空气中的湿度开始有所下降，气候渐渐变得干燥，即民间所说的"秋燥"。那么什么是秋燥呢？人在秋季感受燥邪，进而产生的疾病即"秋燥"。秋燥病邪自口鼻侵入，开始时会有津气干燥的症状，如皮肤干燥，头发干燥易脱发，鼻咽干燥、鼻敏感。既而严重时可能会发展成干咳少痰、声音沙哑、便秘等。为防秋燥，处暑时节应多食滋阴润燥的食物，避免燥邪伤害。少摄取辛辣、多增加酸性食物，以加强肝脏功能。同时像西瓜这类大寒的瓜果，则要少吃和不吃了，可多吃一些苹果、梨、葡萄之类滋阴的水果。处暑节气宜食清热安神的食物，如银耳、百合、莲子、蜂蜜、黄鱼、芹菜、菠菜、糯米、芝麻、豆类及奶类。适当的煮些绿豆汤也是不错的选择。

此时，天气正处在由热转凉的交替时期，自然界的阳气由疏泄趋向收敛，人体内阴阳之气的盛衰也随之转换。这时人的起居应相应调整，尤其是睡眠要充足，因为只有这样，才能改善"秋乏"。除此之外，还应多饮香高味醇的乌龙类茶品，以起到提神醒脑、收敛心神、去燥静心之功效。

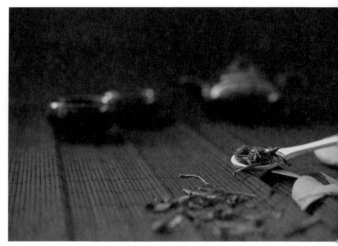

第二节　处暑节气养生茶品选择与茶点搭配

一　茶中上品——冻顶乌龙茶

冻顶乌龙茶产于台湾鹿谷乡凤凰村、永隆村、彰雅村（冻顶巷）。由于此茶香高味浓，色艳形美，故有"茶中圣品"之美誉。1855年（清朝咸丰年间），鹿谷人林凤池赴福建应试，高中举人，还乡时自武夷山带回36株青心乌龙茶苗，其中12株由林三显种在麒麟潭边的冻顶山上。最早此茶是由冻顶山一带茶农，以瓮装茶贩售，故此茶又有瓮装乌龙茶之称。冻顶乌龙茶清爽怡人，汤色蜜绿带金黄，茶香清新典雅，香气清雅，喉韵回甘，浓郁且持久。

冻顶乌龙茶的采制工艺十分讲究，采摘青心乌龙等良种芽叶，经晒青、晾青、浪青、炒青、揉捻、初烘、多次反复的团揉（包揉）、复烘、再焙火而制成。冻顶茶一年四季均可采摘，春茶采期是从3月下旬至5月下旬；夏茶采期是从5月下旬至8月下旬；秋茶采期是从8月下旬至9月下旬；冬茶则在10月中旬至11月下旬。其茶品质以春茶最好，香高味浓，色艳。秋茶次之，香气高锐，滋味爽滑甜醇。夏茶品质较差。处暑品饮冻顶乌龙茶有去烦平燥，止渴生津，止咳化痰等功效。挑选优质冻顶乌龙茶的歌谣是：干茶重实圆如珠，汤色黄绿如蜜流。香气高锐蜜果香，滋味醇和细如油。

二 台湾高山茶的起源——阿里山茶

阿里山乌龙茶茶园主要分布于梅山乡山区之太平、龙眼（龙眼林尾）、店仔、樟树湖、碧湖、太兴、瑞里、瑞峰、太和及太兴等村落，茶园面积总数约10 000公顷，海拔介于900~1400米之间。梅山乡龙眼村（海拔约1200米）更是台湾高山茶的起源地之一。此地种植的茶树，以青心乌龙为主。

竹崎乡、番路乡及阿里山乡产茶的村庄大多位于阿里山公路旁，如濑头、隙顶、龙头、光华、石桌、十字路、达邦、里佳及丰山等山地村落。而这些村落所产制的茶品，对外通称阿里山茶，不过也有名为阿里山珠露茶或阿里山玉露茶的茶品出现。尤以阿里山珠露茶最享有盛名，此茶产于竹崎乡石桌茶区，茶园种植面积约为400公顷，分布于海拔约1200~1400米的高度，种植品种以青心乌龙为主，如此得天独厚的地理环境及气候，使得茶叶细胞变得更加紧实。芽软叶肉厚，再经深耕、手采细工制作、匀焙，使得茶叶鲜活翠绿、水色金黄、滋味醇厚、清香淡雅。由于制成的茶叶，入口即有一股高山茶特有的幽雅香气，与清纯甘润的滋味，是不可多得的台湾好茶。香气浓郁，滋味甘醇，广受饮茶人士喜爱。在秋高气爽的处暑，品上一杯阿里山茶，有清脂提神，润肺爽声，愉悦心情之功效。挑选优质阿里山茶的口诀是：高山云雾产名茶，芽嫩叶肥口感佳。汤绿汁稠耐冲泡，饮罢留香口爽滑。

三 维多利亚的秘密——东方美人

东方美人茶是台湾独有的茗茶，它的名字据说和维多利亚有关。据闻是英国茶商将茶献给维多利亚女王，该茶黄澄清透的色泽与醇厚甘甜的口感，令维多利亚女王赞不绝口。因为这款茶来自东方，口感甜润，色香味俱佳，故称"东方美人茶"。维多利亚女王认为，常饮此茶，可消食止渴，润泽肌肤，于是它一度风靡欧洲，成为贵妇们美容强身的法宝。

东方美人茶又名"彭风茶"，又其因茶芽白毫显著，又名为"白毫乌龙茶"，是半发酵青茶中发酵程度最重的茶品，一般的发酵度为60%，有些则高达75%~85%，故不会产生任何生青臭味，且不苦不涩。主要产地在台湾的新竹、苗栗一带，近年台北坪林、石碇一带亦成为新兴产区。

东方美人茶采收期在端午节前后十天左右，东方美人茶最特别的地方在于，茶菁必须让小绿叶蝉（又称浮尘子）叮咬吸食，昆虫的唾液与茶叶酵素混合出特别的香气，茶的好坏决定于小绿叶蝉的叮咬程度，同时也是东方美人茶的醇厚果香蜜味的来源。也因为要让小绿叶蝉生长良好，东方美人茶在生长过程中绝不能使用农药，因此生产较为不易，也更显其珍贵。在制作方面，东方美人茶必须经手工采摘一芽二叶，再以传统工艺精制成高级乌龙茶。制茶过程的特点是炒青后需多一道以布包裹，置入竹笼或铁桶内的静置回润，或称"回软"的二度发酵程序，再进行揉捻、解块、烘干而制成毛茶。

干茶叶片呈多色，冲泡后茶汤为漂亮的琥珀色，滋味浓厚甘醇、不苦不涩，并带有熟果香和蜜香，甜润爽口。东方美人茶挑选口诀：东方美人，五色杂陈。汤似琥珀，明亮不浑。甜如蜂蜜，入口柔醇。

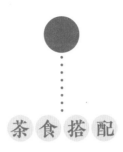

茶食搭配

一　藕丝糕

处暑是大量藕上市的季节，中医认为，藕有通窍补水、止咳润肺的功效，是秋日润肺的佳品。藕丝糕作为中华名点，是最适宜初秋食用的茶点。

备料：鲜嫩藕 1500 克，纯糯米粉 500 克，青梅干 100 克，红樱桃 100 克，白糖 250 克。

做法：将嫩藕洗净削皮，切成丝再清洗一遍，沥干水分，与糯米粉搅拌均匀；笼屉上平铺屉布，撒上白糖，将拌好的藕丝放入笼屉，撒上青梅干和红樱桃；用旺火蒸三、五分钟即熟；蒸好冷却切块，撒上白糖即可。

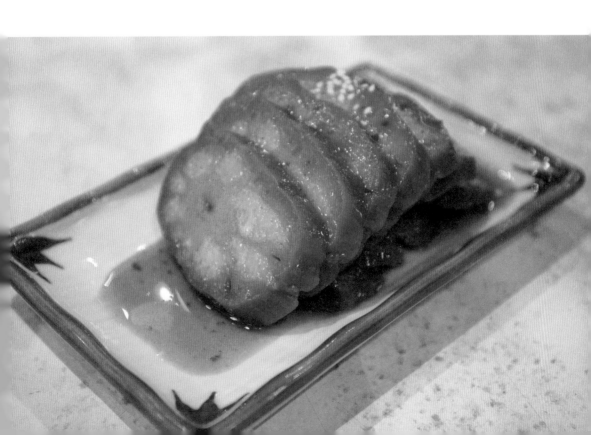

二 桂花糖油山芋

山芋是去除秋燥的佳品，我们在这里介绍一道"桂花糖油山芋"，做法如下。

备料：山芋 1500 克，白糖 500 克，食品级明矾 1 克，桂花 10 克。

做法：将山芋洗净，削去外皮，放入含食品级明矾的冷水中醒泡 1 小时，保证山芋不会变黑，时间不宜过长，以免烧不酥；锅内放清水 2500 克，将山芋从冷水中捞出放入锅内，用旺火煮沸后转小火煮 30 分钟，山芋熟后，将锅中水倒出两成左右；锅中加入白糖再用小火煮 30 分钟，熬成浓胶质糖油，待糖油滋润发光，用铲子搅拌，撒上糖桂花装盘即可。

秋日饮用乌龙茶有减脂消食、补水润肺等功效，但过量饮用会引起低血糖等现象。适当补充富含淀粉的桂花糖油山芋，可缓解肠胃不适，使饮茶生活更平衡健康。

三 菱角糕

菱角又称菱角米，是秋天的果实，可消暑、解渴、醒脾、解酒、缓中，我们为大家介绍一款以菱角入馔的甜点，以搭配乌龙茶。

备料：菱角米，糖，炼乳。

做法：把菱角米冲洗干净，用水泡到一掰就开时，连水一起打成蓉，放进锅子里小火煮稠，要不停地搅动，不然很容易出现小疙瘩和结底，放点糖，放进盒子里冷却后入冰箱冷藏，吃时倒扣出来切块即可。

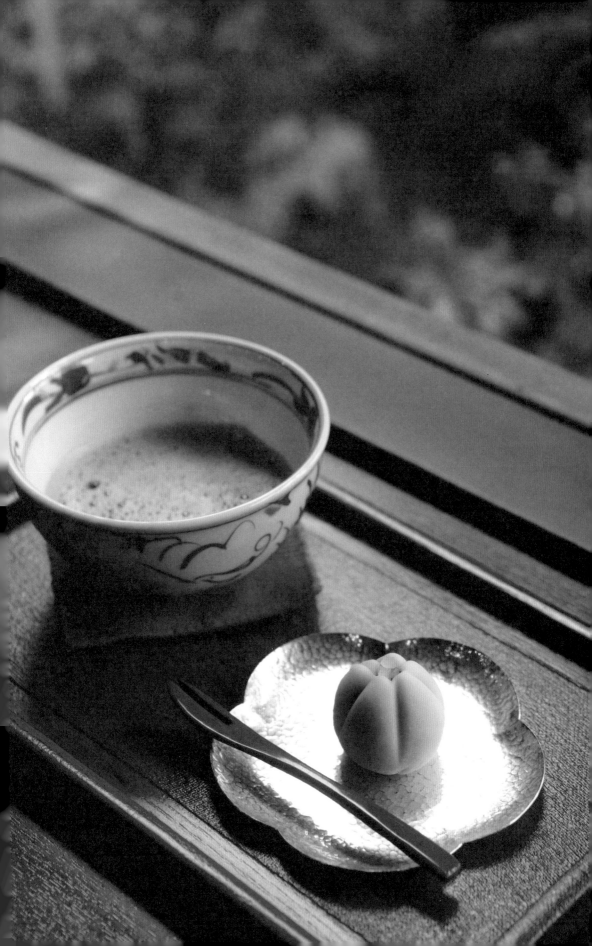

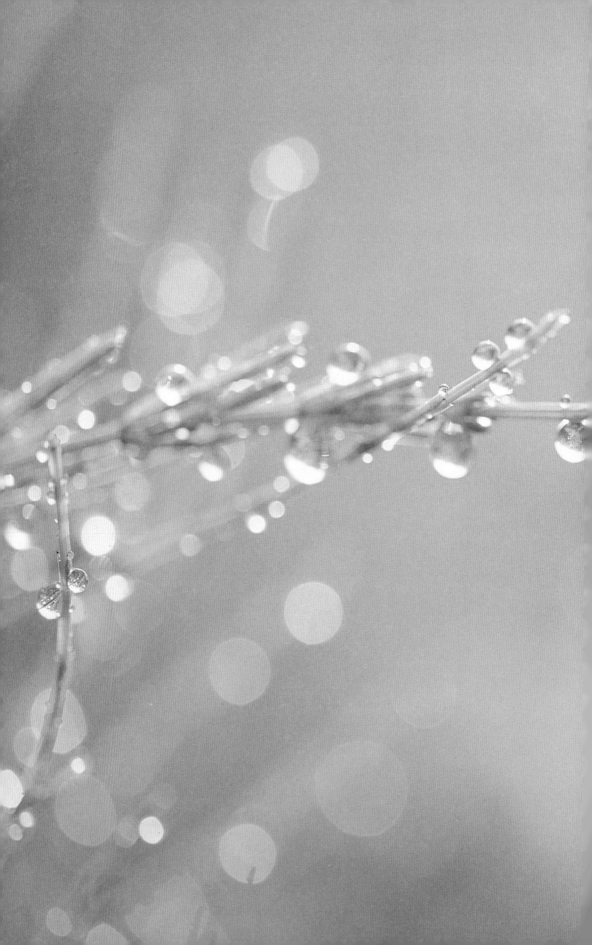

白露节气

"空山新雨后，天气晚来秋。明月松间照，清泉石上流。竹喧归浣女，莲动下渔舟。随意春芳歇，王孙自可留。"白露是二十四节气中的第十五个节气，更是干支历申月的结束以及酉月的起始，时间始于公历每年9月7日到9日，太阳到达黄经165°时。

露是由于温度降低，水蒸气在地面或近地物体上遇冷凝结而成的水珠。所以，白露实际上是表征天气已经转凉。这时，人们就会明显地感觉到炎热的夏天已过，而凉爽的秋天已经到来了。因为白天的温度虽然仍达三十几度，可是夜晚之后，就下降到二十几度，两者之间的温度差达十多度。阳气是在夏至达到顶点，物极必反，阴气也在此时兴起。到了白露，阴气逐渐加重，清晨的露水随之日益加厚，凝结成一层白白的水滴，所以就称之为白露。俗语云："处暑十八盆，白露勿露身。"这是说处暑仍热，每天须用一盆水洗澡，过了十八天，到了白露，就不要赤膊裸体了，以免着凉。还有句俗话："白露白迷迷，秋分稻秀齐。"意思是说，白露前后若有露，则晚稻将有好收成。

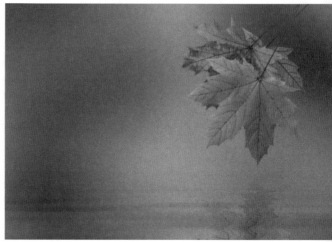

第一节　白露节气的物候特点与节气保健

古代将白露分为三候：一候鸿雁来，鸿雁来意指鸿雁南归。白露时节，仰望天空，你会发现，大雁开始向南方飞去，以避免即将来临的寒冬。二候玄鸟归，白露时节，小燕子也有点耐不住寒冬了，开始成群结队地飞向南方，寻找适合自己居住的地方。三候群鸟养羞，羞指美食，养是积蓄的意思。群鸟养羞说的是冬天即将来临，喜鹊、麻雀、啄木鸟、山斑鸠等留在北方的鸟都知道把好的食物积蓄起来，提前做好过冬的准备。

《月令七十二候集解》中说："八月节……阴气渐重，露凝而白也。"天气渐转凉，人们会在清晨时分发现地面和叶子上有许多露珠，这是因夜晚水蒸气凝结在上面，所以得名。古人以四时配五行，秋属金，金色白，故以白形容秋露。白露实际上是表征天气已经转凉。

白露即为典型的秋季气候，容易出现口干、唇干、鼻干、咽干及大便干结、皮肤干裂等症状。预防秋燥的方法很多，可适当地多吃一些富含维生素的食品，也可选用一些宣肺化痰、滋阴益气的中药，如人参、沙参、西洋参、百合、杏仁、川贝等，对缓解秋燥多有良效。对普通大众来说，简单实用的药膳、食疗似乎更容易接受。

春捂秋冻是一条经典的养生保健要诀。当然，秋冻并非人人皆宜。如糖尿病患者局部供血较差，如果血管一下子受到冷空气刺激，很容易发生血管痉挛，使血流量进一步减少，易引起组织坏死和糖尿病足，再加上糖尿病和心脑血管疾病常常伴发，冷空气刺激更易诱发心脑血管疾病，甚至导致心肌梗死等后果。因此，糖尿病患者最好不要秋冻。除此之外，像体质较弱的老人和儿童、心脑血管疾病患者、慢性支气管炎患者、哮喘病患者和关节炎患者都不适合"秋冻"。

白露节气后早晚温差大，应该及时添加衣被，否则极容易患上感冒，而支气管炎、哮喘、消化性溃疡等慢性病患者，也容易诱发或加重病情。肚脐部位的表皮最薄，皮下没有脂肪组织，但有丰富的神经末梢和神经丛，对外部刺激敏感。若防护不当，晚上睡觉暴露腹部或爱美穿露脐装，寒气极易通过肚脐侵入人体。如果寒气直冲肠胃，就会发生急性腹痛、腹泻、呕吐；天长日久，寒气逐渐积聚在小腹，还会导致泌尿生殖系统疾病。

白露时节的饮食应当以健脾润燥为主，中医专家建议，宜吃性平味甘或甘温之物，营养丰富、容易消化的平补食品。忌吃性质寒凉，易损伤脾气的食品，忌味厚滋腻，容易阻碍脾气运化功能的食品，忌利气消积，容易耗伤脾气的食品。可多吃点粳米、籼米、玉米、薏米、番薯、豆腐等。肉、蛋、奶类的选择：牛肉、鸡肉、兔肉、狗肉、牛肚、猪肚、鳜鱼、乌鸡等皆可。蔬菜可以选择：藕、栗子、山药、扁豆、豇豆、胡萝卜、马铃薯、洋葱、平菇等。

说到白露茶饮，爱喝茶的老茶客都十分青睐"白露茶"，此时的茶树经过夏季的酷热，白露前后正是它生长的极好时期。白露茶既不像春茶那样鲜嫩，不经泡，也不像夏茶那样干涩味苦，而是有一种独特的甘醇和清香之味，尤受老茶客喜爱。再者，家中存放的春茶已基本"消耗"得差不多了，此时白露茶正接上，所以到了白露前后，有的茶客就托人买点白露茶。在这里我们向大家介绍三款适宜白露节气品饮的茗茶。

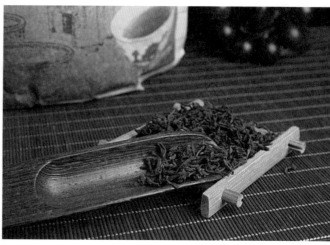

第二节　白露节气养生茶品选择与茶点搭配

一　岩茶之巅——武夷大红袍

大红袍属乌龙茶，品质优异，产于闽北素有"美景甲东南"之美誉的武夷山，茶树生长在岩缝之中。大红袍是武夷山传统五大珍贵名丛之首。原产天心岩九龙窠。相传，清代中期就有大红袍名。在名丛中，大红袍声望最高，誉满中外。长期以来，民间把大红袍尊为"茶王"和神物。大红袍属无性系，灌木型，小叶类，晚生种。大红袍这种茶树原有母株 4 枞，植于九龙窠悬崖一石砌平台上，岩边峭壁上留有摩崖石刻"大红袍"三字为记。1980 年建九龙窠名枞圃的同时，在大红袍原处连接石砌填土梯层，补植母株大红袍 2 枞，所以大红袍现有母株共 6 枞。大红袍曾有止、副本之分，现代以第 2 枞、第 6 枞及其无性系后代为大红袍茶树代表群体。20 世纪 80 年代以来，大红袍群体在岩山有较大面积扩大栽培，国内一些科研、教学单位有引种。

关于大红袍创制年代，据全国高等农业院校统编教材《清上明制茶法》载：武夷岩茶历史悠久，唐代已栽制茶叶，宋代列为皇家贡品，元代还在武夷山设立了"焙局""御茶园"，专门采制贡茶，明末清初创制了乌龙茶。

　　大红袍茶具有绿茶之清香，红茶之甘醇，是中国乌龙茶中之极品。被称为武夷岩茶之巅。大红袍有令人神往的"岩韵"，武夷岩茶味甘泽而气馥郁，不同岩茶品种有不同的喉韵特征，"岩韵"由此产生，岩韵也因其不可言传的特征而流传在广大爱茶者的口中。体会"岩韵"就如读诗赏画一样，需要丰富的经验才能有较高的鉴赏力，它是随着年龄、修养、经历的增加，一点一点积累形成的。武夷岩茶一旦被真正感悟，便会对其产生强烈的偏爱，无限的忠诚。梁章钜游武夷时夜宿天游观，与道士静参品茶论茶，后作《归田琐记·品茶》将武夷岩茶特点概括为"香、清、甘、活"四字。后人沿用至今，并作了"岩韵"的解释。

　　至茶品之四等，一曰香，花香，小种之类皆有之。今之品茶者，以此为无上妙谛矣。不知等而上之，则曰清，香而不清，犹凡品也。再等而上之，则曰甘，清而不甘，则苦茗也。再等而上之，则曰活，甘而不活，亦不过好茶而已。活之一字，须从舌本辨之，微乎微矣，然亦必瀹以山中之水，方能悟此消息。

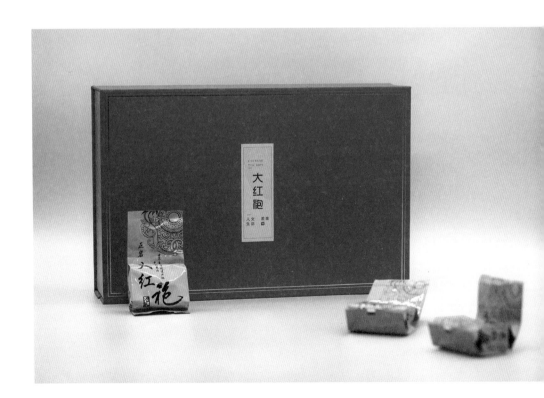

大红袍其外形条索紧结，色泽乌褐光润，冲泡后汤色红黄明亮，叶片红绿相间。品质最突出之处是香气馥郁，有桂花香，香高而持久，"岩韵"明显。冲泡七、八次仍有香味。品饮"大红袍"茶，必须按"工夫茶"小壶小杯细品慢饮的程序，才能真正品尝到岩茶之巅的禅茶韵味。挑选优质大红袍茶的口诀是："汁浓细腻水中仙，汤色橙黄透金边。三红七绿叶似绸，花香韵足满口甜。"

二　茶汤醇厚水中仙——武夷水仙

武夷水仙为历史名茶，是闽北乌龙茶品种之一。水仙是武夷山茶树品种的一个名称，武夷水仙就是以品种命名的。武夷山茶区素有"醇不过水仙，香不过肉桂"的说法。水仙最大的特点就是茶汤滋味醇厚。

武夷山由于其得天独厚的自然环境，使水仙品质更加优异，成年茶树树冠高大，叶宽而厚，成茶外形肥壮紧结有宝光色，冲泡后气蕴兰香，汤浓而醇，汤色深橙耐冲泡，叶底黄亮朱砂边，为武夷岩茶传统的珍品。正常年景分四季采摘，春茶，采摘于谷雨前后二、三天；夏茶采摘于夏至前三、四天；秋茶采摘于立秋前三、四天；露茶采摘于寒露节后。每季茶相隔约两个月。经过萎凋（晒青或室内萎凋）、摇青、杀青、揉捻、初烘（俗称走水焙）、包揉、足火等复杂程序后制成的干茶条索紧结沉重，外形肥壮，茶梗粗壮、节间长、叶张肥厚、似"拐杖形""扁担形"。色泽绿褐油润而带宝光，部分叶背呈现沙绿，叶基主脉宽扁明显，香浓锐，有特有的"兰花香"。味浓醇厚，喉韵明显，回甘清爽，汤色浓艳带深橙黄色，耐冲泡，叶底软亮，叶缘红点鲜明，即"三红七青"。

如果是五六十年以上树龄的水仙茶树，则是老枞水仙。老枞水仙在岩骨花香的基础上突出兰花香和枞味，所谓的老枞味有三种：木质味、青苔味、糙米味。

老枞水仙属武夷岩茶制作的工艺，与岩茶大致相同，老枞水仙属于中轻焙火，味醇清香。它外形紧实，条索壮，颜色多为乌绿润带宝色；干茶香馥郁、老枞味。叶底大片有明显的"绿底红镶边"的特征，叶脉浮于叶面之上。挑选优质武夷水仙茶的口诀是："高扬兰花香，汤清透宝光。甘甜岩骨韵，活水荡柔肠。"

三 健脾润燥之秋日佳品——白毫银针

白毫银针简称银针，又叫白毫，属白茶类，是白茶中的珍品。白毫银针由福建省的汉族茶农创制于1889年，产地位于中国福建省的福鼎市和南平市政和县。由于鲜叶原料全部是茶芽，白毫银针制成成品茶后，形状似针，白毫密被，色白如银，因此命名为白毫银针。其针状成品茶，长三厘米许，整个茶芽为白毫覆被，银装素裹，熠熠闪光，令人赏心悦目。冲泡后香气清鲜，滋味醇和，杯中的景观也使人情趣横生。茶在杯中冲泡，即出现白云疑光闪，满盏浮花乳，芽芽挺立，蔚为奇观。

银针茶性温润，在华南被视为治疗养护麻疹患者的良药。白毫银针因产地和茶树品种不同，又分北路银针和南路银针两个品目。

北路银针：产于福建福鼎，茶树品种为福鼎大白茶（又名福鼎白毫）。外形优美，芽头壮实，毫毛厚密，富有光泽，汤色清澈，呈杏黄色，香气清淡，滋味醇和。福鼎大白茶原产于福鼎的太姥山，太姥山产茶历史悠久，有人分析，陆羽《茶经》中所载"永嘉县东三百里有白茶山"，就指的是福鼎太姥山。清代周亮工在《闽小记》中曾提到福鼎太姥山古时有"绿雪芽"名茶，今呼白毫。如此推来，福鼎大白茶品种和用其芽制成的白毫银针，历史相当久远。

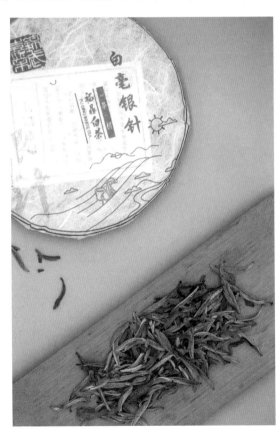

南路银针：产于福

建政和，茶树品种为政和大白茶。外形粗壮，芽长，毫毛略薄，光泽不如北路银针，但香气清鲜，滋味浓厚。政和大白茶原产于政和县铁山高仓山头，1910 年，政和县经营银针的茶行竟达数十家之多，畅销欧美，每担银针价值银圆三百多。当时政和大白茶的主产区包括铁山、稻香、东峰、林屯一带，家家户户制银针。当地流行一种"女儿不慕富豪家，只问茶叶和银针"的说法。

品饮白毫银针有祛湿润燥、静心安神、调理脾胃等功效。挑选优质新白毫银针的口诀是：银针白茶，风味独嘉。春芽肥硕，毫密光滑。汤色杏黄，毫香清雅。初品甘润，再品汗发。

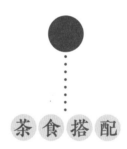

茶食搭配

一 核桃酥

白露正是核桃成熟的季节，此时的核桃肥嫩多汁，用来制成核桃酥，搭配岩茶品饮，既可补充糖分，减轻因过量品饮岩茶而引起的肠胃空虚感，又可补脑美容。

备料：低筋面粉 225 克，食用油 100 克，糖粉 80 克，盐 1 克，鸡蛋液 40 克，小苏打 2 克，核桃碎适量，芝麻适量。

做法：将食用油放入盆中，加入糖粉、盐搅拌均匀；加入鸡蛋液、低筋面粉、小苏打、核桃碎，将其捏成团；每个 20 克捏成小球，将搓好的小球按扁；最后刷蛋液，撒芝麻，放入烤箱 180℃烤 20 分钟左右即可。

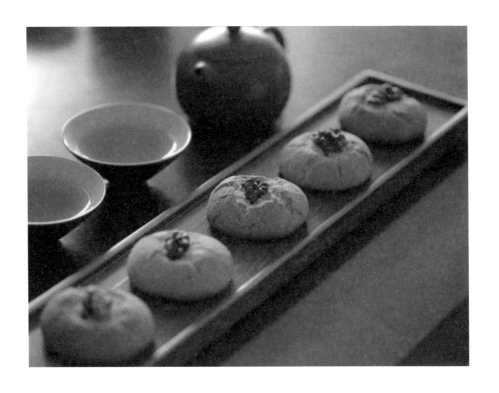

二　龙眼冻凉糕

民间有"白露必吃龙眼"的说法。特别是福州一带，传说在白露这一天吃龙眼有大补的奇效，吃一颗龙眼相当于吃一只鸡的营养。龙眼本身就有益气补脾、养血安神、润肤美容等多种功效，还可以治疗贫血，失眠、神经衰弱等疾病。龙眼还含有丰富的葡萄糖、蔗糖和蛋白质等，含铁量也比较高，可在提高热能、补充营养的同时促进血红蛋白再生，从而达到补血的效果。科学研究发现，龙眼肉除了对全身有补益作用外，对脑细胞特别有效，能增强记忆力，消除疲劳，经常吃龙眼，能够降低细胞癌变的概率，有使脸色红润，气血变佳的良好美容效果，它还能使头发变黑，是相当难得的美味与食疗效果兼备的水果。白露时节的龙眼个个颗大，核小，味甜，口感好。因此白露吃龙眼是再好不过的食物。龙眼冻凉糕做法如下。

备料：菱角粉 500 克，玉米粉 100 克，鲜奶 350 克，白糖 1250 克，猪油 25 克，清水适量，罐头龙眼一听。

做法：龙眼肉切粒备用，将清水与菱角粉、玉米粉混合过滤待用；将白糖放入清水锅中煮沸，过滤后放回锅中加龙眼肉继续煮沸；再将菱角粉玉米粉过滤后的汁、鲜奶、猪油放进锅中煮至起大泡时放入盆中，待其冷却后放入冰箱冷藏即可；食用时切成小块或用模具刻下即成。

三 果脯红薯糕

红薯具有抗癌功效，中医以它入药，红薯叶有提高免疫力、止血、降糖、解毒、防治夜盲症等保健功效。经常食用有预防便秘、保护视力的作用，还能保持皮肤细腻，延缓衰老。很多地方的人们认为白露期间应多吃红薯，认为吃红薯丝和红薯丝饭后就不会发生胃酸和胃胀，所以就有了在白露节吃红薯的习俗。果脯红薯糕做法如下。

备料：红薯 500 克，白糖 30 克，碱面粉 100 克，香味泡打粉适量，鸡蛋 30 个，山楂、葡萄干各 150 克，植物油 1000 克。

做法：红薯洗净放入锅内蒸 1 小时，取出后用刀压成泥晾干，鸡蛋打成蛋液待用；取白糖、香味泡打粉、蛋液、碱面粉与晾凉的红薯泥掺成薯皮待用；把山楂、红枣、葡萄干切碎成细粒制成果脯待用；将薯皮制成面团，再制成小剂子，擀成皮包入果脯馅，压成小饼，制成果脯红薯生胚；将植物油放入锅内，待油锅烧热时，将果脯红薯生胚文火炸至金黄色，即可捞出装盘。

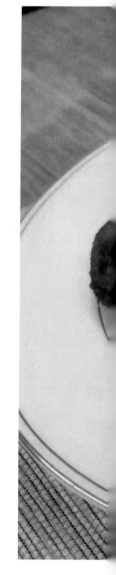

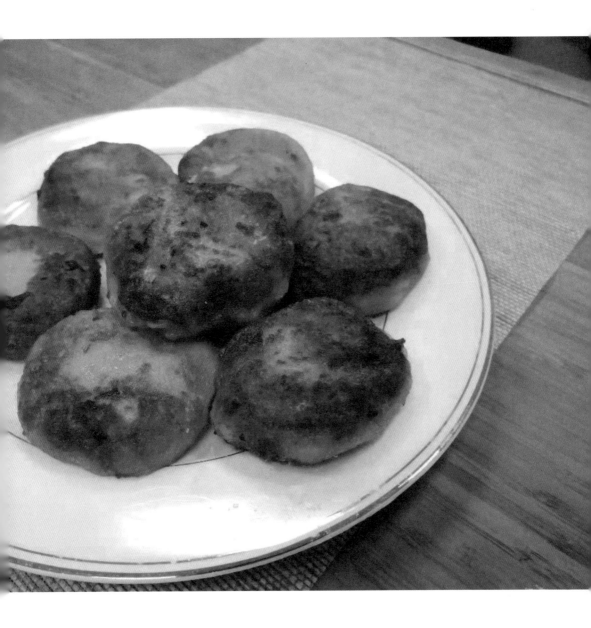

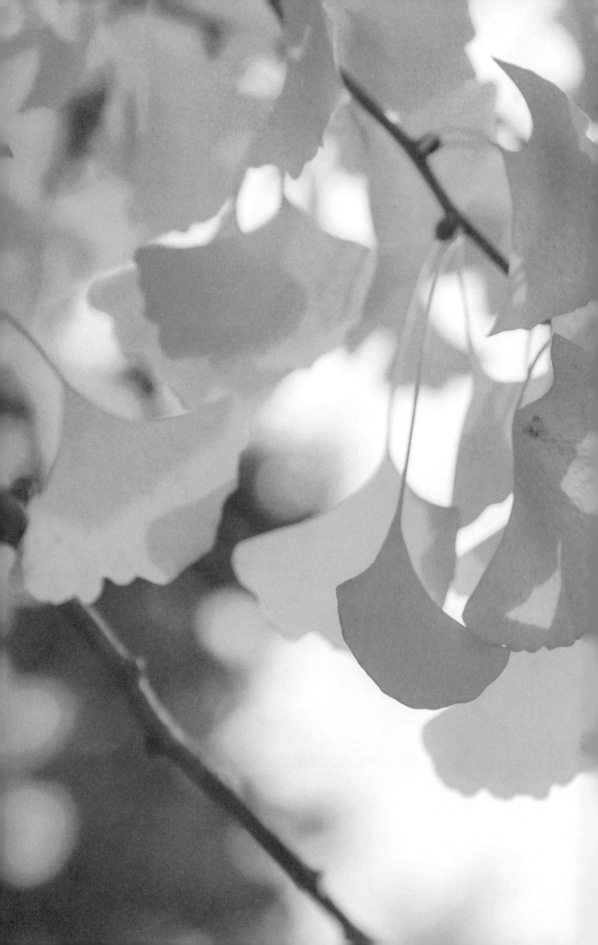

秋分
节气

　　"暮云收尽溢清寒，银汉无声转玉盘。此生此夜不长好，明月明年何处看。"秋分是二十四节气中的第十六个节气，时间一般始于每年的9月22或23日。南方的气候由这一节气起才始入秋。太阳在这一天到达黄经180°，直射地球赤道，因此这一天24小时昼夜均分，各12小时；全球无极昼和极夜现象。秋分之后，北极附近极夜范围渐大，南极附近极昼范围渐大。《月令七十二候集解》中记载："分者平也，此当九十日之半，故谓之分。"分就是半，这是秋季九十天的中分点。秋分与春分一样，都是古人最早确立的节气。按《春秋繁露·阴阳出入上下篇》中的记载："秋分者，阴阳相伴也，故昼夜均而寒暑平。""秋分"的意思有二：一是按我国古代以立春、立夏、立秋、立冬为四季开始，划分四季，秋分日居于秋季90天之中，平分了秋季。二是此时一天24小时昼夜均分，各12小时。此日同春分日一样，秋分日阳光几乎直射赤道。此日后，阳光直射位置南移，北半球昼短夜长。

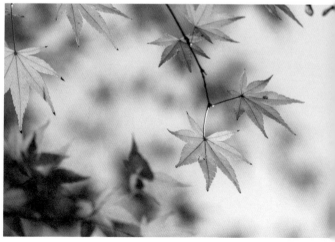

第一节　秋分节气的物候特点与节气保健

　　古代将秋分分为三候："一候雷始收声；二候蛰虫坯户；三候水始涸。"古人认为雷是因为阳气盛而发声，秋分后阴气开始旺盛，所以不再打雷了。由于天气变冷，蛰居的小虫开始藏入穴中，并且用细土将洞口封起来以防寒气侵入。"水始涸"是说此时降雨量开始减少，由于天气干燥，水汽蒸发快，所以湖泊与河流中的水量变少，一些沼泽及水洼处便处于干涸之中。

　　秋分曾是传统的祭月节。如古有"春祭日，秋祭月"之说。现在的中秋节则是由传统的祭月节演变而来。据考证，最初祭月节是定在秋分这一天，不过由于这一天在农历八月里的日子每年不同，不一定都有圆月。而祭月无月则是大煞风景的。所以后来就将祭月节由秋分调至中秋。

　　据史书记载，早在周朝，古代帝王就有春分祭日，夏至祭地，秋分祭月，冬至祭天的习俗。其祭祀的场所称为日坛、地坛、月坛、天坛。分设在东、南、西、北四个方向。北京的月坛就是明清皇帝祭月的地方。《礼记》载："天子春朝日，秋夕月。朝日之朝，夕月之夕。"这里的夕月之夕，指的正是夜晚祭祀月亮。这种风俗不仅为宫廷及上层贵族所奉行，随着社会的发展，也逐渐影响到民间。

秋分时节，饮食上要特别注意预防秋燥。秋分的"燥"不同于白露的"燥"。秋分的燥是凉燥，白露的燥是温燥，饮食上要注意多吃一些清润、温润为主的食物，比如：芝麻、核桃、糯米等。秋天上市的果蔬品种花色多样，像藕、荸荠、甘蔗、秋梨、柑橘、山楂、苹果、葡萄、百合、银耳、柿子等，都是润燥佳品。

秋分之际，还可适当多吃一些辛味、酸味、甘润或具有降肺气功效的果蔬，特别是白萝卜、胡萝卜。值得提醒的是，秋分后寒凉气日渐浓郁，如果本身脾胃不好，经常腹泻，水果吃多了也可能诱发或加重疾病。

预防秋燥方面，对运动者来说，每次锻炼后应多吃一些滋阴、润肺、补液、生津的食物，比如梨、芝麻、银耳等。若出汗较多，还可适量补充一些盐水，补充时以"少量多次缓饮"为准则。秋分药膳还要善用百合，像百合莲子羹、银耳百合羹等，都是不错的选择。除饮食外，还要记得给皮肤做些保养，以防皮肤干裂。

悲秋是一种心理疾病，根据现代医学理论，它其实是一种源自身体的精神卫生问题，倘若放任不管，将导致心情长期压抑，进而引发其他更为严重的心理疾病。根据现代医学分析，人类社会虽然与自然界呈一种对立状态，但人始终保持着自然性，身体对温度的变化极度敏感。立秋之后，人体感知到气温降低，内心深处与生俱来的对寒冷的恐惧浮上意识表层，如果再加上些体燥的不适感，人的心情肯定会变得糟糕。又因为秋凉之后，目睹自然界满目萧索，本就有些糟糕的心情会转换成迟暮、悲伤的情绪。它可以从生理、心理两个方面来解决。

首先，悲秋的主要原因是人体对气温变化的不适应，即遭遇了体燥的困扰。只要解决体燥，悲秋就好了一大半。去体燥的方法很简单，可以通过大量喝水来解决，如果一天对清水的摄入量为体重的 7% ～ 8%，加速体内新陈代谢，体燥症状定会大大减轻。为了帮助读者们在秋分时节更好地补充水分，祛除秋燥。我们在这里向大家推荐三款既具高香又兼茶韵的乌龙茶名品。

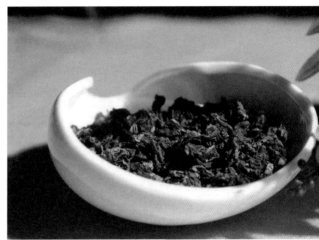

第二节　秋分节气养生茶品选择与茶点搭配

一　养胃醒神的岁月之味——陈年铁观音茶

2010 年左右，我去福建安溪某茶厂访友，白天做了一整天的审评工作，觉得很疲累，没想到晚上吃过饭后，朋友非要我尝一尝他珍藏的铁观音，我不由得苦笑，婉拒说，白天在你厂里喝了那么多铁观音，我怕晚上再喝就会失眠，而且今天胃不大舒服，改天再喝吧！朋友却说此铁观音非彼铁观音，是最近很流行的陈年铁观音，我珍藏了十几年口感柔和，不会影响睡眠，而且还有暖胃的效果，你试试看。当我看到干茶外形时，发现其色泽就与铁观音茶迥然不同。其色泽不同于新观音的砂绿，而是呈现出一种乌润的褐色，很是油亮。干茶本身闻起来有一种清香的甘草味道，洗过第一道茶后，叶底还是很紧实成团，细闻有一种淡淡的类似于岩茶的味道，但又兼具铁观音的清香，只是那种清香不是很明显。开汤以后，七、八泡之内颜色不变，整个茶汤呈现出深褐泛黄的亮彩，茶汁浓稠且透亮，茶汤入口，先是有一丝如炭焙橄榄般的香气，随之马上能体验到铁观音的兰香，回甘迅速，满口生津，茶汤落到胃里暖烘烘的，我不由眼前一亮，忙问朋友，这是哪一季茶菁做的铁观音？朋友告诉我一般用来做陈年铁观音的茶菁都会选择铁观音秋茶。因为秋茶最大的特点是香高耐泡，且不苦不涩。经年陈放还可保持铁观音自身的兰花香。

与陈年普洱不同的是，陈年铁观音的陈放更为讲究，要经常拿出来焙火，焙火间隔要根据干茶的返青程度而定，一般要间隔一两年就焙一次火，每次茶师要用碳熔方式细火慢焙 30 ~ 60 小时，而后包装保存于瓦缸中。虽然喝陈年铁观音是最近两年才兴起的，但据安溪当地人讲，用瓦罐储藏铁观音经年陈放当作药茶在当地已有一、二百年的历史。陈年铁观音除兼具新铁观音的药用外，还有治感冒，治消化不良，降压降脂、防治糖尿病等效用。陈年铁观音一般在十年以上，二十年以上更佳。为了帮助各位茶友挑到高品质的陈年铁观音，我们将其品质特点编成以下口诀："干茶紧实重似铁，色泽乌润油光显。汤色红亮泛宝光，陈韵碳香柔且甜"。

二 香飘武夷的名枞奇种——武夷肉桂茶

如果有人问你最香的武夷岩茶是哪个品种，我想百分之九十的人都会不假思索地回答：肉桂。近年来，肉桂岩茶以其独特的香气深受岩茶发烧友们的追捧。由于良好的市场反应，目前在武夷山地区，此茶也是种植面积最广的茶树。武夷肉桂茶在新中国成立前就被列为武夷十大名枞之一，其殊香雅韵，冠于其他名枞。20 世纪 60 年代初，肉桂茶树由崇安县（即今武夷山市）茶科所自水帘洞引种于武夷天游，至 80 年代后期，肉桂茶园已遍布武夷山的三仰峰、马头岩、天游、双狮戏球、晒布岩、响声岩、百花庄、竹窠、九龙窠等岩峰，九曲溪畔也有种植。

由于武夷肉桂的香气滋味似桂皮香，所以在习惯上称肉桂。肉桂的香气相当奇异，事实上，武夷山茶农之所以将其命名为肉桂，是因为此茶的叶片和香气类似于武夷山中一种名为玉桂的桂科树。此树叶状如鸡卵，叶尖细长，叶肉肥厚，纵脉明显，蜡质感强。有一股浓郁的清香。不过细辨之下，还是可以发现肉桂的香型与玉桂叶香型的区别。玉桂的香是一种甜香，而肉桂的香是一种辛香。一些专家将其形容为桂皮香或者姜母香。除此，我还觉得有一点菖蒲香。

肉桂的香不仅奇特，而且极为高锐。冲泡后细细闻之，便会感到热气氤氲中那股奇香，缕缕不绝，游丝般地直往脑门顶里钻，不觉使人精神为之一振。有的极品肉桂，每一道汤水的香型都有变化，相当迷人。

目前武夷山市场上的肉桂成品茶，有浓香型和清香型两种。浓香型即是传统型，重发酵，足火烘焙。干茶外观色泽较深较黑，冲泡后的茶汤金黄带红，有淡淡的糖味，香气沉郁持久。清香型则在传统工艺上进行一些改进，突出了肉桂的香气。冲泡后茶汤颜色淡黄，香气纯粹。

肉桂除了具有岩茶的滋味特色外，肉桂的桂皮香明显，佳者带乳味，香气久泡犹存，冲泡七、八次仍有余香，入口醇厚回甘，咽后齿颊留香，汤色橙黄清澈，叶底匀亮，呈淡绿底红镶边，冲泡六、七次仍有岩韵和肉桂香。秋分时节饮用肉桂茶，可提神醒脑，滋阴润肺，清脂瘦身。挑选优质肉桂茶的口诀是：干茶紧结色润泽，汤色橙黄且清澈。肉桂浓香兼岩韵，滋阴生津去秋渴。

三 天然奶茶——奶香金萱

近两年奶茶店如雨后春笋不断涌现，很多年轻人说就喜欢茶中的那种牛奶清香，其实在乌龙茶中有一种天然有奶香的茶品，叫作奶香金萱，就是专业人士所说的台茶 12 号。金萱茶为茶树品种名称，主要产地在南投及嘉义县阿里山乡境内，是台湾茶叶改良场经过四十多年的培育，1980 年代成功培育排列第十二号的新品种，奶香金萱乌龙茶树的父本是硬枝红心，母本是台农八号。其滋味具有明显的牛奶香或桂花香，现已成为清心乌龙之后的台湾第二大树种。

台茶 12 号由台湾茶叶之父吴振铎培育而成，为了纪念其祖母，吴振铎将此茶以祖母之闺名命名为金萱茶，树型横张，叶厚呈椭圆形，叶色浓绿富光泽，幼苗绿中带紫，密生茸毛，适合制造乌龙茶。由于其只生长在 1000～1600 米的高山，因此被视为台湾高山茶中的佳品。其突出的香型深受广大女性朋友喜爱，挑选正宗奶香金萱乌龙茶的口诀：干茶翠绿惹人爱，汤色蜜绿泛光彩。清爽细腻耐久泡，香高味甜似牛奶。

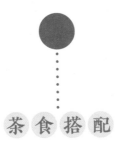

茶 食 搭 配

一 像生核桃

秋分时节是核桃上市的时候，且不说核桃果丰富的营养及神奇的药用价值，单是那鲜嫩的口感就使人们垂涎。明清两代，宫廷一直都有秋分尝新核桃的风俗，我们今天为大家介绍一道明清宫廷点心——像生核桃。其做法如下。

备料：低筋粉 375 克，高筋粉 125 克，猪油 175 克，核桃仁、糖粉、盐、猪板油、可可粉、葱末各适量。

做法：将核桃仁炒熟碾碎加糖粉、盐、葱末、猪板油拌成馅心；取 125 克低筋粉、高筋粉、可可粉、50 克猪油用沸水揉成水油面团；另取 250 克低筋粉、可可粉掺入猪油揉成油酥面；将水油面和油酥面分别摘成小包酥，捏成酥皮，包入馅心，搓成圆球，夹出中间有桃纹，两侧有纹路的形态，放入烤炉 15 分钟即可。

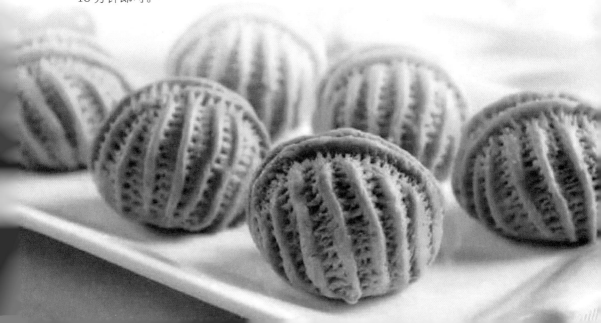

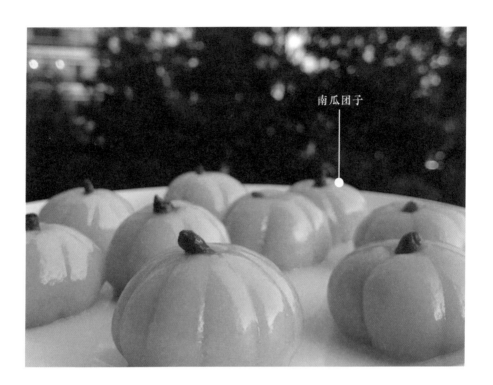

南瓜团子

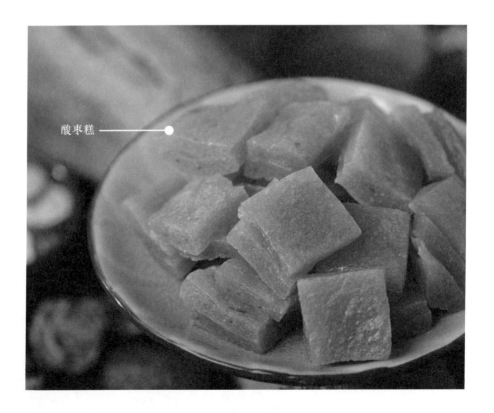

酸枣糕

二 南瓜团子

南瓜团子是 20 世纪 40 年代创制出的上海著名的糕团点心，大多秋冬时节食用。软糯甜香，南瓜味浓郁。其做法如下：

备料：镶粉 2500 克，猪油豆沙馅 1750 克，南瓜 1000 克，芝麻油少许。

制作步骤：①将南瓜去皮洗净，切片蒸熟待用；②取镶粉约 1000 克制成熟芡，与南瓜和剩余的镶粉擦透，搓条后分成 50 份，每份包入豆沙馅 25 克，收口捏紧，口向下放置；③生坯入笼蒸熟，出笼时涂上芝麻油即成。

三 酸枣糕

酸枣糕是武夷山地区的传统小吃，秋分前后，正是酸枣收获的季节，酸枣有降低血压、开胃健脾、生津止渴、消食止滞、防病抗衰老、养颜益寿等功效。武夷山的茶农们素喜在此时将坠落于山间的酸枣收集起来，制成酸甜可口的酸枣糕，配伍岩茶，其做法如下。

备料：酸枣 1 千克以上，辣椒、紫苏叶、白糖、食盐各适量。

做法：新鲜的酸枣洗净，放入开水中煮 10 分钟左右，冷却备用；将冷却好的酸枣放入盆内，捣烂、去核；新鲜紫苏叶洗净，晾干后切碎（若不喜欢太酸的朋友，可以多加一些紫苏叶）；新鲜的红辣椒洗净晾干后与紫苏叶并处理好的酸枣肉一起剁碎，再根据自己的口味加入适量的盐和白糖搅拌均匀。把酸枣肉均匀的平铺在铺有保鲜膜的木板上，搬到太阳下晒 4 ~ 7 天，其间要翻边，让两边都晒得没有水分即可食用。

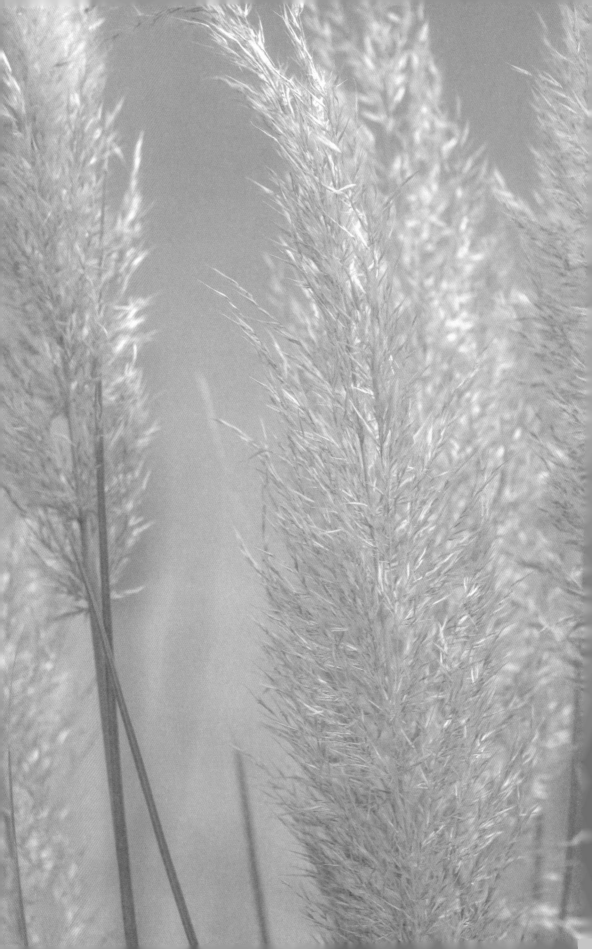

寒露节气

"秋丛绕舍似陶家，遍绕篱边日渐斜。不是花中偏爱菊，此花开尽更无花。"

寒露是二十四节气中的第十七个节气，是干支历酉月的结束以及戌月的起始。时间始于公历每年 10 月 8 日或 9 日，此时太阳到达黄经195°。《月令七十二候集解》说："九月节，露气寒冷，将凝结也。"寒露的意思是气温比白露时更低，地面的露水更冷，快要凝结成霜了。寒露时节，南岭以北（包括南岭）的广大地区均已进入秋季，东北和西北地区已进入或即将进入冬季。

寒露这一天，北京地区白昼时长已缩短至 11 小时 29 分钟，正午太阳高度已降低至 44°09′。寒露过后，太阳高度继续降低，气温逐渐下降。白露、寒露、霜降都是表示水汽凝结现象的节气，而寒露是气候从凉爽到寒冷的过渡。夜晚仰望星空会发现星空换季，代表盛夏的"大火星"（天蝎座的心宿二星）已西沉，我们可以隐约听到冬天的脚步声了。

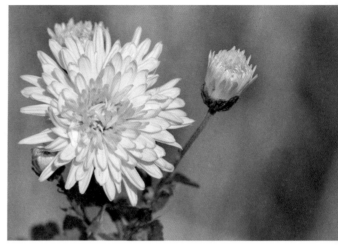

第一节　寒露节气的物候特点与节气保健

我国古代将寒露分为三候："一候鸿雁来宾；二候雀入大水为蛤；三候菊有黄华。""宾"指宾客。古人认为"先到为主，后至为宾"，鸿雁南归有先有后，白露时南归的鸿雁已经成为主人，它们用主人的身份把寒露时节南归的鸿雁作为宾客对待；深秋天寒，雀鸟都不见了，古人看到海边突然出现很多蛤蜊，并且发现这些贝壳的条纹及颜色与雀鸟很相似，所以便以为它们是由雀鸟变成的；寒露时节，黄色的菊花已普遍绽放，古时文人墨客于此时食蟹赏菊，更是成为当时秋季的一件美事。

至于鸟雀入大海化为蛤蜊，这是飞物化为潜物，今人可以批评古人无知或迷信，但古人对物候的观察和用心并无错误。借古人在"伯乐相马"故事中的辩护，真正高明的相马者不关心马的皮毛外貌，而重在内在的精神。那么，古人对物候的观察出现"知识性的错误"并非他们无知，他们知道如何把握并记忆季候的本质。阳气十足的雀化为蛤，说明天地间的阴气重了。而草木皆因阳气开花，独有菊花因阴气而绽放，菊有黄华，其色正应晚秋土旺之色，说明天地间的阴盛阳衰。由于寒露的到来，气候由热转寒，阳气渐退，阴气渐生，人体的生理活动也要适应自然界的变化，以确保体内的阴阳平衡。人们此时反而外出极多，活动极多。这是一种过度现象，似乎人类领悟到大自然的启示，在此享用一年最后的繁华，展现最后的力量。

自古秋为金秋也，肺在五行中属金，故肺气与金秋之气相应。"金秋之时，燥气当令"，此时燥邪之气易侵犯人体而耗伤肺之阴精，如果调养不当，人体会出现咽干、鼻燥、皮肤干燥等一系列的秋燥症状。所以暮秋时节的饮食调养应以滋阴润燥为宜。古人云："秋之燥，宜食麻以润燥"。

寒露饮食养生应在平衡饮食五味基础上，根据个人的具体情况，适当多食甘、淡、滋润的食品，既可补脾胃，又能养肺润肠，可防治咽干口燥等症。蔬菜有胡萝卜、冬瓜、藕、银耳及豆类、菌类、海带、紫菜等。早餐应吃温食，最好喝热药粥，因为粳米、糯米均有极好的健脾胃，补中气的作用，像甘蔗粥、玉竹粥、沙参粥、生地粥、黄精粥等。中老年人和慢性病患者应多吃些红枣、莲子、山药、鸭、鱼、肉等食品。在这里我们向大家介绍三款能滋阴润燥，补水润肺的茶品。

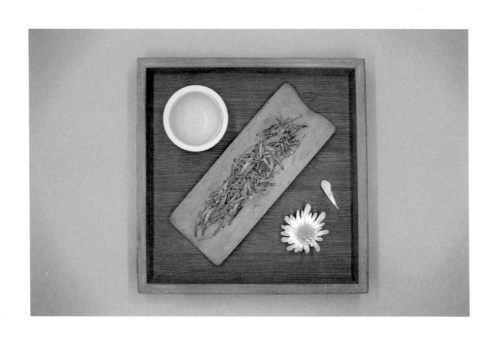

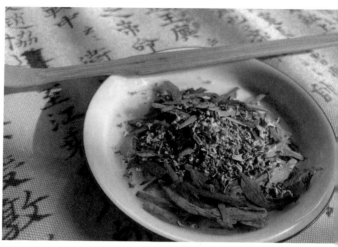

第二节　寒露节气养生茶品选择与茶点搭配

一　花饮茶香，两全其美——桂花龙井茶

明朝刘士亨在《谢璘上人惠桂花茶》中提道："金粟金芽出焙篝，鹤边小试兔丝瓯，叶含雷信三春雨，花带天香八月秋。味美绝胜阳羡产，神清如在广寒游，玉川句好无才续，我欲逃禅问赵州。"

桂花龙井茶，由誉满天下的绿茶之王——西湖龙井与代表杭州城市形象的桂花窨制而成。这一春一秋，历经半年之久才有一次完美的邂逅。集茶味与花香为一体，茶引花香，花益茶味，两美兼备，相得益彰。丹桂飘香时，一盏桂花龙井茶，不仅代表一个城市独具特色的人文景观、文化底蕴、精神风貌，更体现了人与自然的和谐统一。它承载的不仅是城市的历史，更寄托了人们的精神向往。桂花龙井以浙江杭州所产最有名。因茶胚采用西湖龙井，桂花又被列为杭州的市花，两者通过茶叶加工工艺中窨花工艺制作而成。品饮桂花龙井茶，既有浓郁爽口的茶味，又有鲜灵芬芳的花香，一杯茶在手，但觉花香袭人，甘芳满口，令人心旷神怡。桂花龙井的原料如下：

1. 茶胚

选精制的西湖龙井茶作为原料，多以清明过后至谷雨前制作的西湖龙井为最佳。

2. 桂花

以桂花盛开时采摘的鲜花为主。花开不能太早，也不能太晚，以花刚盛开为宜。雨水花及带有露水的花不能采。

3. 加工工艺——窨制

①原料配比：一般按 300 克精制茶坯配用鲜桂花 100 克，可视花茶的档次适当增减。

②茶坯窨花：首先在洁净的竹垫或白布上铺放一层茶坯，然后按原料配比量均匀加放一层桂花。照此 一层茶一层花重复铺成堆，顶层以茶坯覆盖堆窨。若室内温度低于 20℃时，用白布罩盖茶堆保持温度稳定，促使鲜花正常吐香。

③通花散热：通花就是将茶堆扒开晾凉。当茶坯吸香 2 ~ 3 小时、茶堆温度上升到 40℃时，要及时扒开茶堆，上下翻动 1 次，让其散热。当茶堆降温至 30℃以下时，须收拢成堆进行第 2 次窨花，使茶坯均匀吸香。

④筛除花渣：待桂花成萎蔫状态，花朵变成紫红色，手摸茶坯柔软而不粘手时，就应结束窨花。扒开茶堆，将花渣筛去，晾干后可配入茶中。

⑤复烘干燥：茶坯在窨花吸香时，也吸收了大量水分，含水量高达 15%，要尽快复烘干燥，使含水量降至 5% 左右，以免霉变。

⑥包装贮藏：烘干后即成桂花茶，自然冷却 24 小时，按重量规格用精致纸袋和复合膜袋密封包装好。

国庆期间正是丹桂飘香之时，与家人一起动手窨制一款桂花龙井，在亲朋团聚之时献给宾客，这不仅仅是一种高雅的生活情趣，也是一份对健康生活的希望。寒露时节，品饮桂花龙井，有止咳润肺、清肝明目、预防上呼吸道感染的功效。挑选优质桂花龙井茶的口诀如下：干茶黄绿，扁平光滑。汤色绿黄，中飘金花。桂花甜香，龙井韵发。止渴化痰，生津柔滑。

二　岁月的味道——陈韵熟茶

很多喜好普洱生茶的朋友不太理解为什么有人会收藏陈年普洱熟茶，认为经过渥堆发酵的熟茶即便是陈年存放，在口感上也不会有太大的变化，但作为一名茶道教师，我却认为陈年普洱熟茶的魅力在于茶汤越放越清澈，普洱熟茶的陈放过程很像人生，大多数人在年轻的时候朝气蓬勃，斗志盎然，所以不免有些急功近利，鲁莽冒进，容易被事情的表面迷惑，看不清事态的本质，随着岁月的沉淀，当芳华尽去、两鬓斑白时，由于尝尽人间百味，历尽世间沧桑所以变得慈祥宽容，温柔和缓，具有穿透人心的洞察力，这就是岁月的力量。所以我想喜欢收藏陈年普洱熟茶的朋友品味的不仅是茶汤，还是过往的岁月。

陈韵熟茶精选自版纳茶区百年树龄的大树茶春料，沿用传统熟茶发酵技艺，存料数年后压制而成。条索粗壮油润，干茶闻之有浓厚的陈香与糯香，茶汤中茶红素与茶褐素交融，使其汤色红浓艳丽，香气特殊，陈香中兼有糯香、木香，滋味醇厚，拥有熟茶中少有的陈香味，入口甜滑等特点。为养胃暖胃之佳品。

有研究认为，普洱茶之所以有陈香是由于初制日晒和渥堆微生物的作用，茶叶中脂肪酸、胡萝卜素氧化降解，使某些醛类物质和沉香醇氧化物增加的结果。

普洱茶以发酵顺序不同，分为生茶和熟茶两种。普洱熟茶，是以云南大叶种晒青毛茶为原料，经过渥堆发酵等工艺加工而成的茶。其色泽褐红，滋味纯和，具有独特的陈香。

普洱熟茶茶性温和，有养胃、护胃、暖胃、降血脂、减肥等保健功能。挑选普洱熟茶的四大要诀是：清、纯、正、气。第一是嗅茶味要清，不论普洱茶品的生熟、新旧、好坏、形状、价格，首先要闻茶。普洱茶在陈化发酵后，一定会有陈年老味，但不应该有霉味产生，有霉味代表陈放空间受潮或过于潮湿，不通风所致。所谓陈而不霉，陈年的老味会在泡茶时随热气散去，而霉味是因茶质变坏，由内到外受潮而发霉所散发出来的味道。其次是辨色要纯，茶品未

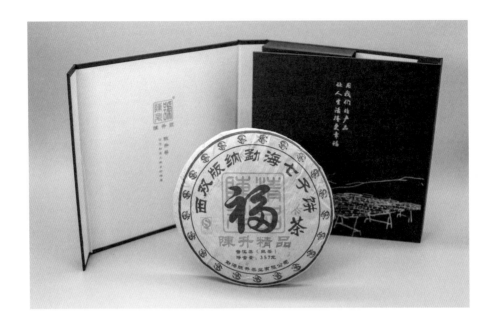

冲泡前，先闻闻看是不是清味（没有异味或臭味），然后再泡泡看，当普洱茶在正常环境下存放，就算放三十年或五十年，甚至放一百年，茶的颜色（茶汤）绝对不会变黑或产生怪异味道。再次是品味正醇，普洱存放在干净通风、无异味的环境内，如此存放的茶甘醇，厚滑，滋味醇净。最后是茶汤入口气韵十足，一口茶汤下肚，茶中的气韵可使人体多巴胺兴奋，从而造成胃部温热，全身气脉通畅，并微微发汗的感觉，这就是老茶所谓的气韵，只有真正品味过老茶的朋友才能感觉到这种茶气在体内打通奇经八脉的感觉。挑选优质陈韵熟茶的口诀如下：干茶清新香不杂，汤色红亮厚醇滑。气韵陈香耐久泡，甜甘细润引汗发。

三　道家仙茶——白鸡冠

白鸡冠是所有岩茶中最具辨识度的一种茶，叶片是嫩黄色的，行走在茶山，你未必能一眼认出水仙，肉桂，大红袍的茶树，可一下子就能看到白鸡冠，即使隔着百米远，那抹嫩黄色依旧醒目。

白鸡冠是武夷山唯一的"道茶"，与道家渊源颇深。相传，白鸡冠是宋时止止庵主持、南派五祖之一的白玉蟾大师所培育，据说是止止庵道士静坐修道的辅助调气养生药茶。武夷山在道家眼里是三十六洞天的第十六洞天，白鸡冠正是以其独特的调气养生功效，成就了第十六洞天道茶之尊的地位，从而登上了四大名丛的金榜。白鸡冠是武夷山四大名丛之一，属无性系，灌木型中叶类，晚生种。在慧苑岩火焰峰下外鬼洞和武夷上公祠后山的茶树，芽叶奇特，叶色淡绿，绿中带白，芽儿弯弯又毛茸茸的，形态就像白锦鸡头上的鸡冠，故名白鸡冠。

白鸡冠茶叶颜色与众不同，它的叶子先由墨绿变成淡绿，由淡绿又变成乳白。到秋天，茶树枝头叶子会变成米黄，透含着一层淡白。枝干上深绿色的叶子中，镶着一条金黄色锯齿叶边，华丽美艳。

白鸡冠产量不高，而且种植面积少，栽培、制作都比较困难，所以白鸡冠的产量极低，因此能喝到白鸡冠茶也显得就更加珍贵。白鸡冠最大的特征就是叶白，清朝才子袁枚认为，武夷山顶之茶，以冲开色白者为上。

白鸡冠成茶外形紧结，色泽墨绿带黄，干茶有淡淡的药香，似凉茶的香气，而有特别悠长之感；大多数的岩茶叶色带褐色，白鸡冠却是在米黄中呈现出乳白色，带有茸毛。汤色橙黄明亮，清香扑鼻，清凉甘美，汤色相对其他的武夷岩茶较淡，不细看还真以为是花茶，适合初次接触岩茶的朋友品饮，无论是口感，还是香味都比较柔和，容易上口。没有其他岩茶那种强烈的刺激感，苦涩感；茶杆嚼起来也带有一股香甜，深受女茶客的喜爱。白鸡冠的香型十分特别，有特殊的药香，加上大自然森林中草地的气息，也有茶友形容为菌菇之味，鲜玉米味等。

暮秋时节品饮香高清爽的白鸡冠岩茶，不仅可以补水去渴、消食、化痰，其高锐的清香还有去忧解烦、平缓情绪的作用。挑选高品质白鸡冠的口诀是：干茶暗黄红点明，汤色橙黄透晶莹。活甘清香玉米甜，叶底泛白如玉凝。

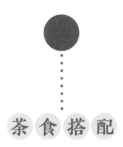

茶 食 搭 配

一 重阳糕

寒露节气中最重要的节日是重阳节。古人认为数字九是阳数之极，农历九月初九既为重阳，传说在此日让老人登高望远、吃重阳糕有延年益寿、高寿福长的寓意。其实在桂花飘香的深秋，登高望远排解心中的郁闷，自然可以益寿延年。今天我们教大家做一道重阳节的名小吃——重阳花糕，以它配伍香高气足的桂花龙井，有止渴平喘、调理脾胃的功效。

备料：糯米粉 1000 克，粳米粉 500 克，赤豆 250 克，白糖 1000 克，红绿果脯 100 克，红糖 50 克，豆油 25 克，料酒 50 克。

制作步骤：①先将红绿果脯切成丝，待用；②将赤豆、白糖(250 克)、豆油制成干豆沙备用；③将糯米粉、粳米粉掺和，取 150 克拌入红糖，加水 50 克左右，拌成糊状粉浆；④将其余的粉拌上白糖(750 克)，加水 250 克后，拌和拌透。取糕屉，铺上清洁湿布，放入 1/2 糕粉刮平，将豆沙均匀地撒在上面，再把剩下一半的糕粉铺在豆沙上面刮平，随即用旺火沸水蒸。待汽透出面粉时，把糊状粉浆均匀地铺在上面，洒上红、绿果脯丝，再继续蒸至糕熟，即可离火。将糕取出，用刀切成菱形糕状，另用彩纸制成小旗，插在糕面上即成。

二 芝麻酥

寒露时节，气温由凉爽转为寒冷。这个时节养生应养阴防燥、润肺益胃。民间有"寒露吃芝麻"的习俗。在北方地区，与芝麻有关的食品都成了寒露前后的抢手货，例如芝麻酥、芝麻绿豆糕、芝麻烧饼等时令小食品。

芝麻具有健脾胃，利小便，和五脏，助消化，化积滞，降血压，顺气和中，平喘止渴，抗衰老之功效，还可以治疗神经衰弱。今天我们就教大家做一道芝麻酥。

备料：黄油200克，低筋面粉320克，糖粉170克，全蛋一只（60克），黑白芝麻各40克。

做法：黄油和糖粉混合均匀（可以用电动打蛋器打发至羽毛状），分次加入蛋液，继续混合均匀，加入过筛的面粉和黑白芝麻，混合成团后，放置醒半小时，将面团擀成薄片，用模具压出饼胚，预热175℃的烤箱，放中层，烤10 ～ 15分钟装盘即可。

三 芝麻绿豆糕

备料：绿豆或绿豆蓉、白糖，色拉油、麻油、黑芝麻各适量。

做法：将提前半天洗净浸泡好的绿豆放入锅中煮烂（或直接用绿豆蓉）；厚锅底中倒入绿豆蓉和白糖翻炒均匀，分次加入色拉油和麻油，继续翻炒；绿豆蓉渐渐变干，将炒好的绿豆蓉分成25克一份的重量，包入少量的芝麻馅。放入模具按压成饼即可。

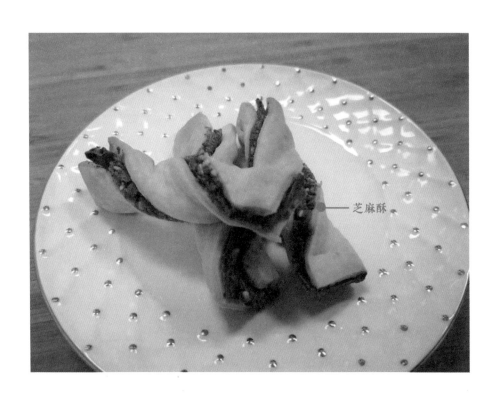

芝麻酥

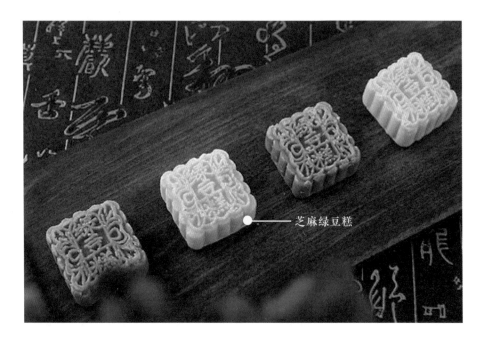

芝麻绿豆糕

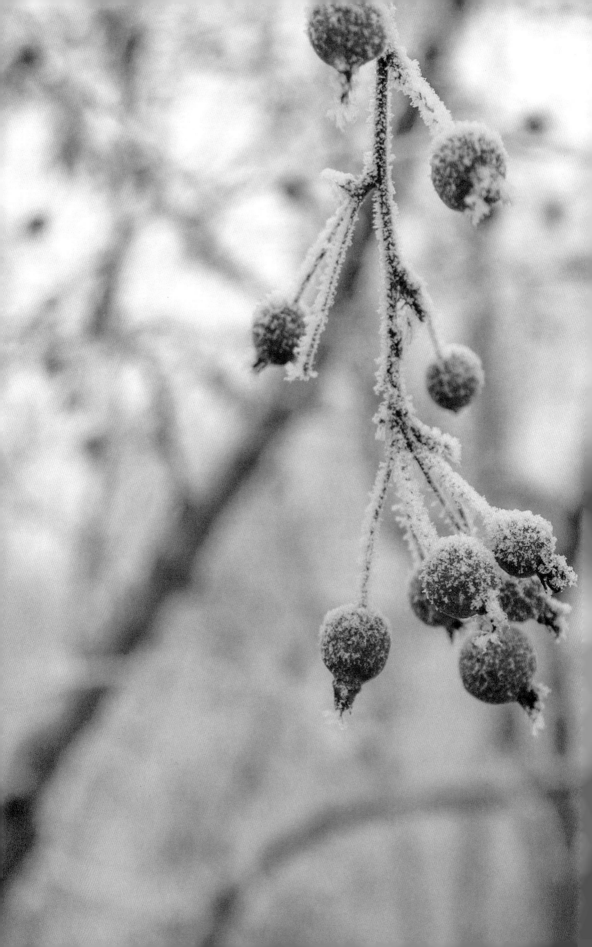

霜降节气

　　"远上寒山石径斜，白云深处有人家。停车坐爱枫林晚，霜叶红于二月花。"

　　霜降，是二十四节气之一，始于每年公历 10 月 23 日左右。《月令七十二候集解》中记载："九月中，气肃而凝，露结为霜矣！""霜降"有天气渐冷、初霜出现的意思，是秋季的最后一个节气，它意味着冬天的开始。霜降时节养生保健尤为重要，民间有谚语"一年补透透，不如补霜降"，足见这个节气对我们的影响。

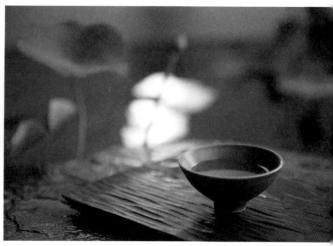

第一节　霜降节气的物候特点与节气保健

我国古代将霜降分为三候："一候豺乃祭兽；二候草木黄落；三候蛰虫咸俯。"豺狼开始捕获猎物，以兽而祭天报本也，方铺而祭秋金之义；霜降时节，万物生长速度减慢，落叶类植物的叶子变黄，一阵风吹过，叶子便落了下来，像一只只翩翩起舞的蝴蝶；蛰虫也蜷在洞中不动不食，垂下头来进入冬眠状态中。

古籍《二十四节气解》中说："气肃而霜降，阴始凝也。"可见"霜降"表示天气逐渐变冷，开始降霜。气象学上，一般把秋季出现的第一次霜叫作"早霜"或"初霜"，而把春季出现的最后一次霜称为"晚霜"或"终霜"。从终霜到初霜的间隔时期，就是无霜期。也有把早霜叫"菊花霜"的，因为此时菊花盛开，北宋大文学家苏轼有诗曰："千树扫作一番黄，只有芙蓉独自芳"。

霜降之时，在五行中属土，根据中医养生学的观点，在四季五补(春要升补、夏要清补、长夏要淡补、秋要平补、冬要温补)的相互关系上，此时与长夏同属土，所以应以淡补为原则，并且要补血气以养胃。饮食进补当依据食物的性味、归经加以区别。

饮食养生学侧重于根据食物的"性味归经"来调节人体阴阳，滋养五脏六腑和预防疾病。因此，在传统养生学中，食物也根据其"性味归经"而分为不同的类型。

霜降作为秋季的最后一个节气，此时天气渐凉，秋燥明显，燥易伤津。霜降养生首先要重视保暖，其次要防秋燥，运动量可适当加大。饮食调养方面，此时宜平补，要注意健脾养胃，调补肝肾，可多吃健脾养阴润燥的食物，玉蜀黍、萝卜、栗子、秋梨、百合、蜂蜜、淮山、奶白菜、牛肉、鸡肉、泥鳅等都不错。

中医专家指出，防秋燥，防秋郁，防寒是霜降期间的健康防护重点。秋燥表现为口干、唇干、咽干、便秘、皮肤干燥等。因此应多吃芝麻、蜂蜜、银耳、青菜、苹果、香蕉等滋阴润燥食物。晚秋时节的肃杀景象容易引人忧思，使人意志消沉、抑郁，应适当多吃高蛋白食物，如牛奶、鸡蛋、羊肉和豆类等，还要适当参加一些有益身心的娱乐活动，如歌舞、登山等集体活动。另外，这个季节不是人人适合"秋冻"。对抵抗力差的老年人，应及时关注天气，按时增减衣服，以免湿邪、寒邪入侵，导致生病。在这里我们介绍三款可以滋阴润燥、调节情绪适合霜降节气品饮的茶品。

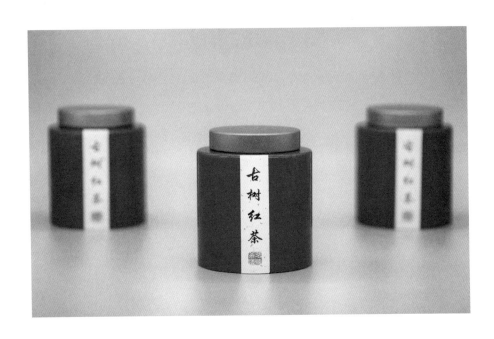

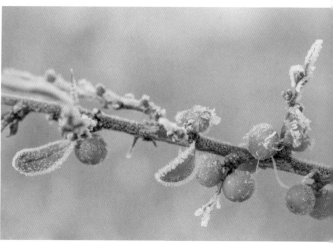

第二节　霜降节气养生茶品选择与茶点搭配

一　来自彩云之南的后起之秀——云南红茶

前两天给学生上工夫红茶精讲，在课堂上，我向同学们介绍了中国十八个产茶省香味各异的工夫红茶，并一一试喝，最后发现深受学生们喜爱的不是世界红茶的鼻祖正山小种，亦不是价格"高傲"的金骏眉，更不是享有世界三大高香红茶之誉的祁门红茶，而是来自彩云之南的后起之秀——云南滇红。大家都喜欢云南滇红那种红薯蜜般的香甜和大叶种红茶独具的清芬花香，这大概就是云南滇红虽出现时间晚，却独占工夫红茶半壁江山的原因吧！

云南红茶，简称滇红。滇红茶属大叶种类型的工夫茶，主产云南的临沧、保山、凤庆等地，是中国工夫红茶的后起之秀。

1937 年秋，冯绍裘和郑鹤春到云南实地观察并调查茶叶产销情况，觉得凤庆县的凤山有着很适合茶叶生长的自然条件，于是开始试制红茶，通过努力试制成功。一开始将其定名为云茶，后经富华公司卖到香港，为使其名号更为响亮，遂改名为滇红，从此云南滇红名声大噪。其以外形肥硕紧实，金毫显露和香高味浓的品质独树一帜。滇红工夫外形条索紧结，肥硕雄壮，干茶色泽乌润，金毫特显，内质汤色艳亮，香气鲜郁高长，滋味浓厚鲜爽，富有刺激性。叶底红匀嫩亮，国内独具一格，是举世欢迎的工夫红茶。

因采制时期不同，其品质具有季节性变化，一般春茶比夏、秋茶好。春茶条索肥硕，身骨重实，净度好，叶底嫩匀。夏茶正值雨季，芽叶生长快，节间长，虽芽毫显露，但净度较低，叶底稍显硬、杂。秋茶正处干凉季节，茶树生长代谢作用转弱，成茶身骨轻，净度低，嫩度不及春、夏茶。滇红工夫茸毫显露为其品质特点之一。其毫色可分淡黄、菊黄、金黄等类。凤庆、云县、昌宁等地工夫红茶，毫色多呈菊黄，勐海、普文等地工夫红茶，毫色多呈金黄。同一茶园春季采制的一般毫色较浅，多呈淡黄，夏茶毫色多呈菊黄，唯秋茶多呈金黄色。

滇红工夫内质香郁味浓。香气以滇西茶区的云县、凤庆、昌宁为好，尤其是云县部分地区所产的工夫茶，香气高长，且带有花香。滇南茶区工夫茶滋味浓厚，刺激性较强，滇西茶区工夫茶滋味醇厚，刺激性稍弱，但回味鲜爽。挑选优质滇红功夫的口诀是：干茶乌状毫金黄，开汤红艳薯蜜香。内质丰富耐冲泡，叶底肥嫩醉群芳。

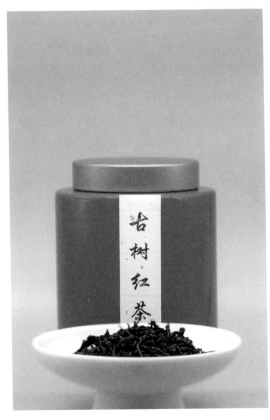

二 开汤金黄甜似桃——黄金桂乌龙茶

黄金桂乌龙茶原产于安溪虎邱罗岩村，是乌龙茶中风格有别于铁观音的又一极品。黄金桂是以棪（也称黄旦）品种茶树嫩梢制成，因其汤色金黄有奇香似桂花香，故名黄金桂。在现有乌龙茶品种中是发芽最早的一种，制成的乌龙茶，香气特别高，所以在产区被称为"清明茶""透天香"，有"一早二奇"之誉。早，是指萌芽早，采制早，上市早。奇，是指干茶的外形细、匀、黄，茶叶条索细长匀称，色泽黄绿光亮。内质有"未尝清甘味，先闻透天香"的说法。黄旦植株小乔木型，中叶类，早芽种，树姿半开展，分枝较密，节间较短，叶片较薄，叶面略卷，叶齿深而较锐，叶色黄绿具光泽，发芽率高，能开花，结实少。一年生长期8个月。适应性广，抗病虫能力较强，单产较高。适制乌龙茶，也适制红、绿茶。制乌龙茶，香奇味佳，水色金黄，叶底黄亮，独具一格。

黄金桂的品质特征是：条索紧细，色泽润亮，香气幽雅鲜爽，带桂花香型，滋味纯细甘鲜，汤色金黄明亮，叶底中央黄绿，边沿朱红，柔软明亮。

外形：条索细长尖梭且较松，体态较飘，不沉重，叶梗细小，色泽呈黄楠色、翠黄色或黄绿色，有光泽。有"黄、薄、细"之称。

内质：汤色金黄明亮或浅黄明澈，香气特高，芬芳优雅，常带有水蜜桃或者梨香，滋味醇细鲜爽，有回甘，适口提神，素有"香、奇、鲜"之说。

叶底：黄绿色，叶片先端稍突，呈狭长形，主脉浮现，叶片较薄，叶缘锯齿较浅。最核心特征：干茶比较轻。传统黄金桂的茶汤有水蜜桃香味。挑选优质黄金桂乌龙茶的口诀是：干茶圆润叶质薄，开汤金黄香似桃。入口轻柔且甜润，叶底舒展色金黄。

三 罗汉降世救苦救难——铁罗汉

铁罗汉是武夷山四大名丛之一。关于它的由来众说纷纭，其中传播最为广泛的有两则：传说一，武夷山慧苑寺一僧人叫积慧，专长茶叶采制技艺，他所采制的茶叶清香扑鼻、醇厚甘爽，啜入口中，神清目朗，寺庙四邻八方的人都喜欢喝他所制的茶叶。他长得黝黑健壮，身体彪大魁梧，像一尊罗汉，乡亲们都称他"铁罗汉"。有一天,他在蜂窠坑的岩壁隙间发现一棵茶树,那树冠高大挺拔,枝条粗壮,呈灰黄色,芽叶毛茸茸,又柔软如绵,并散发出一股诱人的清香气。他采下嫩叶带回寺中制成岩茶,请四邻乡亲一起品茶,喝过后感觉神清气爽。大家问:"这茶叫什么名字?"他答不上来,只好把经过讲出来。大家听了之后,认为茶树是他发现的,茶是他制的,此茶就叫"铁罗汉"吧!

传说二,历史上闽南惠安县有个叫施大成的商人开了个施集泉茶店,在19世纪中叶经营武夷岩茶,以"铁罗汉"最为有名。在1890年至1931年前后惠安县发生两次时疫,患者用施集泉的铁罗汉后得以痊愈,因其有如罗汉菩萨救人济世,故得名。

这两则传说的真实性已不可考。但从中可以看出作为一款岩茶,铁罗汉的药用是显而易见的,铁罗汉的功效突出于其他岩茶,具有提神解乏、除脂解腻、促进消化、预防龋齿、去除口臭、利尿排毒等功效。

关于铁罗汉母树原产地,一说在内鬼洞,一说在竹窠,其实这两个山场都是出产岩茶的好山场,自然界一直遵循着适者生存、物竞天择的法则,或许铁罗汉只有生长在好环境才有更完美的表现。据清代郭柏苍《闽产录异》里记载:铁罗汉为宋树名,早于大红袍,是最早的武夷名丛之一。

铁罗汉的口感很难用文字来表达诠释,其给人的感觉是很大气、暗香悠幽,带有花果香味。铁罗汉滋味醇厚,给人茶气暗涌之感,喉韵中香味、甜味和丛味并具,且耐泡。其均衡性及综合品质不比大红袍逊色,很多人喜欢用霸气来形容铁罗汉的口感,但是这种霸气必须来自好底子,故有"醇厚不过水仙,霸道不过铁罗汉"之说。

铁罗汉茶树生育能力较强,发芽较密,持嫩性较强,抗寒性与抗旱性强,扦插繁殖力强,成活率很高,现武夷山有大面积的栽培种植,春茶适采期在四月尾。制乌龙茶,品质优,色泽绿褐润,香气浓郁悠长,滋味醇厚甘爽,岩韵显。铁罗汉成品特征:外形条索粗壮紧结,色泽绿褐油润,香气馥郁,有兰花及果香,香幽而持久,岩韵特征明显。冲泡后观其汤色明亮橙黄,叶片红绿相间。挑选铁罗汉茶的口诀是:干茶乌绿叶紧卷,汤色橙黄兰花鲜。入口霸气回味甜。叶底绿叶红镶边。

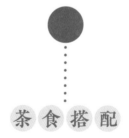

茶 食 搭 配

一 笋干豆

备料：黄豆适量，笋干适量，红糖适量，橄榄油适量，酱油适量，盐适量。

做法：黄豆和笋干浸泡一夜，让其吸足水分。冲洗后，笋干切碎丁，与黄豆一起放入炒锅，加红糖。再放适量水，没过黄豆。煮开五分钟后放适量橄榄油和酱油，盖上锅盖继续小火焖煮二十分钟。放适量盐，大火收汁。做好后放入冰箱，吃饭喝粥都可以吃点。

笋干豆是浙江杭州的传统小吃，其滋味咸甜适口，风味独家，是配伍浓香型乌龙茶的最佳茶食。大豆中丰富的植物蛋白自不必说，笋干也是富含植物蛋白、纤维素以及多种微量元素的减肥食品，秋日食用笋干豆可起到疏通肠胃，减脂美容，防治便秘的作用。

二 香蕉酥

香蕉是润肠防燥的圣品，秋日多食香蕉有润泽肌肤，防治便秘的功效，以其为原料制成的香蕉酥可补充糖分，缓解由于过量饮用乌龙茶而引起的低血糖现象，其做法如下：

香蕉、燕麦、玉米淀粉适量，鸡蛋1个。

做法：将香蕉切块；打鸡蛋液；把香蕉块裹上淀粉，滚鸡蛋液，混上燕麦和黑芝麻；下油锅炸；沥干油即可食用。

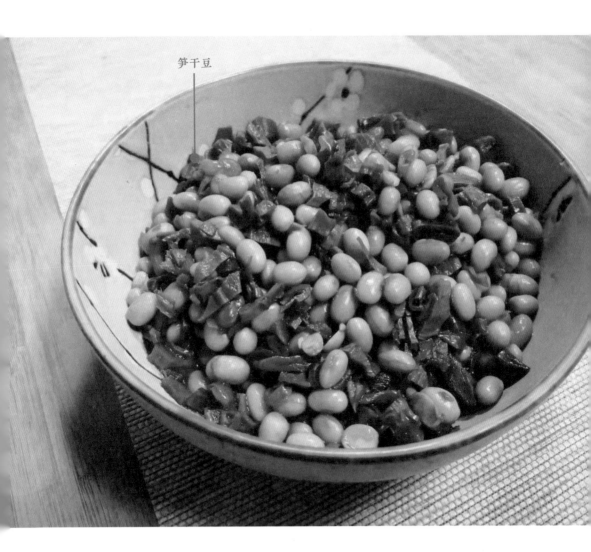

笋干豆

三 山楂锅盔

山楂锅盔主要流行于北京以北，是大部分北方地区的传统名吃。相传唐代官兵在为武则天修建乾陵时，由于服役人数多，导致耽误吃饭，于是有士兵就把面团放进头盔里，然后放入火中烙成了饼。并往锅盔中填入山楂酱，使其成为一道酸甜可口、松软酥香的点心。这无疑是健康饮食的又一创新，山楂具有醒脾开胃，降血脂，防治心血管疾病等功效，最宜深秋食用，其做法如下：

备料：低筋面粉 140 克，黄油 100 克，糖粉 50 克，奶粉 20 克，盐 1 克，鸡蛋黄 2 个，自制山楂酱 250 克，淀粉 20 克，水 70 克。

制作步骤：①自制山楂酱，加 20 克糖，加水淀粉，放在平底锅翻炒，炒掉水汽，放凉待用；②黄油室温变软，用电动打蛋器搅拌，分 4 次加入 30 克糖和 2 个蛋黄，搅拌均匀，筛入低筋面粉、奶粉、盐和成面团，醒 10 分钟；③把面团和山楂馅平均分成 10 份；④ 把山楂馅包入面团；⑤用模具压成型，如果没有模具，压扁整形即可；⑥烤箱预热，上下火 150℃烤 25 分钟至上色。

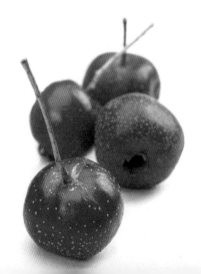
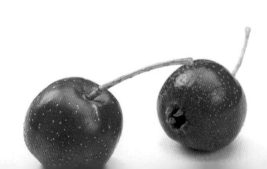

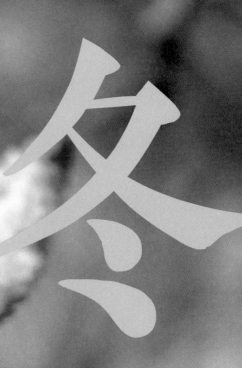

冬

第四篇 冬季篇

冬三月，此谓闭藏，水冰地坼，无扰乎阳，早卧晚起，必待日光，使志若伏若匿，若有私意，若已有得，去寒就温，无泄皮肤，使气亟夺，此冬气之应，养藏之道也。逆之则伤肾，春为痿厥，奉生者少。

——《黄帝内经·四气调神大论》

冬天的六个节气中，万物蛰藏。人也应遵循自然界闭藏的原则，不要扰动阳气，宜早睡晚起，使神志深藏于内，安静自若，远离严寒，靠近温暖之所。茶品和茶点的选择，也应适应冬季相应节气。

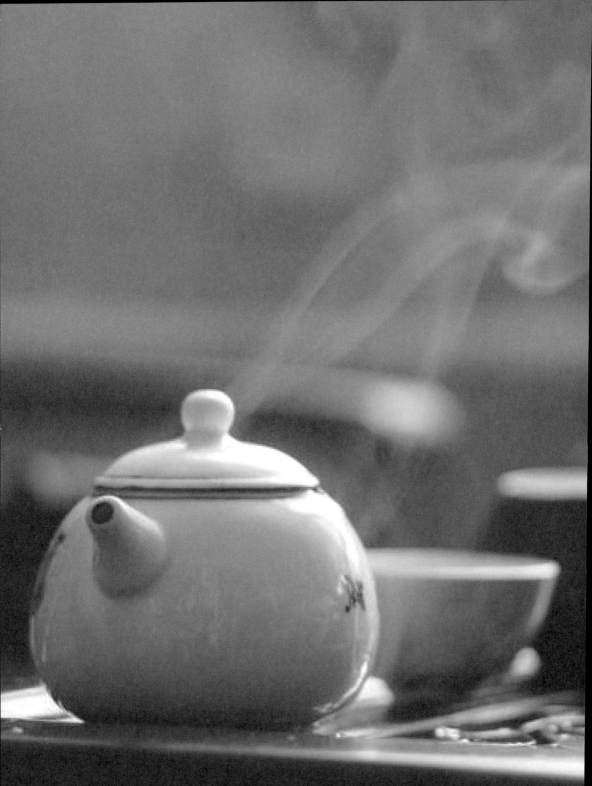

第一章 立冬

立冬节气

　　"落水荷塘满眼枯，西风渐作北风呼。黄杨倔强尤一色，白桦优柔以半疏。门尽冷霜能醒骨，窗临残照好读书。拟约三九吟梅雪，还借自家小火炉。"立冬是二十四节气中的第十九个节气，作为干支历戌月的结束以及亥月的起始，时间起始于每年11月7～8日之间，即太阳位于黄经225°时。立冬过后，日照时间将继续缩短。立，建始也，表示冬季自此开始。冬是终了的意思，有农作物收割后要收藏起来的含意。中国又把立冬作为冬季的开始，古籍《月令七十二候集解》中对"冬"的解释是："冬，终也，万物收藏也"，意思是说秋季作物全部收晒完毕，收藏入库，动物也已藏起来准备冬眠。看来，立冬不仅仅代表着冬天的来临。完整地说，立冬是表示冬季开始，万物收藏，躲避寒冷的意思。

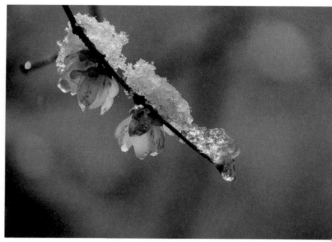

第一节 立冬节气的物候特点与节气保健

我国古代将立冬分为三候："一候水始冰；二候地始冻；三候雉入大水为蜃。" 立冬时节，中国北方天气寒冷，水面上开始结了一层薄薄的冰，而中国的南方正是秋收冬种的好时节。立冬后五日，土壤中的水分因天冷而凝冻，土壤也随之变硬；三候"雉入大水为蜃"中的"雉"，指野鸡一类的大鸟。蜃为大蛤，立冬后，野鸡一类的大鸟便不多见了，而海边却可以看到外壳与野鸡的线条及颜色相似的大蛤。所以古人认为雉到立冬后便变成大蛤了。

立冬与立春、立夏、立秋合称四立，在古代社会中是重要的节日。我国过去是个农耕社会，劳动了一年的人们，在立冬这一天要休息一下，顺便犒赏一家人一年来的辛苦。有句谚语"立冬补冬，补嘴空"就是最好的比喻。

在食俗方面，立冬则有吃倭瓜饺子的风俗。立冬为什么吃饺子？因我国以农立国，很重视二十四节气，"节"者，草木新的生长点也。秋收冬藏，这一天，改善一下生活。同时，古代认为瓜代表结实，所以《礼记》中有"食瓜亦祭先也"的说法。

中医学认为，立冬时阳气潜藏，阴气盛极，草木凋零，万物活动趋于休止，动物会以冬眠来养精蓄锐为春天做准备。人类虽不会冬眠，但在民间有立冬补冬的习俗。每到立冬，人们都会用不同的方式来进补山珍野味，以备在寒冷冬季抵挡严寒的侵袭。

冬季是万木凋零，生机潜伏闭藏、天寒地冻的季节。随着自然界的转化，人体的阳气也开始潜藏在体内。所以冬季养生要遵循自然界用藏的规律，以达到敛阴护阳的目的。

在精神调养上要做到"使志若伏若匿，若有私意，若以有得"，注意控制情志活动，尽量求静，防止烦扰，从而使体内的阳气潜藏。总体来看，冬季气候比较干燥，而冬季养生的重中之重就是滋益阴精，要多吃猕猴桃、梨、枸杞、木耳、银耳、白菜等补益阴液的食物。要少吃辛辣厚味、烧烤油炸食物。平时还要多喝水，防止上火。饮食以温热为主，如羊肉、狗肉、韭菜、大枣、桂圆、芝麻、糯米等，冷饮、海鲜等寒性食物要少吃。可以多吃些坚果类食物，如榛子、栗子、松子仁、核桃等。在此我们为各位读者介绍三款适合立冬节气饮用的茶品。

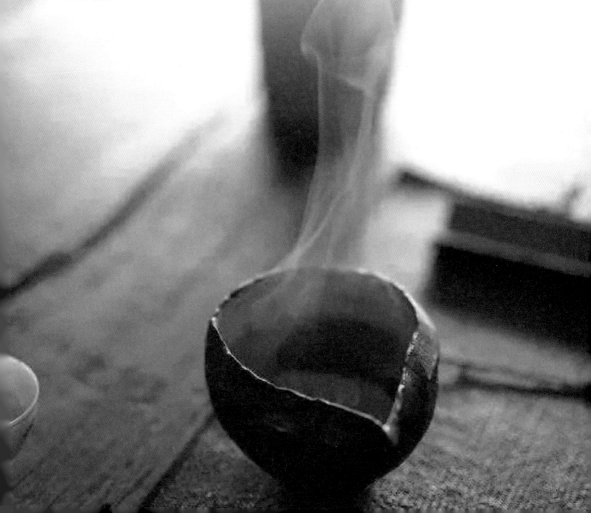

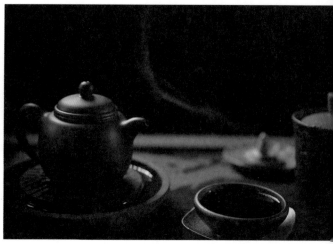

第二节　立冬节气养生茶品选择与茶点搭配

一　三年药、五年丹——陈年武夷老岩茶

在武夷山一带，至今民间还有存放岩茶当药用的习惯，坊间流传有：陈三年是药，陈五年是丹，十年以上无价宝。武夷山坐落在福建武夷山脉北段东南麓，面积 70 平方公里，有"奇秀甲于东南"之誉。群峰相连，峡谷纵横，九曲溪萦回其间，气候温和，冬暖夏凉，雨量充沛，年降雨量 2000 毫米左右。地质属于典型的丹霞地貌，多悬崖绝壁，茶农利用岩凹、石隙、石缝，沿边砌筑石岸种茶，有"盆栽式"茶园之称，根据生长条件不同有正岩、半岩、洲茶之分。

武夷山的中心地带，盘卧着一条高低起伏的深长峡谷，谷底两侧的九座危峰，分南北对峙骈列。谷中松柏成林，竹海连绵，谷底成行成列的茶树娇翠欲滴。茶树倚山岩而植，是为岩茶。武夷岩茶的茶园几乎都在"九龙窠"的岩壑幽涧之中，借谷底冬暖夏凉、雨量充沛的有利条件，特别是这里的土壤属于酸性岩石风化后形成，孕育出岩茶独特韵味。岩茶初制工序繁多，工艺细致，主要有采青、萎凋、做青（摇青）、杀青、揉捻、烘焙、拣剔、毛茶。可以说每一道工序的技术含量都非常高，犹以焙火技术为最。焙火即用炭火低温久烘，分水焙、复焙、炖火。揉叶经散解后，进行水焙（温度约130℃），至六成干，薄摊晾索（摊放6～7小时），以便茶梗水分散发。然后高温复焙（温度160℃），经拣剔将梗、片和成形不够好的茶条除去，最后加焙炖火，即低温久烘，温度由高到低，开始80℃～85℃，逐步降到40℃～50℃，炖火时间约8～10个小时。通过低温久烘，以火调香，以火调味，使香气、滋味进一步提高，达到熟化香气，增进汤色，提高耐泡程度的目的。清代梁章钜称："武夷焙法，实甲天下。"

然而经过这种传统加工工艺的武夷新茶表面难免留有火味，并且把茶中的内质香气给覆盖住了。这时喝的话，不仅品不到岩茶的真正内质，喝到的大多是火香味，对于新手来说甚至难以接受。然而等上几个月再来喝，就会有意想不到的惊喜。随着外火的渐渐退去，岩茶本质的各种芬芳物质就显露出来。此时的茶叶芳香四溢，柔顺甘甜，你甚至不敢相信这就是以前的那泡茶。这也正是岩茶不像绿茶那样追求喝新茶的缘由所在。

武夷茶早在明代时就有喝陈年茶的习俗，并风靡一时。有诗为证："雨前虽好但嫌新，火气难除莫近唇。藏得深红三倍价，家家卖弄隔年陈。"这首诗是明崇祯进士周亮工在《闽茶曲》中的一首描写陈年岩茶的诗，诗人用"藏得深红三倍价，家家卖弄隔年陈。"为我们生动地描述出当时武夷茶以陈为贵的盛况。陈年茶能卖出新茶三倍的价钱，每家每户都以拥有陈年岩茶为荣。而诗的前两句又为我们道出了喝陈茶的缘由。

存放陈年岩茶必须具备三个条件：

1.经过传统工艺做到位的茶。即每一道工序都必须严格按照传统工序标准去做。特别是焙火要焙透焙足，因为经过炖火（低温久烘）后，能起到提高香气，熟化香气并巩固茶叶品质的作用，这样的茶耐储存不易变味。而清香型的岩茶由于轻发酵，轻焙火，虽然香气很好，但存放时间久了会出现"返青"味，原有的香气变成青涩的陈味。因此不适宜久存，建议当年喝完较好。

2. 用品质较好的茶。曾有一位茶友兴冲冲地拿来一泡陈年岩茶让我品尝，据他说有二十多年陈期，结果开汤一品，又苦又涩，难以下咽，不仅没有陈韵而且带有杂味，汤色浑浊，叶底梗片较多，一看便知在当年属于品质较次的毛茶。虽然已经过二十多年的陈期，却没有丝毫老茶的陈韵，反而越存越次，这样的茶即使年头再久也没有什么意义。

3. 正确的存储方式。上面所举的那个例子除了茶叶本质较次外，还有一个原因就是没有按照正确的方式储存。陈年岩茶的存储方式相当讲究，首先要挑选优质的精制茶（推荐老枞水仙）密封储藏。如在南方储存，从第二年起，年年焙火后再密封储存。以去除其水分及表面的杂味，五年后则隔年焙火，二十年后不复焙火，在阴凉通风，干燥无异味的环境下密封保存即可。在北方存放，密封储存就可以。

老岩茶上品者，条索乌褐紧结，饮之香气四溢，有木香及陈香，汤色红艳透亮犹如陈年红酒一般。细看茶汤表面聚有一层白雾，久不散去，宛若一位亭亭玉立的白衣少女翩翩起舞，婀娜多姿，美不胜收。茶汤入口顺滑绵柔，醇厚甘甜，青涩味全无，饮后润滑生津，喉韵明显，舌底鸣泉，极为舒服。老茶耐泡度极高，泡至二十多泡仍有余味，且越泡越甘甜，泡至无味时如饮山泉，再看叶底依然厚实乌亮，卷曲抱团，舒展不开，说明此茶非同一般，已是存放几十年之久，茶已转化，且转化过程极为理想，其价不可估量。

老岩茶除了口感极好外，还兼具明显的药效。武夷山当地农家多将此茶存在家中作为药用，以备不时之需。老茶功效有：保胃暖胃、消食减肥、明目安神、活血通络、去胀气，并可防治动脉粥样硬化，有降血脂、降血压、降血糖等多种药效。饮后会出现打嗝嗳气，全身发热等生理反应，并出微汗，全身上下甚是轻松畅快。此茶本人曾有幸喝过几泡，至今记忆犹新，难以忘怀，可以说能喝上如此茶中之茶，是茶人的福中之福。挑选优质陈年老岩茶的口诀是：干茶色乌带白霜，汤色红亮稠如浆。叶底肥厚蛤蟆背，越泡越甜带花香。

二 越陈越香中国红——广西六堡茶

六堡茶，属黑茶类。在梧州市行政辖区范围内，选用苍梧县群体种，广西大中叶种及其分离、选育的品种茶树的鲜叶为原料，按特定的工艺进行加工，是具有独特品质特征的黑茶。

喝过六堡茶的人都会对它的"中国红"情有独钟，六堡茶业界认为，必须以"中国红"的文化韵味和民族特色为准则，使六堡茶走上复兴之路。六堡茶初制由农户手工操作，采摘标准一芽三、四、五叶。其初制方法如下：将叶采下后，放于沸腾的水中，使其叶软而柔即得，约五分钟后置于箩中，用木头压，至茶叶卷缩为度，然后以火焙干，干燥后以蒸气蒸至柔后，乃置于箩内存放待售。1937 年，《广西特产志略》载："日间将茶摘取，放之于篮，入夜置釜中炒至极软，视茶内含黏液，略起胶时，即提取，乘其未冻，用器搓揉，搓之愈熟，则叶愈收缩而细小，再用微火焙干。转为黑色，成为茶叶。"

六堡茶的品质要陈，越陈越佳。晾置陈化，是制作过程中的重要环节，不可或缺。一般以篓装堆，贮于阴凉的泥土库房，至来年运销，而形成六堡茶的特殊风格。因此，夏蒸加工后的成品六堡茶，必须经散发水分，降

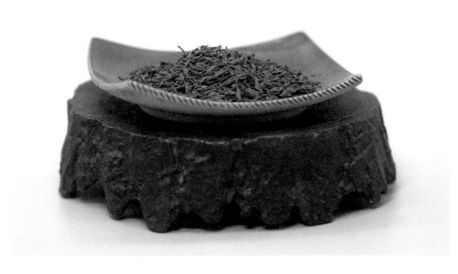

低叶温后，踩篓堆放在阴凉湿润的地方进行陈化，经过半年左右，汤色变得更红浓，滋味有清凉爽口感，且产生陈味，形成六堡茶红、浓、醇、陈的品质特点。

六堡茶外形条索紧结、色泽黑褐，有光泽，汤色红浓明亮，香气纯陈，滋味浓醇甘爽，显槟榔香味，叶底红褐或黑褐色，简而言之，具有"红、浓、醇、陈"等特点。挑选优质六堡茶的口诀是：干茶细小色乌砂，汤汁红亮带金花。陈年茶蕴槟榔味，入口稍甜微汗发。

三　三美合一的花茶——金丝银钩花茶

茉莉花茶既是香味芬芳的饮料，又是高雅的艺术品。茉莉鲜花洁白高贵，香气清幽，近暑吐蕾，入夜放香，花开香尽。茶能饱吸花香，以增茶味。只要泡上一杯茉莉花茶，便可领略茉莉的芬芳。

茉莉花茶是用经加工干燥的茶叶，与含苞待放的茉莉鲜花混合窨制而成的再加工茶，其色、香、味、形与茶坯的种类、质量及鲜花的品质有密切关系。

大宗茉莉花茶以烘青绿茶为主要原料，统称茉莉烘青。共同的品质特点是外形条索紧细匀整，色泽黑褐油润，香气鲜灵持久，滋味醇厚鲜爽，汤色黄绿

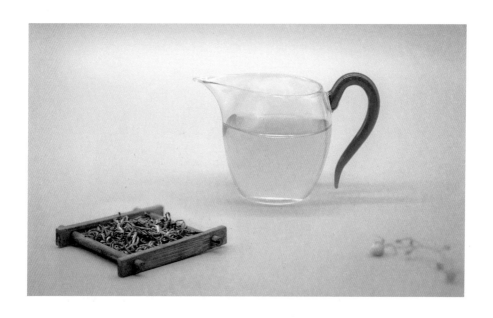

明亮，叶底嫩匀柔软。

金丝银钩是茉莉花茶中的上品，因为此茶有三大特点：名美、形美、味美。也是许多喜欢茉莉花茶的茶友非常喜爱的茶品。名美：金丝银钩，有金有银，有丝有钩。此茶从外观上看，正是如此。此茶不全是茶芽，而是加了适量的尖端茶梗（一是为了好看，二是为了鲜浓耐泡），茶梗呈现金黄色，茶芽白毫满身，呈现白银色，茶芽和茶梗混在一起有曲有直，如钩如丝，正是金丝银钩，经优质茉莉花七次窨制而成。外形满披白毫，茉莉花香浓郁，冲泡和饮用过程中，满室花香。挑选优质金丝银钩的口诀是：金丝银钩三样美，形佳色纯香高锐，汤色黄亮滋味重，飘香生津耐回味。

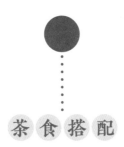

茶 食 搭 配

一 黄米糕

黄米面富含蛋白质、碳水化合物、B 族维生素、维生素 E、锌、铜、锰等营养元素，具有益阴、利肺、利大肠之功效，与补血益气的红枣同时食用，是初冬进补的最佳食品，其做法如下：

备料：水、红枣、黄米面各适量。

制作步骤：① 沧州小枣洗净后，开水煮 3 ~ 5 分钟，盖上锅盖焖 15 分钟左右，控干水分备用；②当年新黄米面450 克倒入不锈钢盆中，缓缓倒入

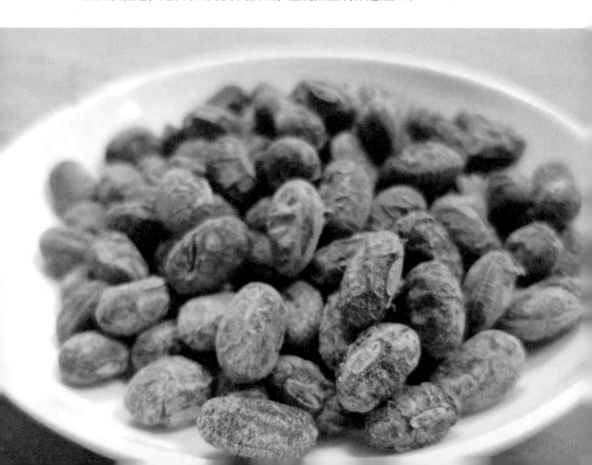

适量开水，同时用筷子翻拌至面粉成絮状（如拌疙瘩汤面）；③蒸屉铺硅胶屉布两层（没有可用普通棉屉布），摆上一层红枣；④第二层均匀地撒上烫过的黄米面；⑤第三层再摆一层红枣；⑥将剩余的黄米面撒在红枣上，由于黄米面烫的偏干，用切板将散落的黄米面向中间收；⑦第五层再摆上一层红枣后，轻轻按按；⑧蒸锅凉水上锅，将水烧开；⑨盖上锅盖后，中小火蒸10分钟，再大火蒸30分钟；⑩蒸好的年糕倒扣在硅胶软案板上，稍晾三至五分钟，切块儿后摆盘。

二 盐花黑豆

黑豆可以降低人体血液中的胆固醇，保持机体功能完整，延缓机体衰老，具有降低血液黏度的作用，《黄帝内经》中认为黑色食品有补中益气，乌发强肾等功效，最适合冬季食用，同时其丰富的蛋白质可弥补因过度饮茶而引起的蛋白质流逝，是饮茶时最好的搭档。盐花黑豆制作过程如下：

备料：黑豆 300 克，粗盐 1500 克。

制作步骤：①先挑出黑豆中破损或残缺的颗粒；②把黑豆用水浸泡 1 ~ 2 天至完全泡发；③沥干黑豆表面的水分；④粗盐粒放入铁锅内，炒热；⑤放入黑豆；⑥用铲子不断翻炒，直到黑豆爆响的声音渐弱；⑦可以用手捻开黑豆皮，尝一下，豆仁变酥脆了关火；⑧用漏勺或粗眼筛网把黑豆筛出来，晾凉即可食用。

三　腰果酥

腰果性味甘、平，有降压、益颜、延年益寿、利尿降温之功效。作为搭配六堡茶的茶食小点，有补充油脂、固齿强肾的功效。腰果酥的做法如下：

备料：糖粉 25 克，黄油 50 克，低筋面粉 90 克，泡打粉 1 克，苏打粉 1 毫升，鸡蛋 15 克。

做法：腰果洗干净，放入烤箱烤熟；黄油软化后放入糖粉，手动搅拌几下，再开打蛋器，打发黄油至蓬松发白；分次加入蛋液，每次搅打均匀；加低筋粉和泡打粉、小苏打一起混合均匀，过筛；用刮刀拌至无干粉，装入保鲜袋冷藏 1 小时，因为此时面团很黏手，冷藏是为了不粘，不需要冻硬；分成 10 克左右，搓圆；均匀排入烤箱，按扁，并刷上蛋液；按上腰果再刷一次蛋液；烤箱预热至 170℃，烤制 18 分钟左右即可。

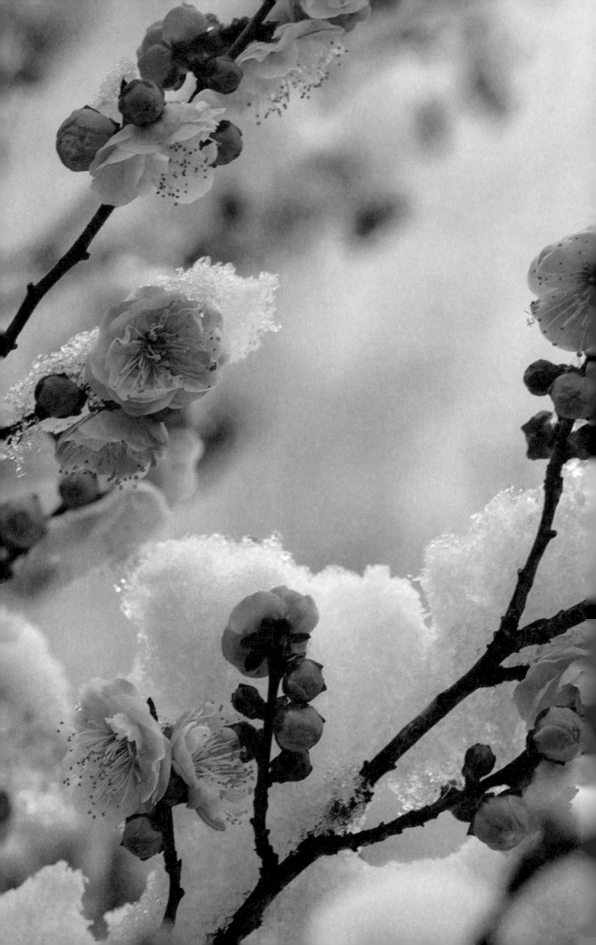

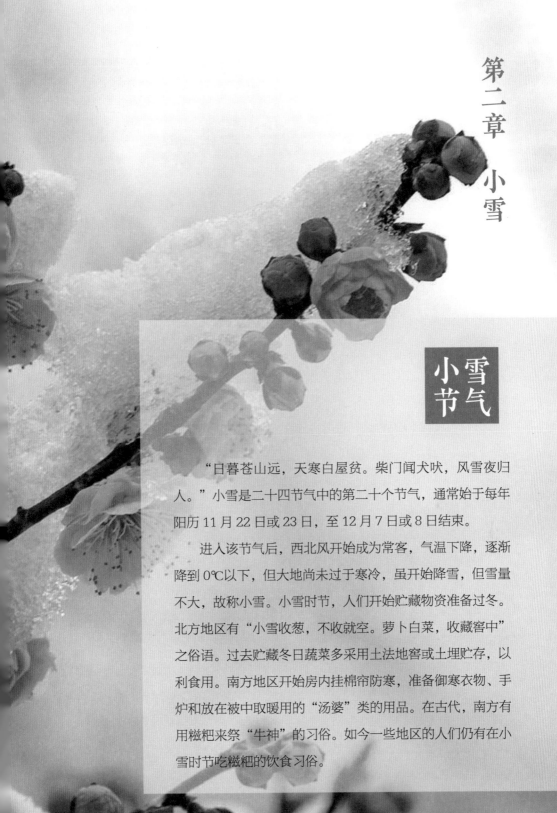

第二章 小雪

小雪节气

"日暮苍山远，天寒白屋贫。柴门闻犬吠，风雪夜归人。"小雪是二十四节气中的第二十个节气，通常始于每年阳历 11 月 22 日或 23 日，至 12 月 7 日或 8 日结束。

进入该节气后，西北风开始成为常客，气温下降，逐渐降到 0℃以下，但大地尚未过于寒冷，虽开始降雪，但雪量不大，故称小雪。小雪时节，人们开始贮藏物资准备过冬。北方地区有"小雪收葱，不收就空。萝卜白菜，收藏窖中"之俗语。过去贮藏冬日蔬菜多采用土法地窖或土埋贮存，以利食用。南方地区开始房内挂棉帘防寒，准备御寒衣物、手炉和放在被中取暖用的"汤婆"类的用品。在古代，南方有用糍粑来祭"牛神"的习俗。如今一些地区的人们仍有在小雪时节吃糍粑的饮食习俗。

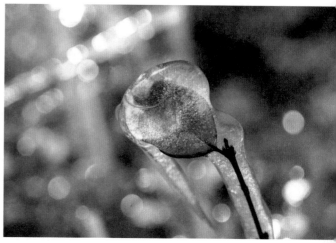

第一节　小雪节气的物候特点与节气保健

我国古代将小雪分为三候："一候虹藏不见；二候天腾地降；三候闭塞成冬。"这三句是什么意思呢？小雪时节，由于气温降低，北方以下雪为主，不再下雨了，所以彩虹就像藏起来一样，看不见了。天腾是指天气上升，地降是指地气下降。天空中阳气上升，地下阴气下降，导致阴阳不交，天地不通。小雪时节，天地闭塞，已转入严寒的冬天。

小雪节气昼短夜长，天气常阴冷晦暗，由于阳光日照的减少，此时人们的心情特别容易抑郁。同时随着气温下降，也易感风寒。虽然说小雪节气雪量有限，但仍在提醒我们已经到了御寒保暖的季节。因此在这个节气里，大家一定要懂得调养自己的身心以御寒冬。

小雪节气天气干燥，气温降低，人体中寒气比较旺盛。所以，在这个时节就需要进补一些能够让我们"热"起来的食物，如牛肉、羊肉这些温补的食品是很好的选择。但是专家认为，在小雪节气补充一些黑色的食物其实是更好的选择。黑色的食品有很多，如黑芝麻、黑木耳、黑大豆、黑米，甚至黄鳝、泥鳅等，它们都有助于恢复身体的热量。这些食品既可以补养肾气，又可以抵抗寒冷，而且还有润肺生津的作用，具有很好的保健功能。冬季是心血管疾病高发的季节，一方面是由于气温的大幅波动，另一方面是饮食的不善。所以在此时节，饮食上要多吃降低血脂、保护心血管的食物，如山楂、丹参、西红柿、芹菜、红心萝卜、黑木耳等。

除此之外，小雪节气比较适合吃益肾食品和温补性食物。益肾食品如芡实、腰果、核桃、山药粥、白果炖鸡、栗子炖肉、大骨头汤等，温补性食物如鹿茸、牛肉、羊肉、鸡肉等。今天，我们为朋友们介绍三款具有上述药性的茶品。

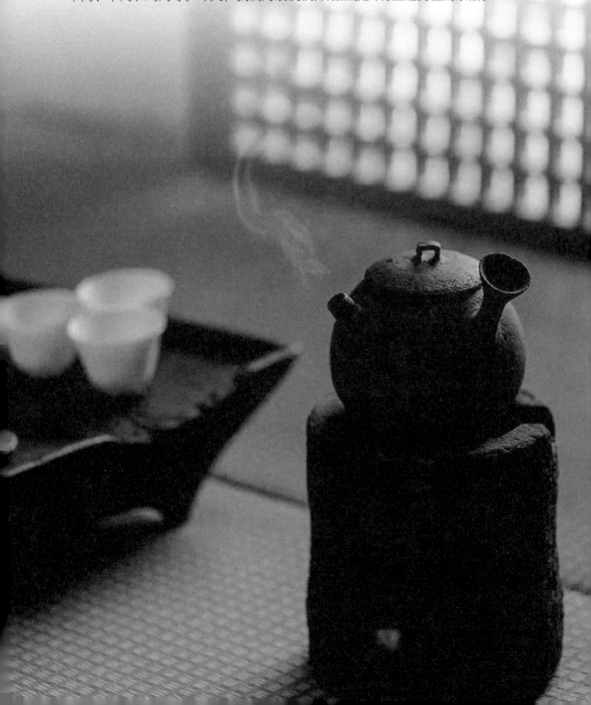

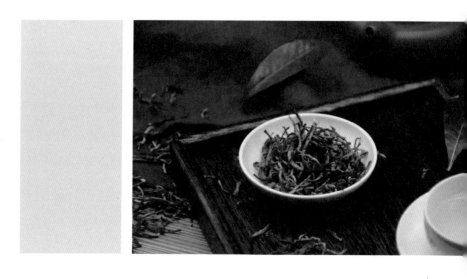

第二节　小雪节气养生茶品选择与茶点搭配

一　不沾烟火气的安神茶药——陈年白毫银针

进入小雪节气，由于天气开始寒冷，晚上很难入睡，为暖身安神，我为自己煮上一壶珍藏二十年的白毫银针。开仓取茶时观察干茶色泽好似与二十年前一般无二，茶芽依然壮硕，毫毛浓密光滑，唯一不同的只是色泽不再是银白闪亮，而是有些暗白泛黄，这可能是岁月留给它的唯一痕迹。我心中在暗暗纳罕：这真是不食人间烟火的不老药。开汤后茶汤杏黄的色泽以及如豆浆般的口感，则证明其确有二十年的陈化。

白毫银针属白茶类，是轻微发酵茶，其品质特点是干茶外表满披白色茸毛，色白隐绿，汤色浅淡，滋味甘醇。由于其基本加工工艺过程仅是晾晒、干燥。不炒，不揉，不蒸，不烘，仅靠阳光晒干。故此茶具有浓浓的"太阳味儿"。明代田艺衡《煮泉小品》中称："茶者以火作为次，生晒者为上，亦更近自然，且断烟火气耳。""不食人间烟火"的白毫银针在其原产地福建有"一年为茶，三年为药，七年为宝"的美誉。它具有放松神经、安定心神之奇效。特别是经年存放后的老白毫银针，更有去寒发汗、降三高、助睡安神的作用。因此最适合在小雪节气时品饮。挑选陈年白毫银针的窍门在于开汤品饮，由于白毫银针干茶外表满披白毫的缘故，所以即便是有 20 年存期的老白毫银针，其干茶色泽也与新的白毫银针一般，只是暗淡一些。但冲泡开汤后，茶汤颜色会依据存放年份的增加由青黄转为杏黄，甚至是栗红。其汤汁也会随着年份的增加而变得越来越浓稠顺滑，那种独特的药香会随着氤氲的茶气萦绕于品茶者的口鼻之间。近年来，陈年白毫银针由于其特殊的药效和独特的口感，深受茶友们的喜爱。茗儒茶道认为，一款好茶如同一名君子，表里如一是他们共同的品质。为了方便茶友们挑选陈年白毫银针，我们将其编成以下口诀：陈年银针药性发，干茶毫白泛雪华。茶汤杏黄稠似浆，叶底肥嫩香满颊。

二 美丽的错误——普洱熟茶

产自云南的普洱熟茶亦属于黑茶类。普洱熟茶的加工工艺出现的时间较晚，1970 年初，勐海茶厂在加工 73 砖的时候，不小心将部分生茶渥堆发酵，制茶工人惊喜地发现，原来通过一段时间的渥堆，新的生茶居然可以呈现出几十年的老茶的口感及汤色。于是，普洱熟茶应运而生。其干茶色泽乌润或褐红（俗

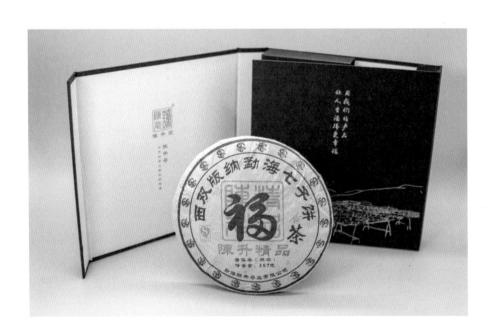

称猪肝色），滋味醇厚回甘，并具有独特的陈香。普洱熟茶历来被认为是一种具有保健功效的饮料，具有暖胃、减肥、降脂、防止动脉硬化和冠心病，降血压，抗衰老，降血糖，解酒等功效。小雪时节品饮普洱熟茶，可起到暖胃温肾，消食健脾，提高身体免疫力的作用。那么如何挑选高品质普洱熟茶呢？正如上文所讲，普洱熟茶汤色栗红，滋味醇陈。因此，可从汤色和口感两方面来辨别其优劣。高品质的熟茶，汤色红艳，具有宝光；汤汁浓稠厚滑，细腻沉稳，随着陈放时间的增加，茶香会分别呈现出陈香、枣香或荷香。为了方便爱茶人挑选高品质的普洱熟茶，我们现在将挑选窍门编成一句顺口溜：干茶乌褐似猪肝，汤红透亮宝光现。茶汁细腻浓厚滑，叶底肥硕软如绵。

三　老骥伏枥，志在千里——陈年千两茶

我曾去湖南某千两茶厂访问参观，与厂长相谈甚欢，谈到兴起，厂长拿出了他珍藏 30 年的千两茶与我分享。经过煎煮的老茶，汤色金红，口味陈醇，且具有一种特殊的菌香。我问他这茶有名字没有，厂长说这茶叫老骥茶，是取"老骥伏枥，志在千里"之意。他还说千两茶就是这样一款要放个二、三十年才能使茶中精华溢出的茶品。可不就像那识途的老马一样吗？

千两茶系黑茶中的一个品种，创制于湖南省安化县江南一带，是安化的传统名茶，以每卷（支）的茶叶净含量合老秤一千两而得名，因其外表的篾篓包装成花格状，故又名花卷茶。

该茶圆柱造型，每支茶一般长约 1.5 ~ 1.65 米，直径 0.2 米左右，净重约 36.25 千克。千两茶在国内主要销往广东省、港台地区市场，在国外主要销往韩国、日本及东南亚等国际市场。据记载，千两茶始创于清道光年间（1821 ~ 1850 年）的湖南省安化县江南一带。清道光元年（1821 年）之前，陕西商人到湖南安化采购黑茶，为骡马运输方便，减少茶包体积，节约运输费用，将采购的散装黑茶踩压成包运回陕西。当时，这种踩压成包的黑茶叫"澧河茶"。后来，陕西茶商又对茶包做了改进，将重量 100 两散黑茶踩压捆绑成圆柱形的"百两茶"。清同治年间（1862 ~ 1874 年），晋商三和公茶号又在百两茶的基础上，将茶叶重量增加至一千两，采用大长竹篾篓将黑毛茶踩

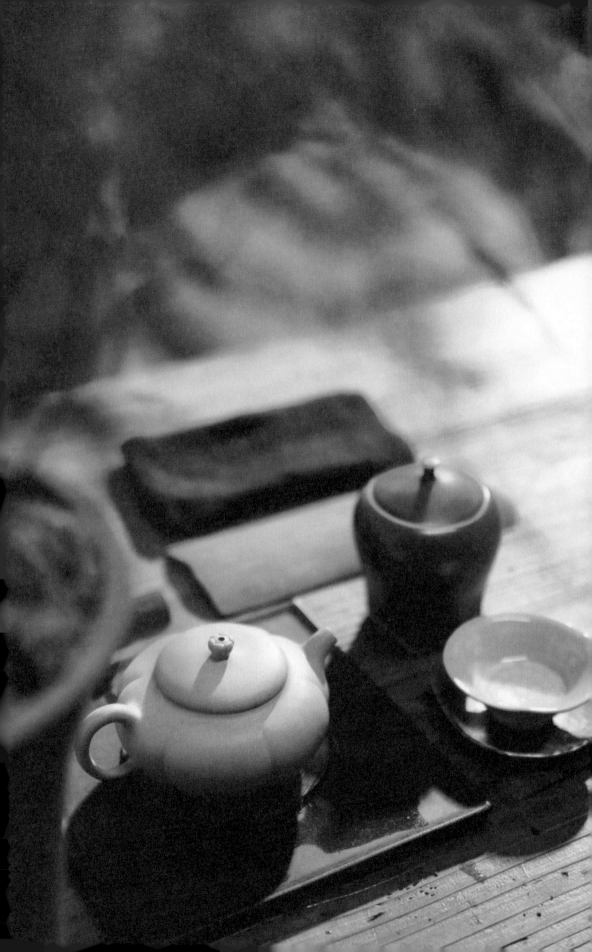

压捆绑成圆柱形的千两茶。

千两茶选用安化优质散黑茶为原料，将散茶筑成圆柱形，柱长五尺（1.665米），柱围1.7尺（0.56米）；在外包装上，采用三层包装，茶质更优而卫生，又使外观更美；在加工工艺上，更注重踩压技术与功夫，将茶踩压得更紧密。

千两茶，又分为"祁州卷"与"绛州卷"。祁州卷为山西祁县、榆次等地的茶商经营，每卷（支）重1000两，产量较多。绛州卷为绛州茶商经营，每卷重1100两，产量较少。千两茶还分为本号和副号，本号茶卷以全白梗黑茶制成，每卷长五尺（1.665米），卷围1.7尺（0.56米）；副号茶卷由茶白梗黑茶拼制，每卷长五尺，卷围长1.8尺（0.6米）。

千两茶的加工技术性强，做工精良，工艺保密，中华人民共和国成立后的1952年，湖南省白沙溪茶厂聘请刘家后人进厂带徒传艺，使少数工人掌握了千两茶的加工工艺技术，亦使白沙溪茶厂成为独家掌握千两茶加工工艺技术的厂家。据统计，白沙溪茶厂从1952年至1958年共生产千两茶48550卷（支）。由于千两茶的全部制作工序均由手工完成，劳动强度大，工效低，白沙溪茶厂始创了以机械生产花卷茶砖取代千两茶，停止了千两茶的生产。1983年，白沙溪茶厂唯恐千两茶加工技术失传，决定将当年在厂加工生产千两茶的老技工李华堂聘请回厂传艺带徒，从初夏至深秋历时四个多月，共制作出千两茶300余支。这批千两茶后来以不同渠道和形式，一部分流入各阶层百姓家庭中消费和收藏；一部分被各地博物馆收藏；还有一部分流至海外及港澳台地区。

为了满足市场需求，1997年，白沙溪茶厂恢复了传统的千两茶生产。随着保护知识产权思想认识的提高，为使千两茶这一民族品牌持续发展，1998年，白沙溪茶厂向国家知识产权局提出了国家专利申请，获得批准。2004年后，随着陈香型茶在茶叶市场上的风行，千两茶生产得到发展。

2010年5月10日，中国台湾著名茶人曾志贤跨越海峡，来到湖南安化寻找一支五十年前产的千两茶，茶的包装上写着"华堂"二字，感人的故事风靡茶界。中央电视台特为李华堂老先生拍摄了"黑茶之王"纪录片，南方卫视、上海电视台等也陆续拍摄了李华堂纪录片。

安化千两茶从鲜叶选择到加工包装都追求精益求精。采制千两茶的原料是做工纯正的二、三级安化黑毛茶。茶树长于阳崖阴林，安化崇山峻岭云雾缭绕，拥有非常适宜茶叶生长的自然条件。境内广布的云台山大叶种是中国有名的优良茶树品种之一，叶片柔软肥厚，可塑性大，极利于加工。另外，安化境地资江两岸的山体往往覆盖着厚厚一层由板页岩风化而来的土壤，这种土壤对植物生长最为有益。

千两茶的加工工艺在所有食品中具有独一无二的奇特性，它的包装和加工同时完成，包装是最重要的加工工具。它用篾片捆压，篾片在捆压紧缩的过程中逐渐缩小，至最后形成定型的竹篓。甚至用篾都有讲究，要一丈九尺二至一丈九尺八之新竹，韧性弹性俱佳方可。千两茶的茶胎用经过特殊处理的蓼叶包裹，能保持其独特的茶香和色泽。蓼叶以外衬以棕叶，可防水防潮，保护品质。

千两茶压制工艺独特，可以说是集数百年黑茶加工工艺之大成。粗制形成黑毛茶，有杀青、揉捻、渥堆、烘干等多道工序。精制过程更具技术含量，蒸、装、勒、踩、晾置，水分的高低，温度湿度的控制，都有极其精确的物理化学指标。其中有一项处理工序，毛茶要在七星灶上用松木烘烤，造成独有的高香。

陈年千两茶茶胎色泽如铁而隐隐泛红，开泡后陈香醇和绵厚，汤色透亮如琥珀，滋味圆润柔和令人回味，同一壶茶泡上数十道，汤色无改，饮之通体舒泰。新制千两茶，味浓烈霸气，涩后回甘是其典型特征。其香有樟香、兰香、枣香之别，前者为上，后者为下，梯次以降。

我曾到当地茶厂参观过千两茶的初制工艺，首先是鲜叶采摘：千两茶生产原料一般采用灌木型大叶种茶树的鲜叶，采摘标准为一芽四、五叶及成熟对夹叶，此类鲜叶制成的干毛茶一般为二级6等，三级7、8等。黑茶鲜叶采摘不忌讳雨水叶，不采虫叶、病叶。之后进行摊放，鲜叶需要进行适当摊放。

洒浆：由于鲜叶的含水量一般较低，为保证杀青效果及后期的渥堆发酵，一般需要进行洒水，俗称洒浆。一般5千克鲜叶约洒水0.5千克，但雨水叶不需补浆。

之后是杀青，采用滚筒杀青机作业，当筒体温度达230℃左右时，均匀投入鲜叶，杀青程度为叶片暗绿无光泽，有清香气，叶缘稍有鱼眼泡。

杀青完成后再进行揉捻，采用50型揉茶机作业，杀青叶装到揉筒3/4位置时为宜,遵行"轻—重—轻"的原则进行揉捻,揉茶时间一般为15 ~ 20分钟,视细胞破碎情况而定,以茶汁附在叶表,无碎末为最佳。

揉捻完成后就是渥堆的过程,茶坯趁热渥堆,不需要解块,直接码堆,成堆一般为圆堆或方堆,重量250千克以上,便于发酵起温。渥堆时间16 ~ 35小时,视发酵情况而定,当茶坯发出酒糟香,稍带酸辣味,茶叶手抓不粘手,叶表有水分,俗称"发汗",即完成渥堆。

最后是干燥,将完成渥堆的茶叶采用烘干机或日晒进行干燥。烘干机干燥的黑毛茶清香味明显,叶张卷曲,色泽黄绿,汤色金黄,经过日晒的黑毛茶有"太阳味",色泽乌黑油润,叶张微卷,汤色橙黄浑,毛茶制成后要二次加工,即半成品加工,第一步补发酵:将黑毛茶放置在干燥的地方进行渥堆,按照拼堆的茶叶数量要求,按比例淋上热茶汁,使茶叶含水量在28% ~ 35%,温度80℃以下,渥堆24小时后,进行茶叶翻堆,翻堆后保持堆温60℃左右,再堆放24小时,即渥堆完成。

第二步烘焙:完成发酵的毛茶需经过七星灶进行烘焙,这是安化千两茶加工工艺的特别所在,当茶叶全部烘干,略微变色时,即可下焙,下焙后进行加水补浆,水分控制在12%左右,打包放好。

第三步筛分:烘焙后的茶和未烘焙的茶叶分批、分等级进行筛分,除去非茶类物质(即砂石等杂物),粗老梗和黄叶、飘叶等,筛出来的茶叶分等级打包放入拼堆车间。

第四步拼配:筛分完成后的不同等级的黑毛茶,根据千两茶制作加工要求,按照比例进行拼配,普通千两茶的黑毛茶原料为二级茶、三级火焙茶及一定下身茶,拼配比例依据毛茶不同的产地、年份、等级和季节等进行调整,以达到成品品质稳定的目的。

完成以上四步就可以进行成型制作了。可分5次称茶,每次称7.25千克,称好后用布袋装好,用蒸气蒸4分钟左右,使茶叶含水量在20%以下。然后再进行装篓,装篓前先把篾篓半成品编好,最外层用三年以上的楠竹编制成花格篾篓,中间一层为棕片,最里层为蓼叶。茶叶蒸好后,马上提包将茶叶放入篾篓中,动作必须迅速,勿使蒸气散失。然后进行踩压整形,把装好茶叶的篾篓及时锁口，抬至踩场，然后将篾篓踩匀，抽篾，进行踩制，用绞杠紧身，压杠压实，绞杠压杠交替进行。每支花卷茶必须压重杠 4 ~ 5 次，每杠压牢压实，使茶体外观匀称笔直，如果压完轻杠还有"鼓包""弯曲"等现象，用木槌敲平敲直，因敲打松动的捆箍，必须绞杠锁紧。

锁篾：踩制好的花卷茶冷却定型后，才允许开始锁篾。一般要求冷却 12 小时以上。锁篾必须紧结、匀称、集中，发现露茶的地方必须补篾修复。

晾置：千两茶的干燥，采取日晒夜露、自然干燥，时间一般为 49 天左右，翻边两次，倒头 1 次，注意每天的天气变化，做到晴晒雨遮。茶叶在自然晾置下，散发水分，茶叶再次发酵，别看千两茶粗枝大叶，不像绿茶那样条形整齐，也不像岩茶那样精工细作，但其加工过程一点都不简单，而且需要机械与人工相互交错，技术含量颇高，可见任何茶的加工制作都是费时费力的辛苦劳作。

安化千两茶富含儿茶素和氧化产物黄烷醇类氧化基合物，对人体健康大有裨益，可增强人体血管壁的韧性，抑制动脉硬化，具有维生素 P 的类似功能，抑制人体内不饱和脂肪酸的过氧化作用是维生素的 5 ~ 10 倍，可以延缓衰老，有利于维生素 C 的吸收，从而防止致癌物质——亚硝酸铵等硝基化合物在人体新陈代谢中的形成积累等。

饮用千两茶可以感受到茶味十足，滋味甜润醇厚、提神、解腻、促进血液循环，帮助消化，对缓解腹胀、止泻有明显功效。并具有抑制肥胖的功能，因而千两茶受到了国内外消费者的青睐。茶中的多酚类及其氧化产物能溶解脂肪，促进脂类物质排出；还可活化蛋白质激酶，加速脂肪分解，降低体内脂肪的含量。因此安化黑茶在韩国被称为"瘦身茶"，在日本被称为"美容茶"，在我国台湾被称为"消食茶"。

挑选优质老骥茶的口诀如下：三十年陈老骥茶，条形松散金花发。干茶黄褐汤红亮，香似干菌味清滑。

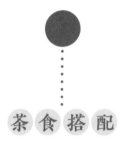

茶食搭配

一　驴打滚

驴打滚是东北地区、老北京和天津卫传统小吃之一，成品黄、白、红三色分明，煞是好看。因其最后制作工序中撒上的黄豆面，犹如老北京郊外野驴撒欢打滚时扬起的阵阵黄土，因此得名"驴打滚"，其做法如下：

备料：江米粉、红豆沙、黄豆面。

制作步骤：①把江米粉倒到一个小盆里（量根据吃的人数定），用温水和成面团，拿一个空盘子，在盘底抹一层香油，这样蒸完的面不会粘盘子。将面放在盘中，上锅蒸，大概20分钟左右，前5～10分钟大火，后面改小火；②在蒸面的时候炒黄豆面，直接把黄豆面倒入锅中翻炒，炒成金黄色，并有一点点煳味，大概炒五分钟左右出锅；③把红豆沙倒出来，放半小碗水，搅拌均匀待用；④待面蒸好（要摊在盘子中，且要蒸熟），拿出，在案板上洒一层黄豆面，把江米面放在上面，擀成一个大片，将红豆沙均匀抹在上面（最边上要留一段不要抹），然后从头卷成卷，再在最外层多撒点黄豆面；⑤用刀切成小段（切粘面的时候在刀上沾上清水，就不会粘刀了），在每个小段上再糊一层黄豆面，然后放在盘子里，一盘好吃的驴打滚就做好了。

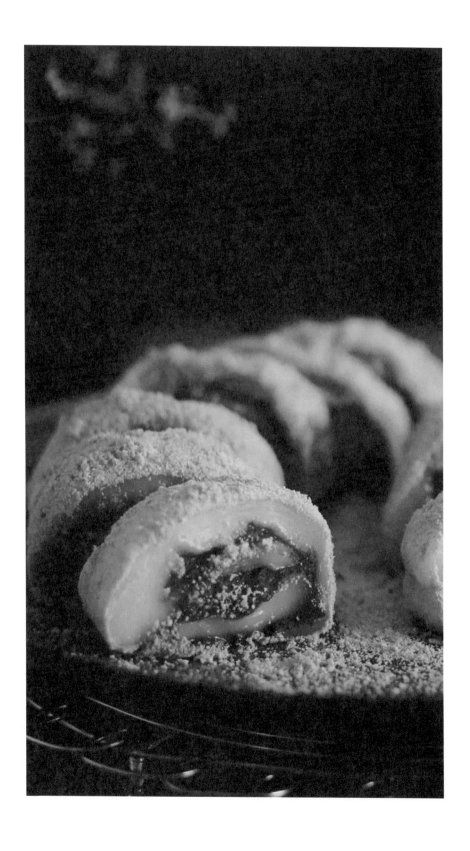

二 牛舌饼

牛舌饼是河南兰阳传统小吃,昔时当地婴儿出生满四个月,父母必遵古礼将此饼穿孔挂于婴儿胸前宴请来访亲友,借此保佑孩童此后聪明伶俐;自古延传迄今而成为兰阳名饼,因其状似牛舌,故名为牛舌饼。其做法如下:

备料:小麦面粉280克,鸡蛋清2个,水50毫升,猪油(炼)65克,糖粉10克,奶粉10克,蜂蜜5克,椒盐15克,芝麻30克,白芝麻30克,白砂糖120克。

制作步骤:①准备好上述所需食材,将食材馅料中所需的面粉炒熟;②黑白芝麻炒香,将黑白芝麻、鸡蛋清、白砂糖、椒盐混合均匀,筛入少量炒熟的面粉搅拌均匀,盖保鲜膜静置备用;③将熟面粉过筛,放入猪油,反复揉搓成油酥面团,盖保鲜膜备用;④将生面粉过筛,加入猪油、糖粉、奶粉,缓缓倒入温水调和的蜂蜜,反复搓擦水油皮面团,至面团光滑不粘手,盖保鲜膜,与油酥面团一起松弛1小时左右;⑤将水油皮面团、油酥面团及馅料分别分成20克/个的等份,揉搓成小球,取一份油酥面团,放在水油皮面皮上;⑥虎口向上,收紧水油皮,让水油皮面团包裹油酥面团,捏紧收口,以免擀制时

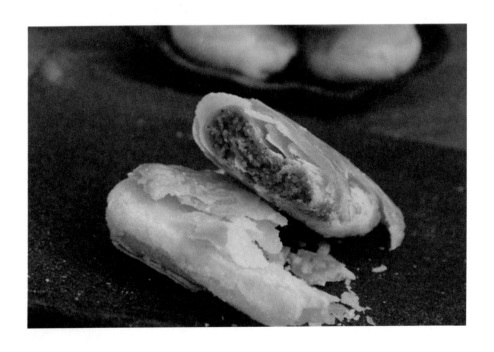

跑酥；⑦包好的面团盖上保鲜膜松弛 20 分钟，将松弛好的面团收口朝下，擀成椭圆形；⑧将面皮翻面，由下向上卷起，成卷状，将面团收口处朝下放置；⑨用擀面杖轻压中间，再次擀成椭圆形，由下向上卷起；⑩将收口处朝下，盖保鲜膜静置 20 分钟，取一份面卷，从中间对折；⑪按压成片，擀成圆形面皮，放入馅料，面皮包裹，收口捏紧滚圆；⑫收口朝下放置，用擀面杖轻轻擀成椭圆形，牛舌状；⑬烤箱预热 170℃，所有面团均处理完成，调入少量食用绿色素；⑭在饼皮上写上馅料名字，放入烤箱中层，烤 20 ～ 25 分钟即可。

三　瓜子酥

葵花籽是含维生素 E 最多的食品之一。维生素 E 属于抗氧化剂，有助于维持神经、肌肉组织的正常，使毛细血管壁更稳固，这样原本淤滞的血液循环可以恢复顺畅，有助于防止手足皲裂和色斑的生成。小雪时节在品饮老黑茶的同时，补充适量的葵花籽可起到补充油脂，抗寒暖身，防治心脑血管疾病的作用，瓜子酥的做法如下：

备料：低筋面粉 80 克，玉米油 30 克，全蛋液 15 克，白糖 25 克，小苏打 0.5 克，熟葵花籽仁 60 克。

做法：碗中加入蛋液、玉米油和白糖，搅拌至浓稠，之后加入低筋面粉，用刮刀拌均匀，压拌手法，不要搅拌，最后成软硬适中的面团。面团取出放在面板上，用擀面杖擀薄，用小刀切去四周，再分成小块，撒一层瓜子仁，做好之后放入铺上油纸的烤盘中，放入烤箱 170℃烤 15 分钟即可。

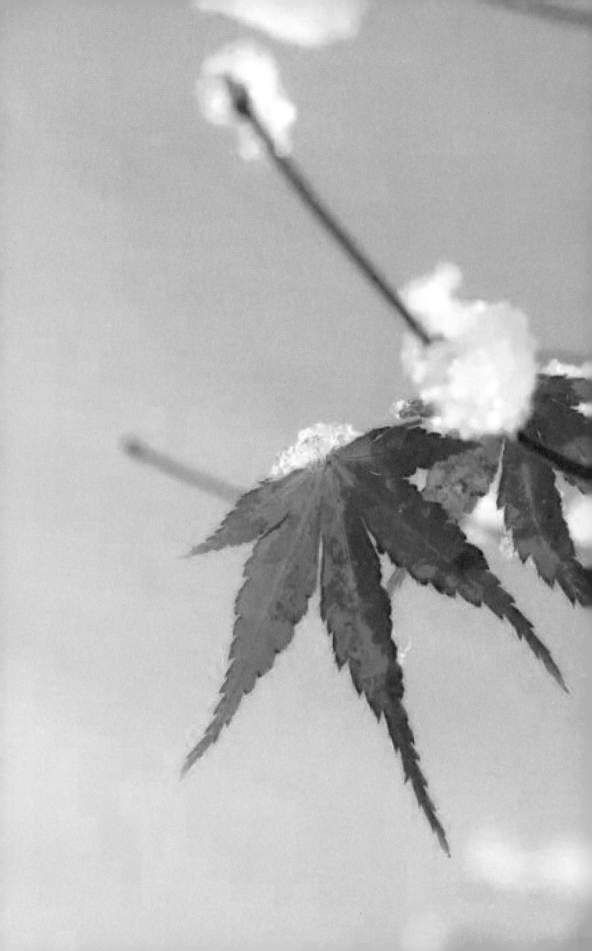

第三章　大雪

大雪节气

"有梅无雪不精神，有雪无诗俗了人。日暮诗成天又雪，与梅并作十分春。"

大雪是二十四节气中的第二十一个节气，时间始于每年公历 12 月 7 日或 8 日，此时太阳到达黄经 255°。

古人云："大者，盛也，至此而雪盛也"。到了这个时段，雪往往下得大，范围也广，故名大雪。大雪的意思是天气更冷，降雪的可能性比小雪时更大了。这时我国大部分地区的最低温度都降至冰点。

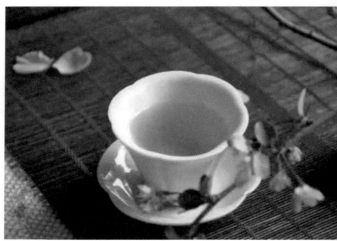

第一节　大雪节气的物候特点与节气保健

　　我国古代将大雪分为三候："一候鹃鸥不鸣；二候虎始交；三候荔挺出。"这是说此时因天气寒冷，寒号鸟也不再鸣叫了；由于此时是阴气最盛的时期，正所谓"盛极而衰"，阳气已有所萌动，所以老虎开始有求偶行为；"荔挺"为兰草的一种，它也感到阳气的萌动而抽出新芽。

　　大雪是进补的好时节，民间素有"冬天进补，开春打虎"的说法。冬令进补能提高人体的免疫功能，促进新陈代谢，使胃寒的现象得到改善，有助于体内阳气的升发，但进补过多容易上火，上火有实、虚之分。当出现毛发干枯，皮肤干燥，口腔干燥，干咳、口唇皲裂，面红上火等阴虚症状，就应该以滋肾润肺、防燥护阴为主，可进补一些柔软、甘润的食物，我们现在介绍三款茶品以配合食补。

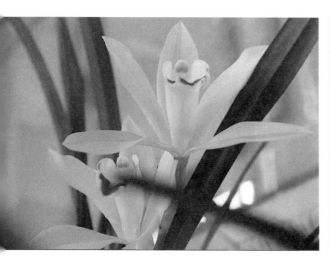

第二节 大雪节气养生茶品选择与茶点搭配

一 风来难隐谷中香——兰花茶

兰花在中国文化中最具文人气质，它既是"花中四君子"之一，又是"岁寒三友"之首，自古咏兰的诗就不计其数，我最喜欢的是康熙皇帝的那首《咏幽兰》："婀娜花姿碧叶长，风来难隐谷中香。不因纫取堪为佩，纵使无人亦自芳。"这首诗道尽了兰花的风骨。国人爱兰之幽香，也将其做入茶中，是取含英咀华、吐气如兰之意。

用白兰窨茶有悠久历史，纯正的白兰花茶，香气浓烈、持久，滋味浓厚，主销山东、陕西等地，是产量仅次于茉莉花茶的又一大宗花茶产品。主要产地为徽州、福州、成都等地。白兰花茶主要原料是白兰花，其次也有用同属之黄兰（亦称"黄柳兰"）、含笑等代替。白兰亦称缅桂，叶革质，卵状披针形或长椭圆形，全缘，叶柄长1.5厘米，基部模型。花单生于叶腋，夏秋开白花，花被8~10枚，披针形，有馥郁香气，4月下旬到9月陆续开放，而以夏季最盛。黄兰亦称黄缅桂、黄桶兰，外形与白兰极为相似，唯其花为淡黄色，叶柄上托叶痕较长，叶背有毛，亦是优良的窨茶香花。含笑是常绿灌木或小乔木，高2~3米，分枝紧密，小枝及叶柄均密生褐色绒毛，叶倒卵圆形，花单生于叶腋，长2~3厘米，淡黄色，香气清纯隽永，是高级窨茶香花，并常作观赏用。白兰花香浓郁持久，白兰花茶的特征是，外形条索紧结重实，色泽墨绿尚润，滋味浓厚尚醇，汤色黄绿明亮，叶底嫩匀明亮。白兰花茶多以中、低档烘青茶坯作原料，其窨制技术主要有鲜花养护、茶坯处理、窨花拌和、匀堆装箱四步。

兰花茶原产四川蒙顶山，是再加工茶中的稀有茶品。它色泽碧绿，形似兰花，银毫显露，汤色清明，滋味清醇，回甘清爽，闻之兰香怡人，饮之回味甘甜，可与黄山毛峰、太平猴魁等名茶并驾齐驱，正适合大雪时节品饮，有滋阴润肺，止渴生津，调理脾胃，开窍醒神，去除疲劳之功效。挑选优质兰花茶要从以下几个方面来鉴别：首先，干茶外形要秀美，卷曲多豪，色泽嫩绿。其次，开汤后，内质清香，味醇而甘，汤色黄中透绿，清澈明亮，叶底匀整，肥嫩鲜亮。挑选优质兰花茶的口诀是：色泽翠绿叶细长，满披白毫兰香扬。汤色蜜绿清且亮，饮罢兰韵回味长。

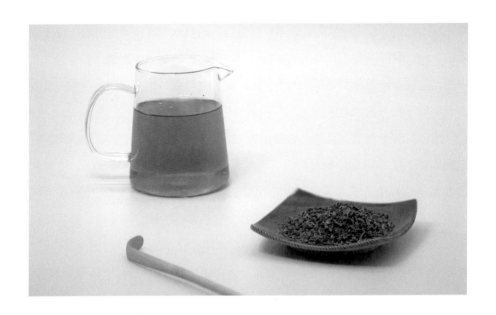

二　熟茶精华——老茶头（普洱熟茶）

阳虚者经常会感到四肢乏力、面色苍白、怕冷、易疲劳等，对于他们而言，就应该吃些熟软、温热的食物，我们在这里向大家推荐一款可安神养胃、暖肾健脾、缓解阳虚症状的茶品——老茶头（普洱熟茶）。

茶头是指普洱熟茶在渥堆发酵时结块的茶，相对条索状的茶，茶头内含物更加丰富，茶汤更浓厚，更加耐泡。

老茶头，一个"老"字足以证明老茶头的分量，其外形紧实集结，很耐泡，口感醇滑、甜味十足。这样的老茶头，渐渐从无名成为茶中瑰宝，让无数人对它倾心。茶叶没有了昔日娇嫩清纯的模样，蜷缩成了一颗饱满的茶粒，幻化着生命的沉重和轻盈。略感沧桑的外表，注定生来孤独。灰白哑光的点缀，是岁月划过的痕迹，与清水的融合，在唇齿间荡漾开来，有一种甘醇充溢喉腔间，回甘与余香慢慢在肺腑间蔓延开来，饱含胶质和糖分。

作为一款熟茶，老茶头的制作原理如下：普洱熟茶都是经过人工洒水渥堆发酵的，在发酵过程中，一堆茶的中间会升温，然后茶叶通过自身含有的酶发酵，慢慢变成熟茶。在这个过程中，每过一段时间，就要人工把这堆茶翻几番，以免里面温度太高把茶给焖焦。发酵过程中经过反复不断地翻，茶叶会分泌出一些果胶来，因为果胶是比较黏稠的，所以有些茶叶就粘在一起，变成一团一团的疙瘩。等茶叶发酵完毕后，人们会把这些一团一团的茶叶疙瘩拣出来，用手把它解开，然后放回到茶叶堆里，而有的实在粘得太牢了，如果要解开的话，会将茶叶弄碎了，只好另外放成一堆，变成了"疙瘩茶"，所以也叫"老茶头"。

老茶头虽然貌似一个个的疙瘩，但是我们应该明白它形成的原理。主要形成阶段是普洱茶的渥堆环节，原料也必须是饱含胶质和糖分的嫩芽。因此，老茶头比一般普洱熟茶含有更为丰富的果胶质和内含物质。

老茶头经历了岁月的积淀，茶叶本身的咖啡因会渐渐析出，形成表面的一层白霜。许多人对其略显灰白的外表心怀芥蒂，其实这是陈年茶叶外化的咖啡因，属于茶叶转化过程中的正常现象。

相比其他茶叶，老茶头拥有丰富的果胶质，因此茶汤口感醇厚柔滑，甜度

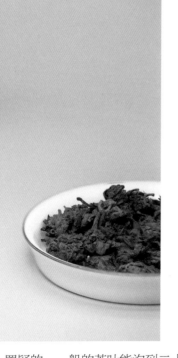

更高；茶汤入口，陈香就慢慢地满口散开，特别是到喉部，茶汤似乎更加顺滑。老茶头就是这么慢慢释放自己的能量的，渐渐由淡变浓，滋味慢慢释放出，温温柔柔的甜一贯始终。

随意取十多克冲泡，可以喝一下午，甜一整天。口感醇和、柔顺甜滑的老茶头除了有普洱熟茶的内质外，还含有更丰富的果胶质。

老茶头经自然沉淀，越陈越香，舌尖上仿佛有光阴滑过的甜甜的味道。作为普洱茶凝结的精华，老茶头的耐泡度一直都是毋庸置疑的。一般的茶叶能泡到二十泡已经算是少见，而老茶头却能泡三十道水以上，多泡之后，茶汤仍然存有一定的韵味。有些年份长的老茶头耐泡度更佳。

尤其是古树的老茶头，果胶含量丰富，水分会一点点渗透，茶汤也会呈现高水准的稳定性。其干茶香味浓郁，有令人舒适的陈香。

原料较嫩的叶子，内含物质丰富，才会变成老茶头。嫩度较高的茶叶更容易转化出糯香。它是一个老者，让品茗者拥有多一份对时间厚重感的敬畏。

普洱熟茶本身就因其茶性温和，适宜大多数人饮用。熟茶精华老茶头，其茶性仍然沿袭熟茶的温润风格，适合各种爱茶人群品饮。

挑选老茶头应遵循四字诀：纯、亮、甜、绵，这是说老茶头干茶虽经年陈化，但闻起来并无杂味，所以"纯"是指干茶闻起来纯净；"亮"是指开汤后，茶汤红亮带宝光，这是老茶头茶质丰富，加工储藏干净的标志；"甜"是由于老茶头属深度渥堆茶品，果胶质、多糖溢出丰富，因此茶汤较一般熟普洱更为甘甜醇厚；"绵"是指茶汤进入口腔，划过喉咙的感觉，高品质的老茶头由于内含物丰富，与水融合后，可缩小水分子的体积，使茶汤变得绵软细滑。挑选优质老茶头普洱熟茶的口诀：老茶带霜气净纯，茶汤红亮无杂陈。入口绵糯回味甜，经久耐泡厚滑醇。

三　百年沧桑一叶茶——易武大树普洱

易武位于西双版纳傣族自治州的勐腊县东北部，易武正山古茶山产区，是古六大茶山中茶园面积最大、产量最大的茶山。易武古镇曾是"镇越县"府所在地，植茶、制茶、易茶历史悠久，尤其在清朝后期，成为六大茶山中最热闹繁华的茶马古镇和茶叶加工、集散中心。我们现在所熟知的四大百年名号：车顺号、同庆号、宋聘号和福元昌号都在易武地区，我怀着朝圣的心情来到易武，想寻找此地百年前的繁华，我走进了四大名号中唯一还保留旧址的福元昌号，听一听余智畅老人讲述他的家族与易武茶百年的沧桑。

乾隆年间，云南古六大茶山（倚邦、易武、攸乐、革登、莽枝和蛮砖）以倚邦为首，其中福元昌号是众多茶号中的一个。曾繁荣一时，无奈世道多舛，后几经辗转，福元昌号在 20 世纪 20 年代前后转入余福生之手，迁址易武老街，专营易武茶。余福生严把原料关，以易武地区所产大叶种乔木原料，三级以上

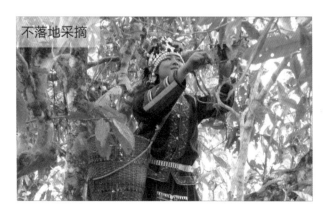

不落地采摘

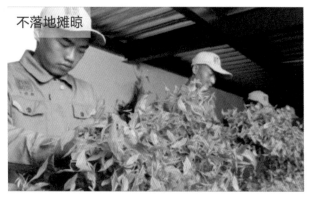

不落地摊晾

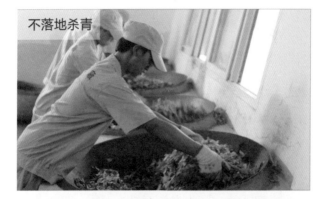

不落地杀青

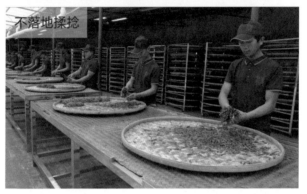

不落地揉捻

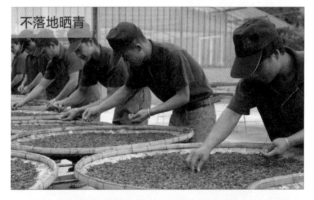

不落地晒青

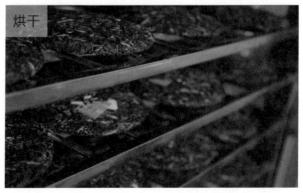

烘干

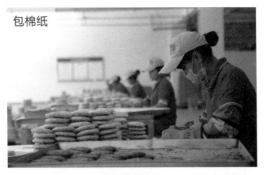

包棉纸

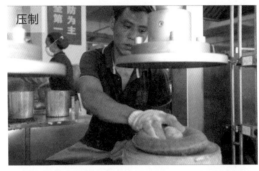

压制

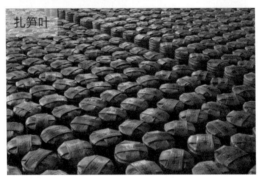

扎笋叶

最优质的茶菁制作普洱茶，还尽可能地以当地古茶园的头春茶为原料，创制蓝印、紫印、红印等经典配方茶，经过将近 20 年的努力，福元昌号同其他字号的易武茶一样，以优异的品质行销东南亚各国。到光绪年间，易武已经成为六大茶山最大的茶叶加工基地、出口基地和内外商品流转地。

　　余智畅老人告诉我易武茶能驰名中外，有如此高的江湖地位，出口量居六大茶山之首，原因并非其他，而是和其祖父以及当年更多茶号主人们的苦心、用心分不开，在只知道做茶的人心里，茶是生活，也是血肉和灵魂，所以人在茶在，人去茶空。余智畅的祖父——福元昌号创始人余福生在世时留下过一段家训——为商不可奸，为商不可贪，经商重诚信，无德不成商；而做人要有五个必须——气必正，事必恭，学必勤，言必信，行必果。但天有不测风云，人有旦夕祸福。福元昌号在1945年冬随余福生的逝世而一蹶不振，随后在战乱中几近消亡，唯一能见证此商号和易武茶辉煌历史的明证，只是那座福元昌老宅，直到2015年潮汕茶人陈升河先生来到易武，走进福元昌老宅，与余福生长孙余智畅老人深谈几次，帮助余氏家族重振福元昌号，经过对百年前配方的复原，现而今福元昌号中的经典，紫票、红票、蓝票再现普洱市场。

经过——品尝后。我认为无论是紫票的富丽华贵，还是红票的阳光刚毅，抑或是蓝票的柔美细润，都是值得珍藏的上乘佳品，不愧是老福元昌号的复刻之作。

品过福元昌号的新茶，我感触良多，福元昌号是易武地区百家商号之一，历经世事沧桑，再度问世还是深受茶人认可，这当然与易武地区大茶树的品质密不可分。易武地区成品茶条索黑亮，汤色金黄，苦涩较轻，甘醇顺滑带梅子香，喉韵甘润持久，滋味绵甜，生津迅速，平顺中带着易武茶独特的后劲，水路细腻悠长。经年存放后，汤汁厚滑，由于茶气十足，品茶者饮后有微微发汗的感觉。随着易武茶再度风靡普洱茶市场，该地茶品多以村落名命名。如刮风寨、麻黑老寨、落水洞、薄荷糖等，不胜枚举。在巨大的利益诱惑面前，市场上仿冒易武名头的茶也多不可数，除认定地区品牌之外，我将易武茶特点编成口诀供各位参考：干茶细长颜色乌，叶底锯齿钝而疏。茶梗横观似马蹄，滋味清香似梅核。

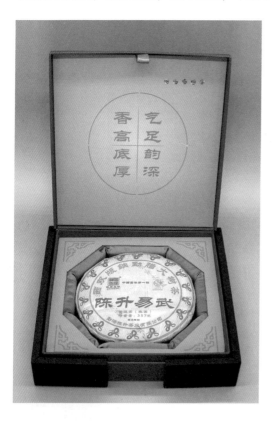

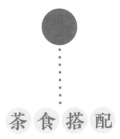

茶 食 搭 配

一 红豆栗子羊羹

红豆栗子羊羹是华夏著名风味小吃，最适合冬季进补。有滋阴润燥、补心强肾等功效，后该点制法传入日本，其清甜软糯的口感和补血强身的功效也深受日本民众喜爱。今天我们为大家介绍红豆栗子羊羹的做法。

备料：琼脂 10 克，水 450 克，红豆沙 360 克，糖、板栗各适量。

制作步骤：①板栗剥壳煮至软糯，可以用擀面杖轻松压碎即可。中间要换一次水，琼脂泡凉水备用；②锅中加入 450 克清水烧开，放入泡好的琼脂并搅拌，到琼脂全部溶解，关火，然后加入红豆沙搅拌均匀。这个时候可以尝一下味道，根据个人口味和红豆沙甜度适量加糖；③容器中铺一层保鲜膜，倒入一半羊羹液体，静置片刻，凝固之后铺上栗子，然后倒入剩余液体；④等摸起来不烫手的时候放到冰箱冷藏，凝固之后就可以切片食用了。

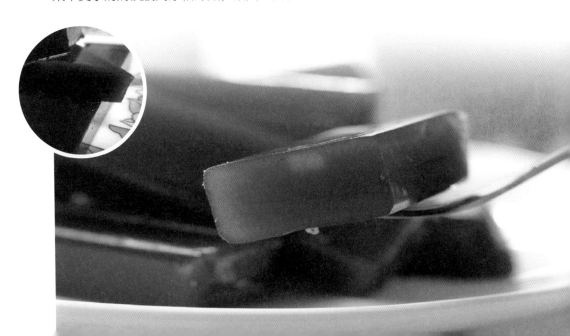

二　枣栗喜饼

枣栗喜饼是清朝宫廷名点，由于"枣栗"同"早立"，所以该点一般出现在皇室成人礼或婚礼等喜庆活动上。冬季食用大枣和栗子有固肾益气、养血美容、补充膳食纤维等功效。其做法如下：

选取颗粒饱满，表面色泽光亮的栗子，在其表皮用刻刀划出十字，投入凉水，大火煮至滚开，后转入文火小煮四十分钟，为使其口味香甜润口，在文火煮制时，加入适量桂花、蜂蜜，随后将熟栗捞出，剥出果肉，捣至成泥。为使其口感松软适度，在栗泥中掺入三分之一量的炒白面，和至均匀后，填入枣泥馅，并按入模具中，制成有喜字纹样的圆饼，该点心口感绵软，甜润适口，既有栗子的清香，又有枣泥的甜滑，是冬季佐茶的最佳选择。

三　枣泥雪花酥

大雪节气是食枣进补的最好季节，大枣不仅富含各种维生素，还可补血养颜、补中益气。今天我们为大家介绍一款北方名点枣泥雪花酥，其做法如下：

备料：水油皮、中筋面粉、玉米油、糖、纯净水、油酥、自制枣泥馅。

做法：先准备好油皮和油酥，盖上保鲜膜醒 20 分钟；醒好后分成相同数量、大小的 10 ～ 12 份；用油皮包裹油酥；捏紧收口，不要漏酥；擀成长条，自上而下卷起，全部做好之后盖上保鲜膜醒 20 分钟；醒好之后拿出，用刀一分为二；切口朝下，擀成面皮，放入枣泥馅，打褶包好，收口朝下即可，按照这个手法包好全部，放入铺了吸油纸的烤盘，烤箱 190℃预热 5 分钟，预热后把烤盘放入烤箱烤 25 分钟即可。

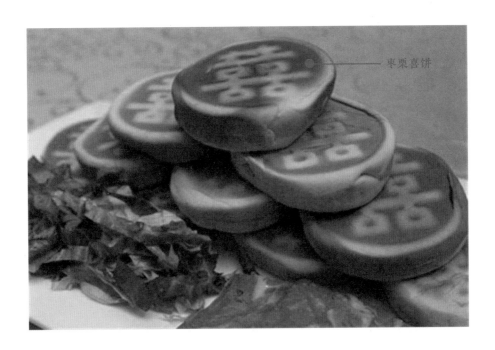

枣栗喜饼

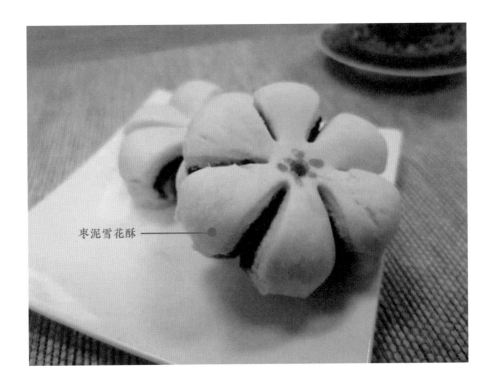

枣泥雪花酥

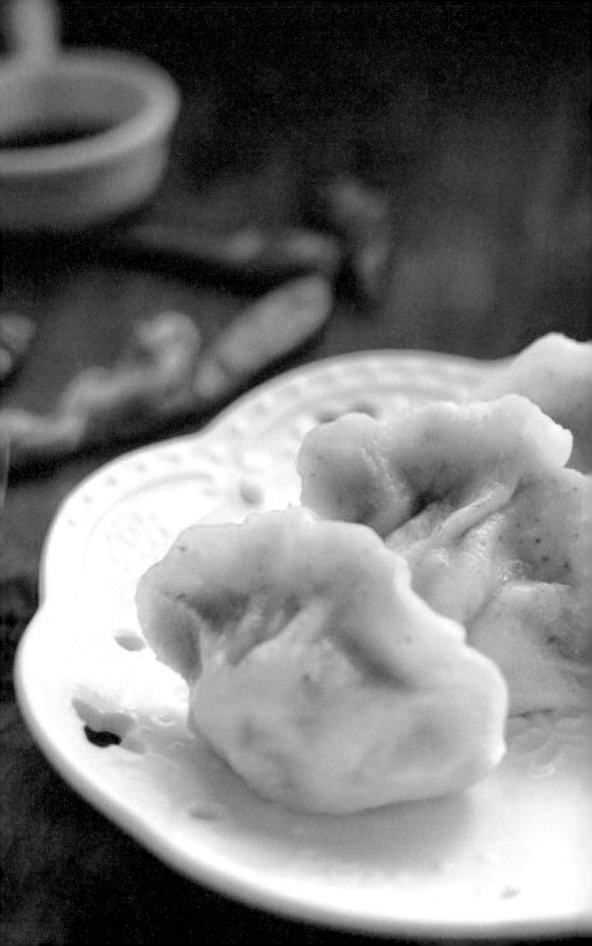

冬至
节气

"杲杲冬日出，照我屋南隅。负暄闭目坐，和气生肌肤。初似饮醇醪，又如蛰者苏。外融百骸畅，中适一念无。旷然忘所在，心与虚空俱。"冬至，又称"冬节""交冬"，是二十四节气中的第二十二个节气，与夏至相对。时间始于每年公历的 12 月 21 日或 22 日，此时太阳已经到达黄经 270°，阳光直射南回归线，是北半球一年中白昼最短的一天，与之相对，这天是南半球一年中白昼最长的一天。冬至以后，太阳直射点开始渐渐向北移动。因为冬至并没有固定于特定一日，因此和清明一样，被称为"活节"。古人对冬至的说法是：阴极之至，阳气始生，日南至，日短之至，日影长之至，故曰"冬至"。

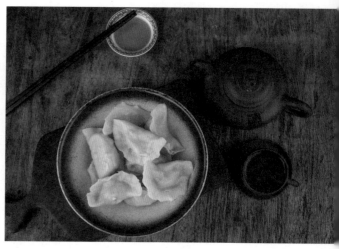

第一节　冬至节气的物候特点与节气保健

冬至有三候："一候蚯蚓结；二候麋角解；三候水泉动。"传说蚯蚓是阴曲阳伸的生物，此时阳气虽已生长，但阴气仍然十分强盛，所以土中的蚯蚓仍然蜷缩着身体；麋与鹿同科，却阴阳不同，古人认为麋的角朝后生，所以为阴，由于冬至一阳生，所以麋感阴气渐退而解角。由于阳气初生，所以此时山中的泉水可以流动并且温热。

冬至时节，一些宿疾重症患者，机体抵抗力差（阳衰），无法适应阴阳交替的急剧变化，最易使病情加重，乃至死亡。同时，冬至之后，阳气开始恢复，阳衰得阳气之助，病又会渐渐好转。所以民间有"重病难过冬至节，过了冬至可延年"的说法。

中医云："万物皆生于春，长于夏，收于秋，藏于冬，人亦应之。"古人认为，冬三月是"生机潜伏、阳气内藏"的季节，应讲究"养藏之道"。这就是说，冬天是一年四季中进行保养、积蓄的最佳时机。冬天人们为了使体内的热量增加，保持体力，会食欲大增，脾胃运化转旺，若在此时进补，就会使补药的作用发挥得更好。事实表明，冬令进补既能调养身体，又能增强体质，使机体的抗病能力提高。所以冬至养生应关注补虚益精、清热明目、滋阴益气、补肾固精等。在这里我们向大家介绍三款适合冬至品饮的茶品。

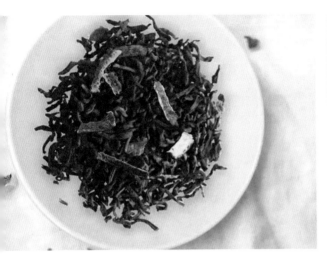

第二节　冬至节气养生茶品选择与茶点搭配

一　祛湿新贵——陈皮普洱茶（柑普茶）

前几日和一个老中医聊天，他推荐我冬季可多吃陈皮，还可多饮熟普洱。说这两样食品，对心肺功能保健好，还可以暖身温脾。我告诉他现在有一种陈皮熟普很是流行。老人家很感兴趣，喝了我送给他的陈皮普洱后，他说陈皮加熟普的祛湿效果堪比红豆薏苡仁，甚至更好。现代人脾湿者居多，可以多喝陈皮普洱，我想这可能就是近年来陈皮普洱市场火爆的原因吧！

陈皮普洱茶是普洱茶中较为出名的养生茶，也是五邑特产之一，精选具有"千年人参，百年陈皮"之美誉的新会柑皮与被誉为"茶中减肥之冠"的云南陈年熟普洱，经过特殊工艺加工而成，无任何添加剂，茶叶清香甘爽，疏肝润肺、消积化滞，维生素含量丰富，是润肺、健胃、降脂的首选佳品。

据说柑普茶是由道光进士罗天池始创。

罗天池原名汝梅，字草绍，1805 年生于新会棠下镇良溪村，道光六年进士，被誉为"粤东四大家"之一。道光二十七年（1847 年），罗天池辞官回乡，

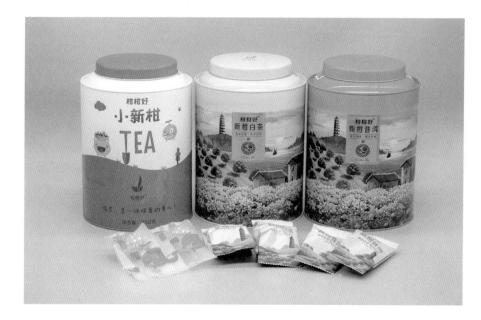

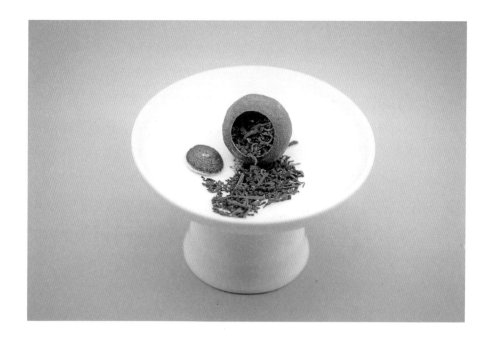

带回许多陈年普洱生茶。回乡的当年秋天，罗天池不慎染上感冒，当时正在书房品茗，妻子忙用陈皮煮水给他服用，他误以为妻子煮水给他泡茶，于是把陈皮汤倒入壶中。这才发现是镇咳、化痰的陈皮汤，心想倒掉可惜，就啜了一口，顿觉香味直透鼻孔，两颊生香。喝了几杯，便觉得咽喉舒畅，咳痰少了。第二天，罗天池又叫妻子煮陈皮水给他泡普洱茶。连服两天，感冒好转，心情舒畅。至此，每喝普洱茶，他都喜欢加上陈皮一起冲泡。当隔壁的族弟给罗天池送来自己种的柑橘时，他萌发了将两者相结合的想法。他把柑皮撕开三瓣，放置普洱茶叶，然后再将其包起来，此法虽易装茶叶，但茶叶也易散落。于是，罗天池便继续改良其做法，后来便有了当今之做法，取其干果，挖取果肉，置入茶叶，再封其挖口，晒干即可。风干的柑橘皮呈红褐色，既干又脆，散发出淡淡的橘子清香。

陈皮普洱茶（柑普茶）是广东江门近几年在茶叶市场上新崛起的本土特产茶，它是跟云南普洱茶有机结合的产物，可以说是普洱茶的新品，形成独特的茶饮新概念。

橘普茶主要结合陈皮和熟普洱茶的功效特点，有保健功能：顺气理中，健脾，祛燥湿，化痰治咳，能散，能泻，能温，能补，能和，调脾快膈，通五淋，疏肝润肺，消积化滞，宜通五脏，疗酒病。

普洱熟茶茶性温和，暖胃不伤胃，可以生津止渴、消暑、解毒、通便。特别适合有便秘困扰的女士，借助普洱茶，能够调节肠胃，恢复正常功能，彻底解决因便秘引起的痘痘以及"淑女杀手"的口臭问题，可以摆脱肤色暗沉。

陈皮普洱茶的精髓在于新会陈皮为臣（辅助），提升普洱茶的功效。在药用上，陈皮有理气、健胃、燥湿、祛痰的功效，而且是越陈越好，广东人早已把它运用于粤菜调味，汤羹炖品，糖水，粥品之中；陈年普洱茶对人体具有"三通一平"（通气道、通血道、通谷道）的作用，陈年熟普能生津、顺气、益气、降血脂、降胆固醇，也是越陈越好。当陈皮与云南普洱茶相配时，两者相得益彰，大大地提升普洱茶的功效，突显普洱茶行气健脾，舒肝利胆，健胃消食，降血脂，降胆固醇，抗疲劳的功效。在口感上，普洱茶的甘醇爽甜，加上新会陈皮的霸气回甘，造就风味一绝的柑普茶品质，使茶的色、香、味俱佳。

挑选高品质柑普茶口诀：外皮脆硬色褐黄，经年陈放挂白霜。开汤红艳水细滑，入口甜糯陈皮香。

二 奶茶伴侣——茯砖茶

一到冬至，身体就发寒，总想猫在屋子里面。一天，一位内蒙古的朋友来看我，带了些家乡特有的奶坨，这是当地人将新挤出的牛奶冻成的坨坨，内蒙古的这种奶坨又香又醇，可以说是滴滴香浓，唯我平生最爱。看着朋友千里迢迢送来的心意，我突来兴致说，我这有最佳的牛奶伴侣，在这给你这个内蒙古人熬一锅真正的奶茶吧！

茯砖茶产于湖南省益阳市，约在 1860 年前后问世。当时用湖南所产的黑毛茶踩压成 90 千克一块的篾篓大包，运往陕西泾阳筑制茯砖。茯砖早期称"湖茶"，因在伏天加工，故又称"伏茶"，因原料送到泾阳筑制，又称"泾阳砖"。近代湖南安化白沙溪茶厂经过反复试验，1951 年在安化就地加工茯砖茶获得成功。

茯砖茶外形为长方砖形，规格为 35×18.5×5 厘米。特制茯砖砖面色泽黑褐，内质香气纯正，滋味醇厚，汤色红黄明亮，叶底黑褐尚匀。普通茯砖砖面色泽黄褐，内质香气纯正，滋味醇和尚浓，汤色红黄尚明，叶底黑褐粗老。每片砖净重均为 2 千克，茯砖茶在泡饮时，要求汤红不浊，香清不粗，味厚不涩，口劲强，耐冲泡。特别要求砖内金黄色霉菌（俗称"金花"）颗粒大，干嗅有黄花清香。产品独特的谢瓦氏曲霉香味，强劲的消食解腻功能和醇厚的口感深受边疆各民族同胞的喜爱，他们把金花的多寡视为检查茯砖茶品质好坏的唯一标志。产品主销新疆、青海、甘肃、陕西等省、自治区，蒙古国也成为茯砖茶消费市场。

砖茶的熬煮方法多种多样，一般是把茶砖敲散，放入熬茶锅内，加人 100～300 倍的水，并加入少量的食用盐，（使茶叶中结合态的茶多酚等物质溶解于水，提高茶叶的水浸出物）在火炉上熬煮，水沸腾后半小时左右滤出茶汤饮用。

如喜欢喝奶茶，可在茶汤中加入 1∶1 的鲜奶煮至微开，就可以饮用了。

茯砖茶的挑选口诀如下：粗枝大叶色褐黄，汤色黄亮飘菌香。叶底黑褐金花壮，浓烈刺激回甘强。

三　花茶中的小清新——碧潭飘雪

该茶作为四川花茶中的名品，亦产于峨眉山。碧潭飘雪茶名称的由来源于青年画家邓岱昆的藏头诗"碧岭拾毛尖，潭底汲清泉，飘飘何所似，雪梅散人间"。制作此茶的茉莉花采于晴日午后，挑雪白晶莹、含苞待放的花蕾，赶在开放前择花，使茶叶趁鲜抢香，再以手工精心窨制。花，色丽形美；茶，叶似鹊嘴；汤，澄青碧绿。水面点点白花似雪，杯底朵朵绿芽直立，淡雅适度，此茶不仅醇香可口，更有观赏价值。碧潭飘雪外形紧细挺秀，白毫显露，香气持久，回味甘醇。采用早春嫩芽为茶坯，与含苞未放的茉莉鲜花混合窨制而成。花香、茶香交融，并保留干花瓣在茶中。品味碧潭飘雪茶不仅赏心悦目、香甜满腮，还可健脾养胃、理气止痛、润津止渴，杯中载沉载浮的白花正应了冬日飘雪之景，正适合在冬天品饮。碧潭飘雪既具有茉莉的清芬又兼顾绿茶的鲜爽。由于这样的品质特点，很多外国茶友称其为茉莉花味的绿茶，如果你是坚定的花茶拥趸，就可以在冬至时节为自己泡上一杯清新的碧潭飘雪，用灿烂的阳光和甜爽的茗茶谱写一段冬日的旋律。挑选优质碧潭飘雪茶可根据以下口诀：干茶卷曲似碧螺，芽小细嫩白毫多。开汤飘花叶成朵，饮罢补水且去浊。

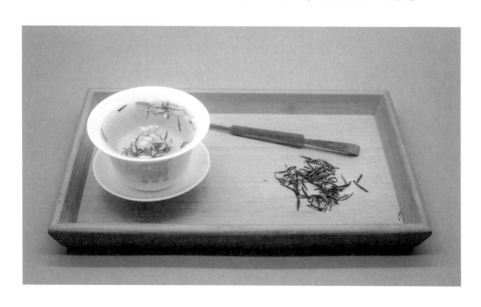

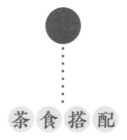

茶食搭配

一 鸡母狗馃

鸡母狗馃是一种米果，就是用米粉捏成小巧玲珑的动物和瓜果造型。冬至节，人们以鸡母狗馃祭拜上天，祈求六畜兴旺、五谷丰登。捏制鸡母狗馃，磨米粉是首道工序。磨粉分干湿两种磨法。磨干粉，直接把米放到磨盘里，边磨边加米。磨湿粉，要先将米放水里浸泡二、三天，然后洗净放簸箩里晾干，磨的时候再加水，水里放点红色食用粉。这样磨出来的粉是淡红色的，很好看。粉磨好后，倒进布袋里，扎紧口子，压上一块大石头，把水榨出来。也可放小木桶里，盖上一层纱布，然后压上草灰包，慢慢吸干水。冬至前一天，主妇们把米粉揉好后，便招呼孩子们一起捏制鸡母狗馃。鸡母狗馃，顾名思义，形状都以兔、鸡、鸭、狗、羊、牛等家畜为主，也有黄鱼、虾、龟等海洋生物以及南瓜、玉米、菠萝等瓜果。捏出动物、瓜果的轮廓后，再剪出四肢、嘴巴、耳朵、鳞片、叶子等细节，眼睛用细竹签点出，如用黑芝麻点上就更栩栩如生了。鸡母狗馃做好后，放到蒸笼里蒸，米香溢出后，还要再焖会儿才起锅，不然做好的动物、瓜果容易塌脖子或掉瓜蒂。祭完天后，这些鸡母狗馃都由主妇平分给孩子们。孩子们早就垂涎欲滴，此时便迫不及待地啃起来。舍不得吃的，就藏起来。过一、二天，鸡母狗馃变得硬硬的，嚼起来很有劲道，味道也特别，除了米香，似乎还能嚼出瓜果的滋味。

二 艾窝窝

艾窝窝，又称江米团，是北京传统风味小吃，每年农历春节前后，北京的小吃店要上这个品种，一直卖到夏末秋初，所以艾窝窝也属春秋品种，现在一年四季都有供应。艾窝窝历史悠久，明万历年间内监刘若愚的《酌中志》中说："以糯米夹芝麻为凉糕，丸而馅之为窝窝，即古之'不落夹'是也"。成品艾窝窝外观球状，颜色洁白类似雪球。其制作步骤如下：

1. 江米洗净，在水中浸泡 2 ~ 6 小时。

2. 把面粉放在微波炉里高火加热 3 分钟，加热后的面粉会结块变硬，需要用擀面杖把面块擀平，然后再过筛。

3. 将浸泡好的江米控水后，再加上 180 克水，放入蒸锅蒸 30 分钟，蒸成江米饭；江米饭蒸好取出，用勺子用力搅拌，使米的黏性充分发挥。

4. 把江米饭放在保鲜膜上防粘，用手按扁并来回折叠几次，使江米饭拌和成黏性好的江米面团。

5. 将江米面团搓成长条状，揪成 20 克左右一个的小剂子。

6. 把小剂子沾上熟面粉防粘，压扁后包入 10 克左右的豆沙馅，包裹收口朝下整成圆球状。

7. 樱桃或枸杞切成小块，装饰在艾窝窝上做点缀。

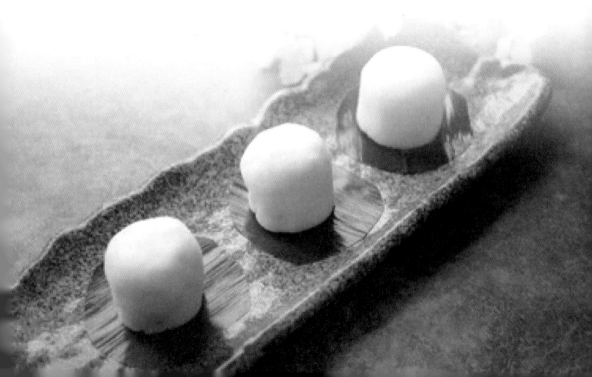

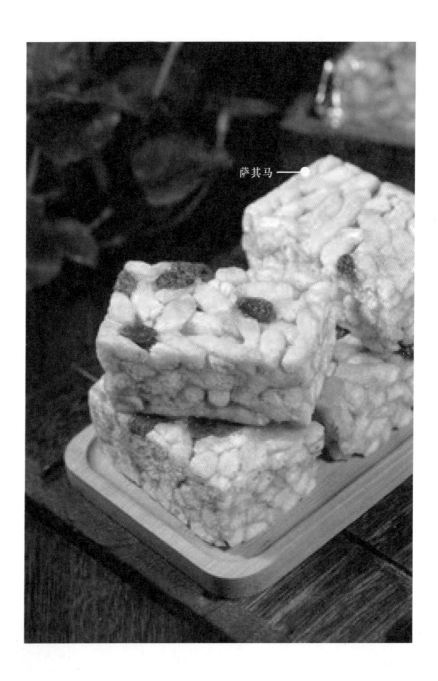

萨其马 ——

三　萨其马

萨其马源于清代关外三陵祭祀的祭品之一，满族入关之后，在北京开始流行，成为京式四季糕点之一，是当时重要的小吃。过去在北京亦写作"沙琪玛""赛利马"。由于此点心的制作要用上大量的蜂蜜和葡萄干，都是滋阴润燥、补肾益气的佳品，正适合冬季食用。其做法如下：

备料：中筋面粉 150 克，鸡蛋（去壳）105 克，白糖 105 克，清水 70 ~ 80 克，蜂蜜大半匙，黄油 15 克，葡萄干适量，玉米淀粉适量。

制作步骤：①面粉和鸡蛋揉成团；②桌面和面团表面撒上玉米淀粉，将面团擀开；③擀成大薄片，厚度 2 ~ 3 毫米，擀面的时候记得撒淀粉防粘；④面皮整形成长方块，还是要注意每一片之间撒淀粉；⑤切成面条，越细越好，切完的面条仍旧要撒上一些淀粉，用手抖散，防止面条粘连；⑥准备一个长方形器皿，底部和四边刷上色拉油（包锡纸或者保鲜膜可以方便脱模，不包亦可）；⑦油锅烧至六七成热，投下一根面条，待它浮起表示达到油炸温度了；⑧把面条分批分次放入油锅中炸，注意翻面，听到"沙沙"声，并且锅铲感觉面条表面脆硬了即可捞出沥油；⑨取一平底锅或者厚锅，把白糖和水同时放入，不要搅拌，点火煮出泡泡时，加入蜂蜜和黄油，继续煮到出大泡，用筷子蘸一点糖浆，稍凉后用手指捏一下，如果能拉出丝，表示糖浆熬好了，注意煮糖浆的前半程千万不要搅拌，只有加入蜂蜜和黄油才可搅拌；⑩熬好的糖浆迅速倒入面条中（同时倒入葡萄干或者蜜饯），上下拌匀，倒入方形容器内，压平，压实，放凉，最后切块就可以了。

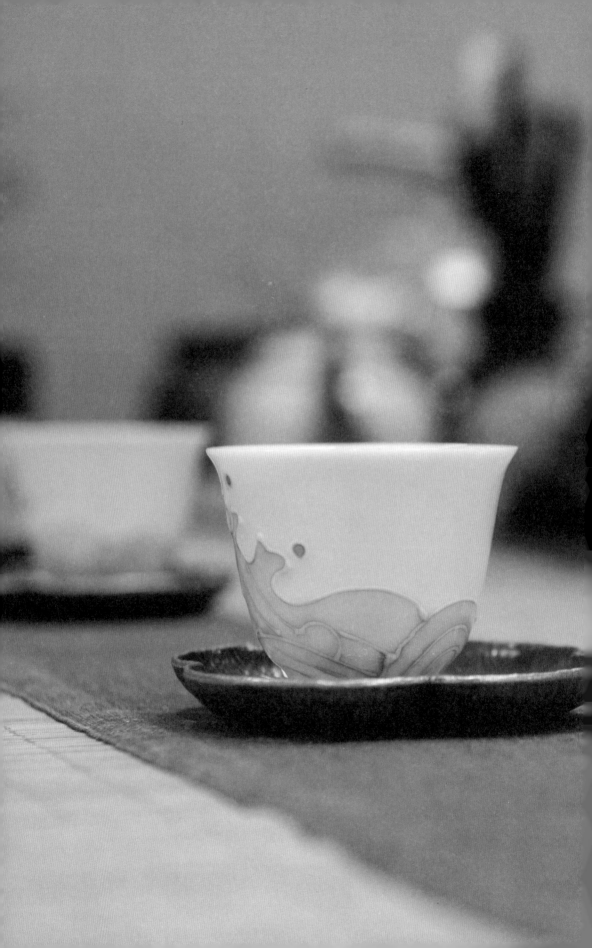

第五章 小寒

小寒
节气

　　"冰雪林中着此身，不同桃李混芳尘。忽然一夜清香发，散作乾坤万里春。"小寒是二十四节气中的第二十三个节气，时间始于公历1月5～7日之间，此时太阳位于黄经285°。对于中国而言，这时正值"三九"前后，小寒标志着开始进入一年中最寒冷的日子，民间有"小寒小寒，无风也寒"的说法。《月令七十二候集解》中记载："十二月节，月初寒尚小，故云，月半则大矣。"

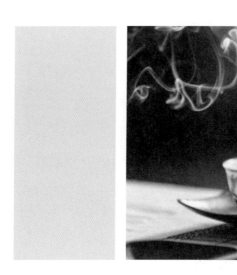

第一节　小寒节气的物候特点与节气保健

　　小寒有三侯："一候雁北乡；二候鹊始巢；三候雉始鸲（鸲，意为鸣叫）。"古人认为候鸟中雁顺应阴阳而迁移，此时阳气已动，所以大雁开始北移，当然不会迁移到我国最北方，只是已经离开南方最热的地方。此时，北方那些光秃秃的树枝上，已有喜鹊开始衔草筑巢，准备孕育宝宝。漂亮的雉鸟也会因为感知到阳气的生长而在接近四九时鸣叫。

　　此时万物敛藏，想要做好小寒养生就该顺应自然界收藏之势，收藏阴精，使精气内聚，以润五脏。也就是说小寒养生在于一个"藏"字。

　　从字面上看，大寒是冷于小寒的，但事实上在气象记录中，小寒却是要比大寒冷，可以说是全年二十四节气中最冷的节气，所以此时在起居上一定要注意保暖。天气寒冷，则胃肠病、关节痛、心脑血管疾病、肺部疾病都容易发生，所以保暖是第一要务，可以说从头到脚容易受凉的部位都要倍加呵护。首先从头做起，出门带好帽子，有助于减少散热；戴口罩不但可以保暖，还可以防止呼吸道疾病感染，一举两得。围巾可以减少颈椎病在冬季的发生。腹部保暖可以减少因寒冷造成的腹痛、腹泻等疾病，膝关节的保暖也很重要，不要单纯为了追求美观而过多暴露膝关节。脚部保暖除了穿厚实的鞋袜，还可以采用热水泡脚的方法。

中医认为寒为阴邪，最寒冷的节气也是阴邪最盛的时期，从饮食养生的角度讲，要特别注意在日常饮食中多食用一些温热食物以补益身体，防御寒冷气候对人体的侵袭。可适当多吃羊肉、牛肉、芝麻、核桃、杏仁、瓜子、花生、榛子、松子、葡萄干等，进食以细软为宜，粥、面条、热牛奶等都是不错的选择。尽量选择蒸、煮、烩、炖等烹饪方法，以减轻胃肠负担。切不可大鱼大肉，生冷无忌。因为饮食不洁的话，容易直接刺激胃部，使得它不正常的收缩，轻则引起食欲不振，重则还可能会导致呕吐、抵抗力降低等。同理，辛辣的食物一样是具有强刺激性的，大量食用容易导致急性胃炎的发生。

日常食物中，属于热性的食物主要有鳟鱼、辣椒、肉桂、花椒等；属于温性的食物有糯米、高粱米、刀豆、韭菜、茴香、香菜、荠菜、芦笋、芥菜、南瓜、生姜、葱、大蒜、杏子、桃子、大枣、桂圆、荔枝、木瓜、樱桃、石榴、乌梅、香橼、佛手、栗子、核桃仁、杏仁、羊肉、猪肝、猪肚、火腿、狗肉、鸡肉、羊乳、鹅蛋、鳝鱼、鲕鱼、鲢鱼、虾、海参、淡菜、蚶、酒等。根据这个节气人体变化情况，我们为大家挑选了三款适合小寒节气饮用的茶品。

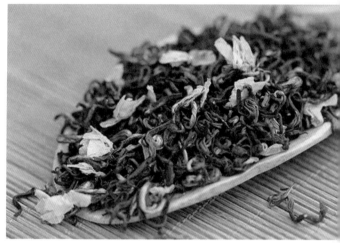

第二节　小寒节气养生茶品选择与茶点搭配

一　最符合北京精神的再加工茶——茉莉香片

我曾经做过一个"花茶喜爱度名义调查"，发现 70 岁以上的老北京人里有 90% 都喜欢茉莉香片，之前我们也介绍过很多花茶的品种，但茉莉香片最受这些老北京喜欢。这是因为它最符合北京精神。2008 年奥运会以后，北京精神作为北京人的文化名片享誉全世界。"爱国、创新、包容、厚德"这四个词语也在茉莉香片上得到了充分的展示。

首先来说说爱国，慈禧太后曾经说过，拯救晚清要"师夷长技以制夷"，于是发展了洋务运动，派大量留学生下西洋，渡东洋，走南洋去学习国外先进的技术，为己所用。熏制茉莉香片的茉莉花，被称为佛国之花，本不是中土花卉，汉代时张骞出使西域，从古印度引入此花，在中国广为种植。后人们利用其香气高绝的特点，与绿茶相互窨制，制成了享誉世界的茉莉香片。记得法国女作家玛格丽特·杜拉斯在《情人》一书的开头就提到了香片，在国外凡是叫中国茶的都泛指茉莉香片，可见这款茶已不知不觉地成了中国茶的文化名片。世界人民因为喜欢这款茶而爱上了中国，这个古老神秘而又充满活力的国度。现在世界人民都认为茉莉花源自中国，而并非印度的特产，是中国的茉莉香片，让世界人民认识了茉莉花这种洁白芬芳的花卉。就创新而言，茉莉香片的出现，填补了素茶时代无花入茶的空白。熟知中国茶叶发展史的朋友一定了解，清朝以前人们主要以绿茶作为品饮对象，而到了清朝随着发酵技术的出现，六大茶类才陆续登台，利用茉莉花吐香，茶叶吸香的原理制作的茉莉香片是中国制茶史上的一次里程碑式的革新。茶中有一种微量元素叫作棕榈酸，它是能够吸香且定香的物质。茉莉香片的制作原理是通过热化使棕榈酸吸收茉莉花中的芳香物质，并将其香气留在茶中。在高级香片中是看不到茉莉花瓣的，但那种饮后满口的茉莉芬芳使人在惊喜之余，不得不赞叹当年创制茉莉香片的茶技师无与伦比的创造力。

《易经》中讲"地势坤，君子以厚德载物"，这是说君子当效仿大地的厚德与包容，而茉莉香片就是利用茶的厚德与包容制成的一款花香高、茶韵足的茶品。制作茉莉香片的茶坯一般会选用烘青片茶，这是由于此茶本身香气不会过于突出，易与茉莉花香融合，混合后味道不会呈现对抗之势，其次烘青片茶自身滋味浓重，丹宁、茶碱等物质极为丰富，厚重的茶味亦不会被茉莉花的芬芳夺去光彩，这不正是君子厚德包容的表现么。

小寒时节，冷空气的侵入使得山川变色，天寒地冻，此时人们愿意猫在温暖如春的屋子里吃一些肥腻之物以御寒冬，喝上一杯芬芳扑鼻的茉莉香片，既可振奋精神，一扫困倦，还可消食解腻，帮助消化。挑选高级茉莉香片的口诀是：片片青绿茉莉香，汤色橙黄回甘强。解渴生津助消化，饮后汗发花香扬。

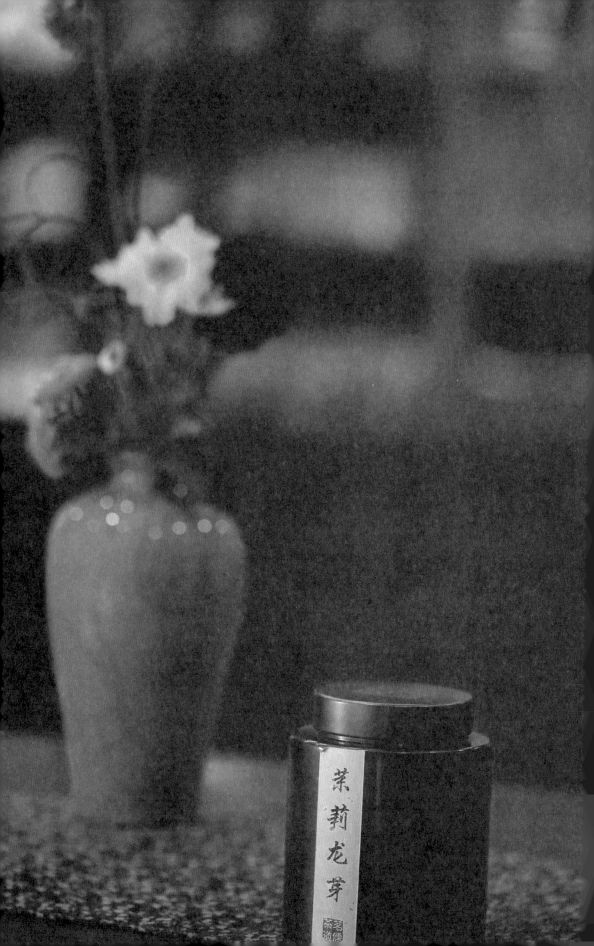

二　寒夜客来茶当酒——年份大树普洱（布朗山）

腊八节的时候，几位茶友来访，他们要求煮一炉有 5 年陈期的布朗精品，三杯老茶下肚，强烈的茶气与刺激甘甜的茶汤使我们每个人都面色红润，微有汗感，全身气血流畅。在氤氲的茶气中，大家似乎有了微醺的感觉，于是朋友挥毫写下"寒夜客来茶当酒，竹炉汤沸火初红"的诗句。

布朗山位于西双版纳勐海县的境内，靠近中缅边境，是著名的普洱茶产区，也是古茶园保留得最多的地区之一，布朗山方圆 1000 多平方公里，包括班章、老曼峨等村寨，其中最古老的老曼峨寨子已有 1400 年历史。布朗族是百濮的后裔，他们世世代代生活在布朗山，是世界上最早栽培、制作和饮用茶叶的民族。

生态茶叶种植已成为布朗山布朗族的重要产业。布朗山的茶不施化肥，不打农药，是绿色健康的生态茶，因而倍受全国各地朋友的喜爱。

布朗山普洱茶的茶树树形多为乔木或小乔木，香气独特（杯底有麦芽糖的香味），当地称甜茶，条索肥壮，显毫，茸毛多，滋味醇厚，苦涩味很重，回甘很快，叶底黄绿，是众多中外客商和普洱茶爱好者梦寐以求的收藏佳品。经年陈放的布朗山茶会随着年份的变换，呈现一种迷人的槟榔甜香。小寒时节，天寒地冻，此时人体由于外部的寒冷和毛孔收缩而引发内热，实火之症频繁出现。此时，喝上一杯有年份的布朗山普洱，可起到通气、暖身、降火、消食、提神、醒脑的功效。挑选有年份的布朗山普洱，应遵循下述口诀：干茶褐黄泛油光，汤色橙黄清透亮。入口绵柔茶气足，回甘香韵似槟榔。

三　如梅似雪的冬日馈赠——单枞雪片

单枞中的雪片是凤凰单枞茶在最后一个季节采摘的茶，统称为"雪片"，也可以说是一年之中香气最高的茶。恰逢秋雨过后，雨水渐少，阳光不烈，西北风起，昼夜温差大，只有上天如此馈赠，才能够在冬天里遇见它如花般的芬芳。单枞雪片香气比较清爽，带有浓烈的花香，和当季的季节味（雪味）相互交融，香气高扬，并且能够非常持久。水也是清清甜甜，伴着香气，随着茶汤入口而沁人心脾。同时也继承了正春单枞的优良品质，那就是耐泡，一般情况下，15泡至20泡都没有问题，汤水依旧甜，回味仍然香。喜欢高香的人，无不被它迷住，雪片的香，非一般茶能够比拟，即使观音有春水秋香，也不及雪片的冰山一角，即使众茶有百香，也不及雪片轻轻一扬。

中国茶叶品种中，只有乌龙茶才有冬茶，一般指凤凰单枞茶的冬茶，凤凰单枞茶冬茶俗称雪片，雪片茶的特点就是香气高锐，香气非常浓。因为冬季日夜温差比较大，茶叶中的芳香物质容易被激发出来，所以雪片香气比较好，但产量很低，只有春茶产量的三分之一，这是因为冬季天气冷，茶叶生长慢。雪片制作工序跟春茶一样，也要经过采制、晒青、晾青、浪青、炒青、揉制、烘焙这些复杂的工序。雪片茶的独特香气是其他季节的茶无法比的，雪片香气比较明显，冲泡茶叶时，整间屋子立刻会充满着茶叶的香气。雪片茶香气好，产量也少，秋茶虽然也有香气，但茶汤比雪片硬，也就是说不滑嘴，还带有苦涩，而制作工艺好的雪片茶的茶汤是甘甜的，香气细腻，入口清甜，从外形上辨别，雪片茶粗枝大叶，茶叶颜色黄蜡。为什么叫雪片？是因为茶叶是在小雪前采摘，小雪后就比较少了，所以叫雪茶，也是雪片。为什么叫片呢？因为冬天制作出来的茶叶不均匀，不整齐，有的大片，有的小片，外形粗松成片状，所以就叫雪片。最好的雪片茶具有三个特点，只有制作工艺好，这三个特点才全部具有。首先是花香高，能够做到有花香就是最高境界了。其次是雪味浓，雪味就是茶汤非常清，入口非常清爽，感觉像雪水一样清，但又有香气，清如雪的感觉。最后是韵味长，韵味是指每种茶叶的韵味，比如大乌叶就有大乌叶品种的韵味，玉兰香就有玉兰香茶的韵味。我曾有幸和几位朋友一起品尝某品牌出产的雪片，其茶汤入口清爽，像喝着甘甜的露水，是有香气的露水，喝着喝着，人的心情无限好，毕竟喝茶能使人的心静下来，能喝上凤凰单枞茶的极品茶叶，真是人生一大享受！

雪片单枞茶自古以来就以其独有的特色记在茶人的心

中。它拥有其他季节单枞所没有的特点：高香、清甜、甘爽。正因有着这独特的优势，它已成为无数茶人青睐的好茶。雪片单枞条形没有春茶那样圆润紧缩，而是有着粗壮肥大的身姿。若说春茶是优雅的文人墨客，文质彬彬，书生气十足。那雪片茶则像是高大魁梧的大丈夫，一身男子气概，声如洪钟般响亮。雪片茶的外观色泽也是其他季节出产的凤凰单枞茶所没有的，茶条腹背金褐色，无比诱人。雪片茶的香气从鲜叶采摘开始就延绵不断，清清淡淡。初制好的雪片单枞闻起来就像鲜花绽放，又有雪花傲梅般的气息。加工好的雪片单枞冲泡时，五步之遥也可闻到其香。雪片茶除了香迷众人外，还有另一优点也是极其诱惑人，那就是耐泡，雪片茶耐冲耐泡是出了名的。挑选优质单枞雪片茶的口诀是：干茶粗松色褐黄，茶汤稠细透亮光。入口即化似飘雪，香气高爽韵味长。

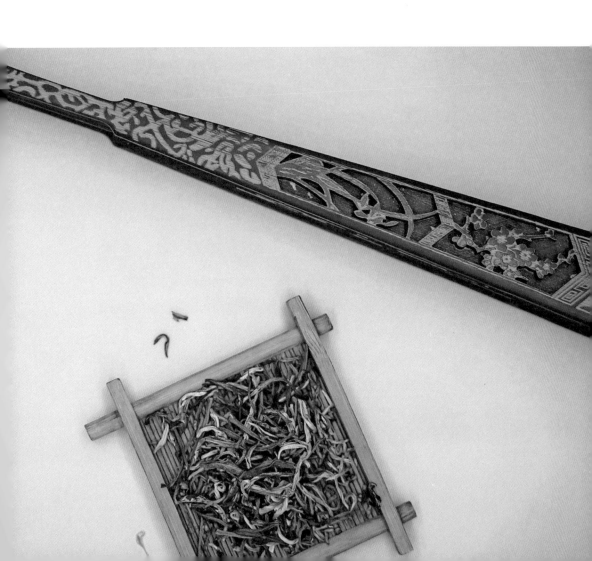

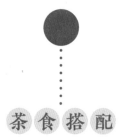

茶食搭配

一　糖卷果

糖卷果是回族传统小吃，深受大家青睐，尤得女性食客的喜爱。其做法如下：

取山药1500克去皮剁碎，大枣500克去核，果料切碎，两料拌匀后稍加水和面粉，搅拌均匀，用油皮将拌匀的料裹包好，上笼蒸5分钟；准备消毒过的干净豆包布一块，将蒸得的原料趁热置于布上，捏成三角状长条，凉后切成小手指厚般的块，入七成热的油锅，炸成焦黄色时捞出；另用锅加油、水、桂花、白糖，小火熬成糖稀，将炸得的卷果倒入，裹上糖汁，撒上白芝麻和白糖，软绵香甜，十分可口。

二　孝感麻糖

孝感麻糖是湖北孝感地区的风味小吃，主要由糖粉和黑白芝麻做成，冬日适当食用一些芝麻制品，即可补充油脂，使皮肤润泽，也可起到补肾益气，滋阴壮体的功效，其做法如下。

备料：熟白、黑芝麻各300克，糖粉260克，盐1克。

做法：把白芝麻和黑芝麻放进烤箱烤熟备用；再把糖粉放进锅里全程小火熬制，中间可以用铲子搅拌，熬到糖粉冒泡泡了，把芝麻倒进去快速拌匀，最后倒进模具里压实，趁热切成自己喜欢的形状（注意：全程所有工具不能沾水）。

三　枣泥山药糕

熟读《红楼梦》的朋友，一定对枣泥山药糕不陌生，这道点心有理气健脾，消食开胃，补血美容的功效，是冬日进补的佳品，其做法如下。

备料：新鲜山药 650 克，无核红枣 100 克，枸杞 15 克，白糖 30 克，糯米粉 60 克。

制作步骤：①洗净无核红枣和枸杞，分别用清水先浸泡一晚；山药去皮切成薄片，浸泡在清水中待用；②烧开半锅水，放入山药片，洒上适量白糖拌匀，以大火隔水蒸 25 分钟，取出晾凉；③红枣切成细丝，放进锅内，洒上白糖拌匀，大火隔水清蒸 15 分钟，取出摊晾；④将晾凉的山药压制成泥，加入糯米粉，用手不断揉搓压制成山药面团，让其静置 15 分钟；⑤蒸好的红枣用勺子捣烂，放入料理机中搅打成枣泥，取出待用；⑥取鸡蛋大小的山药面团，压成饼状，夹入适量枣泥作馅，用手将其搓成丸状，置入碟中；⑦烧开锅内的水，放入做好的枣泥山药糕用大火隔水清蒸 10 分钟，取出放入枸杞作点缀，即可食用。

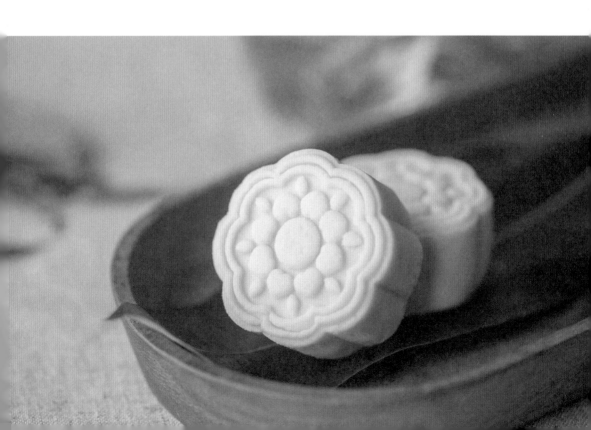

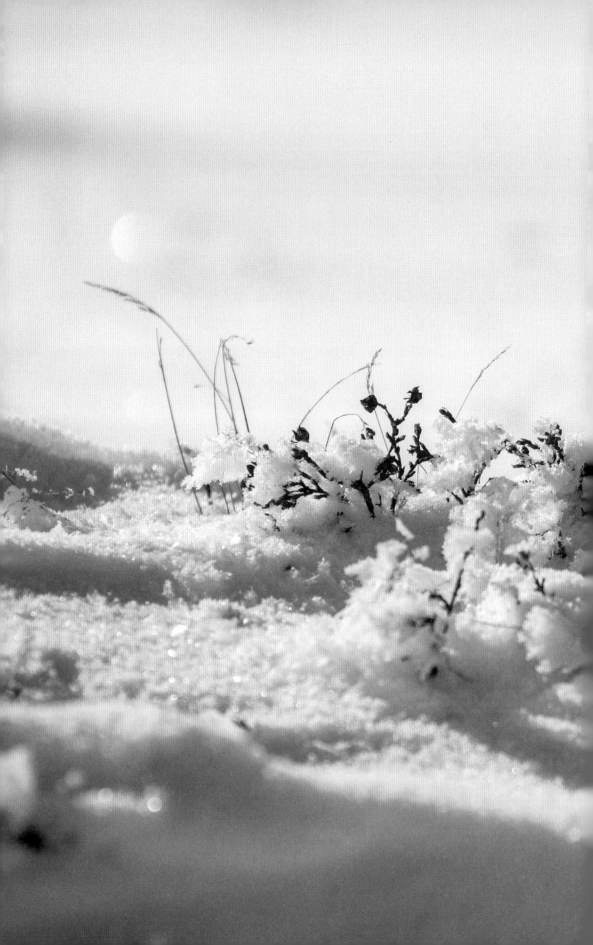

第六章 大寒

　　"蜡树银山炫皎光，朔风独啸静三江。老农犹喜高天雪，况有来年麦果香。"大寒是二十四节气中的最后一个节气，始于每年公历1月19～21日之间，太阳到达黄经300°时为大寒。过了大寒，又迎来新一年的节气轮回。《授时通考天时》引《三礼义宗》："大寒为中者，上形于小寒，故谓之大……寒气之逆极，故谓大寒。"大寒时节，人们开始忙着除旧布新，腌制年肴，准备年货，因为中国人最重要的节日——春节就要到了。在大寒至立春这段时间，有很多重要的民俗和节庆。如尾牙祭、祭灶和除夕等。大寒节气中充满了喜悦与欢乐的气氛，是一个欢快轻松的节气。尾牙源自拜土地公做"牙"的习俗。所谓二月二为头牙，以后每逢初二和十六都要做"牙"，到了农历十二月十六日正好是尾牙。尾牙同二月二一样有春饼（南方叫润饼）吃，这一天买卖人要设宴，白斩鸡为宴席上不可缺的一道菜。据说鸡头朝谁，就表示老板第二年要解雇谁。因此有些老板一般将鸡头朝向自己，以使员工们能放心地享用佳肴，回家后也能过个安稳年。

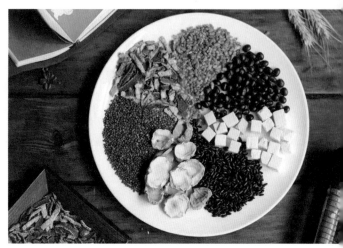

第一节　大寒节气的物候特点与节气保健

中国古代将大寒分为三候："一候鸡乳；二候征鸟厉疾；三候水泽腹坚。"就是说到大寒节气便可以孵小鸡了。而鹰隼之类的征鸟，却正处于捕食能力极强的状态中，盘旋于空中，到处寻找食物，以补充身体的能量抵御严寒。在一年的最后五天内，水域中的冰一直冻到水中央，且最结实、最厚，孩童们可以尽情在河上溜冰。

大寒是二十四节气的最后一个节气，此时正值生机潜伏、万物蛰藏的冬季，人体的阴阳消长代谢也处于相当缓慢的时候。大寒养生要顺应冬季"藏"的原则，最简单的方法是早睡晚起，每天多睡1小时。早睡可以养人体的阳气，晚起可以养阴气，使精气内聚以润五脏，从而增加身体的免疫力。

一月在一年中最冷，此时风和寒是主要的气候特征。饮食上应多吃温散风寒的食物，以防御风寒邪气的侵扰。这类食物包括生姜、大葱、辣椒、花椒、桂皮，还有羊肉。中医专家认为，在温热食物中，羊肉性价比最高，可以用山药、当归、胡萝卜、芡实搭配，佐以生姜、大葱等调料，每周吃一次，这样更有利于安度寒冬。

中医认为冬季进补重在补肾，肾的机能强健，可以调节身体应对各种侵扰，但补肾的方法要因人而异。如果经常冒虚汗、精神疲乏，应该多吃红参、红枣、淮山补肾气；如果头昏眼花、心悸失眠、面色萎黄，要用当归、阿胶、首乌补肾血；如果经常午后低热，两颊潮红，宜用冬虫夏草、银耳补肾阴；如果经常手足冰凉、怕冷，可用鹿茸、肉苁蓉补肾阳。

冬季可循序渐进地进行一些有氧运动，比如快走、慢跑、跳绳、踢毽子、打太极拳、打篮球等，既运动了肢体，也加强了气血循环运行，使气血旺盛，气机通畅，血脉顺和，全身四肢百骸才能温暖。中老年人可在居室中坚持脸部、手部、足部的冷水浴法，来增强机体的抗寒能力。大寒时节的运动应注意适宜、适度，同时室外活动不可太早，待日出后再进行为好。

因为大寒与立春相交接，讲究的人家在饮食上也顺应季节的变化。大寒进补的药量逐渐减少，多添加些具有升散性质的食物，以适应春天万物的升发。我们在这里为大家介绍三款适合在大寒时节品饮的茶品。

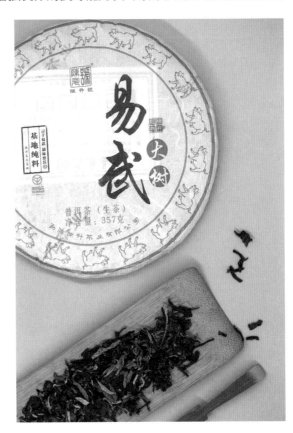

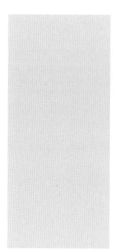
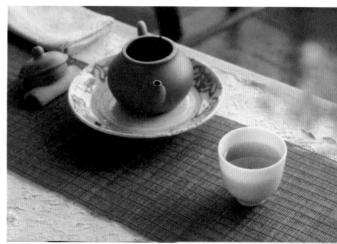

第二节　大寒节气养生茶品选择与茶点搭配

一　女子虽弱，为母则强——易武地区年份大树茶

每到年关，各种饮宴不断。每逢与朋友们相聚，总要大快朵颐一番，事后又肚胀不消化、后悔不迭。每逢此时我都会煮上一泡十年存期的易武老茶。别看易武新茶又软又甜，还有一股梅子香，但经年陈放的老茶则入口汤汁厚重，刺激性强，茶气十足，云南人都说"班章为王，易武为后"，我想这个"后"是指易武茶具有鲜明的女性气质，无论多么纤弱的女性，一旦做了母亲就会变得强大坚韧。易武茶就是这样。随着时间的陈放，茶气会越来越足，口味也会变得愈发厚重，这就是女子虽弱，为母则强。

近几年，老茶市场火爆，关于这一点可从一些号字级茶拍卖事件窥见一斑。2008年12月15日，中国嘉德拍卖行首次举行陈年普洱专场拍卖会，而一片重量不到300克的福元昌圆茶，被人以33.6万元买走，成为全场最高价；2010年12月，在北京嘉德四季拍卖行举行的"陈香滋气——普洱茶臻品"拍卖专场上，生产于福元昌号创立初年，共 7 片，重 2100 克的"福元昌号蓝内飞圆茶一筒"，以 504 万元人民币被买家竞得。而到了 2013 年秋天，在中国嘉德拍卖行举行的"案上云烟——文房珍玩"专场中，一桶（七片）产于 20 世纪 20 ~ 30 年代的"福元昌圆茶"竟以 1035 万元的天价成交，创下了中国普洱茶领域成交拍卖的最高纪录。

2019 年 6 月，东京中央拍卖会上，一筒约 2100 克的福元昌紫票圆茶，以人民币 23112282 元的价格，再次刷新普洱茶拍卖的纪录。其实易武老茶的价值并非在于其拍卖的价格，而是该茶的品质，尤其是随着陈化而不断提升的口感，据说台湾茶人周渝曾偶然在香港购得几饼福元昌号老茶，经他鉴定，其整个包装方式和相关内飞、茶饼的形制，体现出的也是易武茶区老茶号在清末至民国年间较普遍的风格——整个青饼饼身全由大树茶春尖精制而成，采摘的成熟度正好，叶与枝则分散其间。长期保存后的老茶饼面有些许金黄油光，冲泡后茶汤深红透亮还带金黄色。口感方面虽经过了百年左右，但相比其他老茶号的存世藏品，还是能喝到当年强劲的王霸之气。

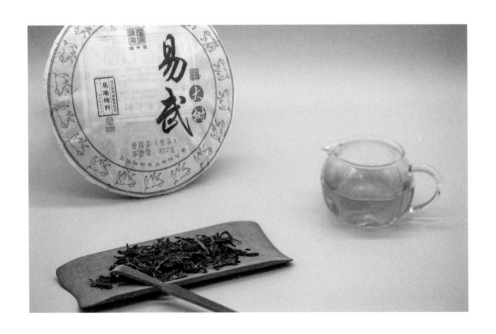

就我个人而言，花重金购买近百年的老茶简直是天方夜谭，日常品饮的话，十年左右的易武大树茶已足够好。大寒时节由于天寒地冻，人体全身毛孔紧缩，此时皮肤容易干涩皲裂，品饮有十年存期的易武大树茶，可起到促进身体发热排汗，润泽肌肤，消食健脾的功效。挑选正宗易武地区大树茶的口诀是：干茶乌润泛宝华，汤色红亮金光发。入口厚重细柔华，荡气回肠引汗发。

二 茶中的猫屎咖啡——龙珠

前几天有个印尼茶友回国探亲，给我捎来了一罐猫屎咖啡。并对我说："你父亲不是胃不太好么，我们国家产的这个咖啡可以治疗胃病，它是暹罗猫将成熟咖啡豆吃下经过体内发酵排出之后做成的，你不要嫌脏，这个猫一生只吃咖啡豆，所以很干净的。"我为他的善意表示了感谢，然后告诉他，我父亲的老胃病已经喝陈年龙珠治好了。他听后很惊讶，问我龙珠是什么？我笑着告诉他："龙珠就是茶中的猫屎咖啡呀！"

龙珠又称虫屎茶，是生活在广西、湖南、贵州三省区交界处的苗族、瑶族等少数民族喜欢饮用的一种特种茶。其制作加工距今已有100多年历史，由于其加工过程靠一种只吃茶叶的小虫完成。产量很难控制，所以市场上并不多见。湖南省中医学院专家临床试验表明：用该茶治疗慢性溃疡性结肠炎有效率达90.4%，同时该茶还具有清热解毒、消食健胃、提神顺气、消肿解渴等作用，特别对厌食、消化不良、腹泻、慢性肠炎、牙龈出血和轻度高血压患者有良好的保健效果。大寒时节，一些有慢性血管类疾病的患者正适合品饮此茶。

龙珠的出现是古代茶人智慧的结晶，他们驯养米缟螟的幼虫，用当地的茶树鲜叶作为饲料，再收集经过虫体发酵过的茶菁与茶筋，与蜂蜜和当地所产黑茶以5：1：1的比例炒制而成。这种体型的小虫子只有小米大小，身体呈半透明状，若仔细观察甚至可以看到体内被吃进去的鲜叶，该虫所排出的茶叶与茶菁比芝麻粒还小。当地茶农像养蚕宝宝一样，待收集到足够的龙珠原料后，选用如六堡这样的黑茶与蜂蜜一起精心炒制，制成成品后，还要放上几年，使其陈化。陈化后的龙珠茶药力更佳。我曾经将广西龙珠、贵州龙珠和湖南龙珠进行过口味上的对比，炒制广西龙珠用的茶叶是六堡黑茶，味道偏粽叶香，有一种松子糖的甜味。炒制贵州龙珠的茶叶选取的是当地绿茶，香气味道比广西龙珠要淡一些。炒制湖南龙珠的茶叶选择的是当地黑茶，甜味没有广西龙珠浓，但茶香比较高锐。我个人还是比较喜欢蜜香明显的广西龙珠。当然从口感上看，见仁见智，挑选高品质龙珠可根据以下口诀：形如菜籽色黑亮，汤色红亮透宝光。入口细腻甜如蜜，饮罢满嘴草药香。

三 一片茶叶引起的公案——水金龟

水金龟扬名于清末，关于其来历，曾有这样的说法。据说水金龟原长于天心岩，一日大雨倾盆，致使峰顶茶园边岸崩塌，茶树被大水冲至牛栏坑半岩石凹处。兰谷山业主遂于该处凿石设阶，砌筑石围，壅土以蓄之。因茶树枝条交错，形似龟背上的花纹，故命名为水金龟。后来天心庙和兰谷岩为争此茶，诉讼多次，耗资千金，从此水金龟声名大振。

武夷奇茗冠天下，水金龟属半发酵茶，有铁观音之甘醇，又有绿茶之清香，具鲜活、甘醇、清雅与芳香等特色于一体，是茶中珍品。"水金龟"是武夷岩茶"四大名丛"之一。产于武夷山区牛栏坑社葛寨峰下的半崖上。因茶叶浓密且闪光模样宛如金色之龟而得此名。每年5月中旬采摘，以二叶或三叶为主，色泽绿里透红，滋味甘甜，香气高扬，浓饮不见苦涩，色泽青褐润亮呈"宝光"。其树皮色灰白，枝条略有弯曲，叶呈长圆形，翠绿色，有光泽。成茶外形紧结，色泽墨绿带润，香气清细幽远，滋味甘醇浓厚，汤色金黄，叶底软亮。挑选优质水金龟茶的口诀是：干茶肥大略松散，色泽绿褐宝光显。汤色橙黄飘梅香，叶底肥厚红镶边。

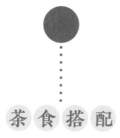

茶 食 搭 配

一　番茄乌梅

在茶点搭配界中，茶点搭配的原则是"甜配绿，酸配红，瓜子配乌龙"。我们今天为大家介绍一款番茄乌梅果脯，以搭配醇和的茶品，其做法如下。

备料：圣女果、乌梅、蜂蜜适量。

制作步骤：①准备材料，乌梅去核，切开成适当大小；②小番茄去蒂洗干净，中间切一个口子，不能完全切开，将乌梅干塞入小番茄中，浸泡于蜂蜜罐内，密封一周，吃时取出即可。

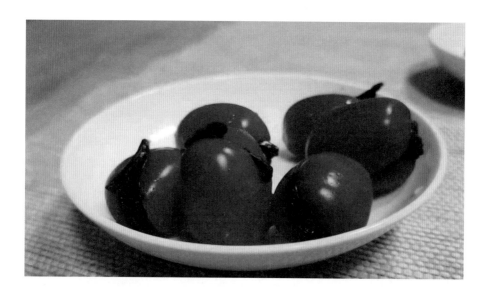

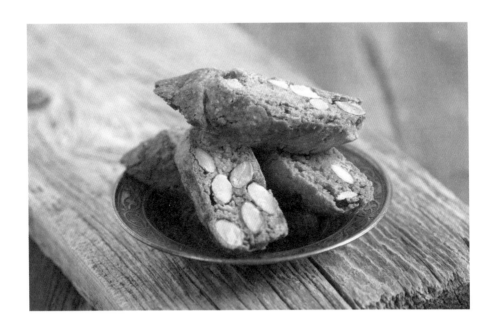

二　杏仁饼

杏仁有止咳平喘、润肠通便的功效，正适合冬季食用，今天我们向大家介绍一道杏仁饼，其做法如下。

备料：面粉、黄油、糖粉、鸡蛋液、杏仁碎、盐。

做法：黄油软化后，依次加入糖粉、鸡蛋液、盐、杏仁碎，并搅拌均匀；面粉和小苏打、肉桂粉、肉豆蔻粉混合，混合后的面粉筛入黄油混合物中，轻轻揉成面团，并放入冰箱冷藏半个小时。冷藏好的面团在案板上擀开，尽量擀成长方形，擀好的面团放入冰箱冷冻室冷冻至硬，冻硬的面团取出来，用刀切成长方形，排入烤盘（每块饼干间留出一定距离），即可放入预热好的烤箱烤焙，175℃烤25分钟左右（烤焙的温度与时间视饼干厚度、大小及家用烤箱的实际情况而酌情调整）即可。

三　松子糕

松子有丰富的油脂，可滋润冬日皲裂的皮肤，以松子入馔的点心，配伍陈年普洱茶，可补充人体油脂，缓解假饥饿现象。松子糕的做法如下：

备料：松子、糯米粉、糖各适量。

制作步骤：①松子去壳剥皮，如果是生的需要小火炒熟（有香味且有噼里啪啦的声音即可）；②把熟松子仁用研磨机打碎（用擀面杖压碎也可）；③将生的糯米粉放入不粘锅中，用最小火干炒；④炒至微微有一点点发黄，有香气，一定要不断翻炒，不能偷懒，大概200克粉要炒10分钟左右；⑤将炒熟的糯米粉和松子碎混合均匀，然后用手搓至没有颗粒疙瘩；⑥糖和水放入锅中小火加热至糖完全融化后，关火自然晾凉；⑦将糖水与松子仁、糯米粉混合后，加入香油一起混合均匀，用手继续搓均匀至没有颗粒；⑧最后将混合物压在容器中用力压实（用手压，或用平底勺压都可以，关键是用力压实、压平），再用小刀划开，扣出就是一块块的松子糕了。

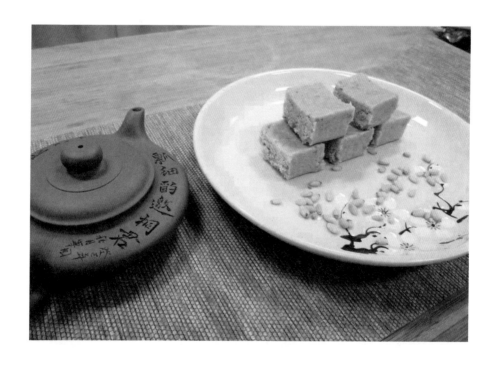

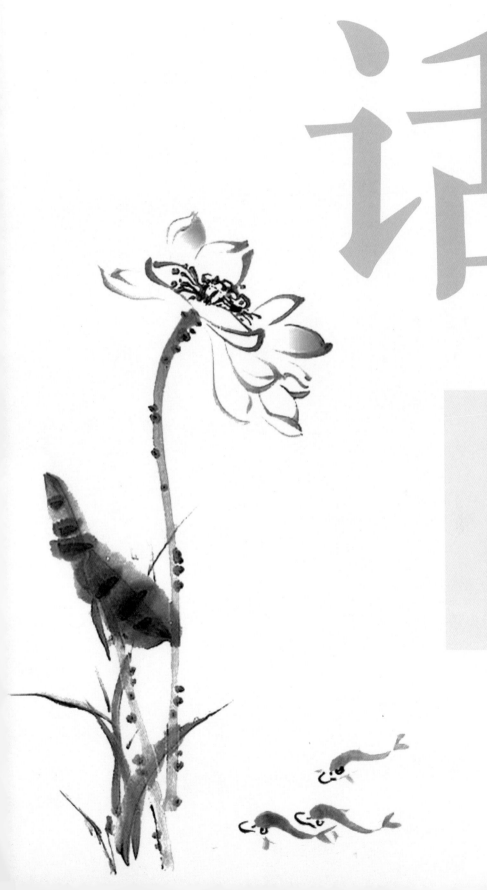

第五篇　话外篇

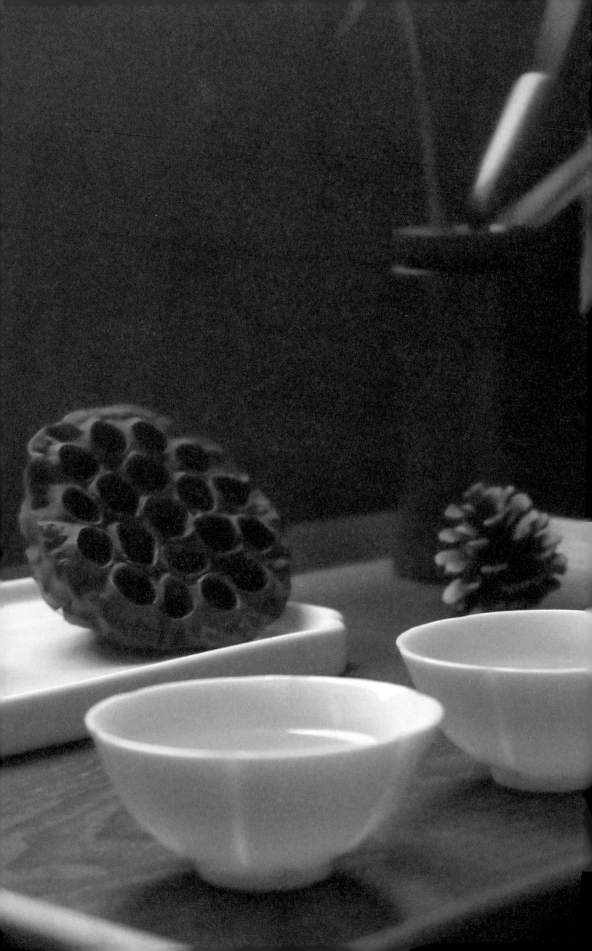

第一章 国学与茶道

导语

　　国学和茶文化都是中国传统文化的传承。从客来敬茶的传统礼节，到日常生活中的喝茶，茶文化已经深入到每一个中国人的生活中。本章主要讲述了国学与茶道的关系，如何用儒释道的精髓来鉴别茶、泡茶、品茶，体会中国茶道的四字精髓：正、清、和、雅。

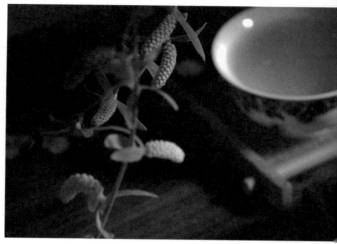

第一节　国学中的茶道

在字典中，"国学"的定义是一国之精粹的文化和艺术，北大中哲系教授楼宇烈先生曾指出，哲学是用来指导艺术的，而艺术则要以自己的方式去印证哲学，在中国指导精粹文艺的哲学叫作"道"，它是儒释道三家哲学的精髓。这三家哲学相互支撑，经过几千年的发展，已经变得水乳交融，你中有我，我中有你。国学大师南怀瑾先生是这样解释儒释道哲学精髓的，他说，对于国人来讲，儒家是粮食铺，人要生存就得吃大米、白面，所以儒家是中国人都需要的哲学。释家即释迦牟尼的哲学，也被叫作佛学，它是个"杂货铺"，里面包罗万象，什么都有，进来买东西也可，仅是逛逛也可，悉听尊便。道家是个药铺，不管你是生理上有了问题，还是心理上有了问题，都可以进来治病，病愈就可以走了。南老的解释，既生动有趣，又简单易懂。中国的儒释道是所有文艺的指导，茶也不例外，作为中国的文化符号之一，中国人的生活与茶息息相关。无论是文人雅士的琴、棋、书、画、诗、酒、茶，还是贩夫走卒的柴、米、油、盐、酱、醋、茶，都能寻到它的影子，它联络了形而上的道与形而下的气，可以说它是沟通上层建筑与下层基础的纽带。净慧老和尚曾用四个字来讲述中国茶道的精髓，即正、清、和、雅，我深以为然。

一 以儒养正气

读遍儒家经典，你会发现无论是古典儒家的四书五经，还是程朱理学的著述，抑或是新学派的文章，都在告诉人们如何做一名正人君子，历代圣贤通过研习儒家修身养性，培养自己的浩然正气，君不见古往今来多少能臣干将为"正气"二字抛头颅，洒热血，赴汤蹈火在所不惜。"儒"字的结构，即左边一个"人"，右边一个"需"，学习儒家就是学习如何成为别人需要的人。孟子也说，一名君子要时刻滋养其心中的浩然正气，一个"正"字，淋漓尽致地诠释出儒家的君子之风。

二 以道养清气

中国的道家泛指黄老之术，皇帝命岐伯造医，问道于崆峒广城子，著成《黄帝内经》，教导百姓养生长寿之法。老子的《道德经》与庄子的《南华经》从精神层面梳理国人的思想认识，为其清除思想上的污垢，所以黄老之术可滋养人的身心，使其神清气爽、身体矫健。修习道家的人讲究"道法自然"，通过与天地同气相求，使体内阳气上升，浊气下沉，思想清明，自有一段风流清雅的气魄。

三 以释养和气

梵文中的"佛"是觉悟的意思，据说乔达摩·悉达多王子在七叶菩提下觉悟人生，穿破了时间、空间的束缚，感悟到了"刹那即永恒"的真理，由此成为释家族的智者，即释迦牟尼。研习佛学者修养的是圆融无碍、和气温润，寻找的是大彻大悟、明心见性，所以真正的佛学修习者是和缓的、平静且安详的。佛家讲究要活在当下，放下我执，无我安乐。佛学可以让一个人磨去棱角，平静安详，和缓圆通。

四　以茶养雅气

茶，清雅恬淡。都说"独品得神"，一杯香茶在手，便可神游古今，畅游历史的长河，便不会感到孤独、寂寞。"对品得趣"，以茶为媒，去探索五光十色的世界。"众品得慧"，茶过三巡，头脑清明，思如泉涌。茶，无论是何时品饮，氤氲的茶气，清雅的香味和甘甜的茶韵，都会滋养出人们心中对雅致生活的向往。

正如上文所说，茶是中国国学的重要组成部分，它也受到儒释道三家哲学的影响，它既是文人骚客清谈之时，手中清修的灵药，又是平民百姓补充营养、解乏去倦的饮品。古往今来，无数茶人遵循儒释道哲学精髓的指导，赋予茶更多的精神思想，且不说唐代陆羽的煎茶法，也不说宋代赵佶的点茶法，抑或是明代朱权的撮泡法，单是现今社会层出不穷的泡茶法就淋漓尽致地彰显了国人雅致恬淡的生活方式。

现在随着中国文化的兴盛，越来越多的国际人士关注到中国文化，茶也是他们必学的一门艺术。我个人更愿意将茶学看作一把打开中国儒释道哲学的钥匙，单纯学习中国哲学，不免有些枯燥乏味，大多数人会将其视为"他山之石"，高高挂起。但茶就亲切得多，无论是作为艺术欣赏，还是普通的生活饮品，在喝茶、品茶、泡茶的过程中，研习儒释道不是一件很轻松的事吗？

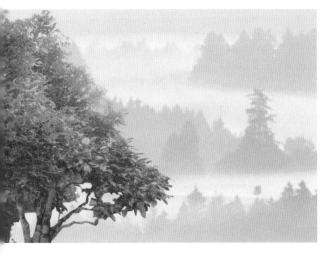

第二节　茶道中的国学

茶作为一门中国艺术，完全可以印证儒释道的哲学思想，无论是多么高深的茶事活动，无非就是鉴别茶、泡茶和品茶。茶事活动中，人们所追求的无非是"泡茶者修身养性，品茶者静心怡神"，要做到这一点就离不开儒释道哲学的指导。茗儒茶人讲究用儒家的思想鉴别茶，用道家的思想泡茶，用释家的思想品茶。

一　用儒家的思想鉴别茶

儒家意在培养君子风范，君子应有五种常有的态度，即仁、义、礼、智、信。唐宋以来，茶人均认为，茶道即人道，茶叶具有君子般的气质，所以在辨别茶时，我们以鉴别君子的方式去鉴别一款茶。君子有五常，茶亦有五常，凡是符合仁、义、礼、智、信的茶品就是好茶。由此便不会被纷繁芜杂的茶叶品种与五光十色的口感所迷惑，做到真正的以茶修身，以茶养性，以茶悟道。

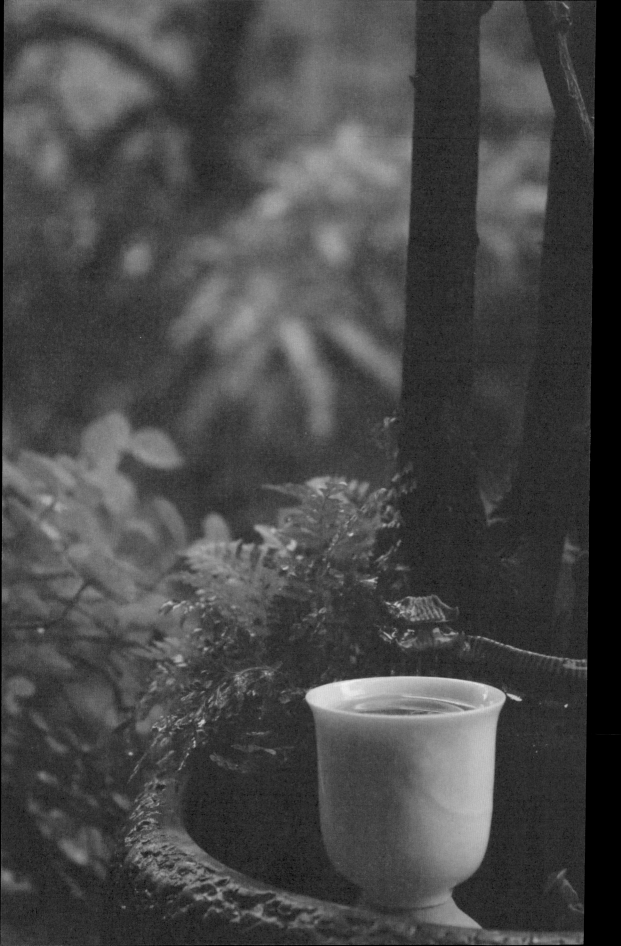

二　以道家的思想泡茶

修道之人认为天地的外宇宙与人体的内宇宙是同频共振的，古代先民也根据二十四节气的变化休养生息，连孔老夫子都讲究不时不食，那么如何使人体的内宇宙与天地的外宇宙产生连接呢？道家提出了调息法，希望通过呼吸沟通天地。那么泡茶时调整呼吸使动作与呼吸相配合，所泡出的茶汤则是蕴含天、地、人精气的甘露。

三　以释家的思想品茶

佛家讲究放下我执，人人平等，活在当下。这正是品茶的精神所在，无论是达官显贵，还是平民百姓，坐在茶台前，便不分尊卑都是爱茶人。当进入茶室的那一刻，就要学会放下，品茶时我们亦不以甜美而过分追求，豪饮无度；也不以苦涩而心生厌弃，一味拒绝。其实万物都有其优点，就茶汤而言，苦的味道源于茶多酚、茶碱，涩的味道源于丹宁。虽然这两个味道不甚令人欢喜，但了解营养学或医学的朋友会知道茶多酚可清除自由基，使人保持年轻态，丹宁可使身体酸碱平衡，使人远离恶性肿瘤的困扰。由此看来，茶中的苦涩也不是坏事。

一杯茶中蕴含着儒释道哲学思想精髓，涵盖乾坤真理。它确实是中国文化的具象体现。为了帮助茶友们能够快速简单地感受茶与哲学的关系，我们在下面的章节介绍两个辨识茶的方法，请各位认真体悟。

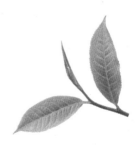

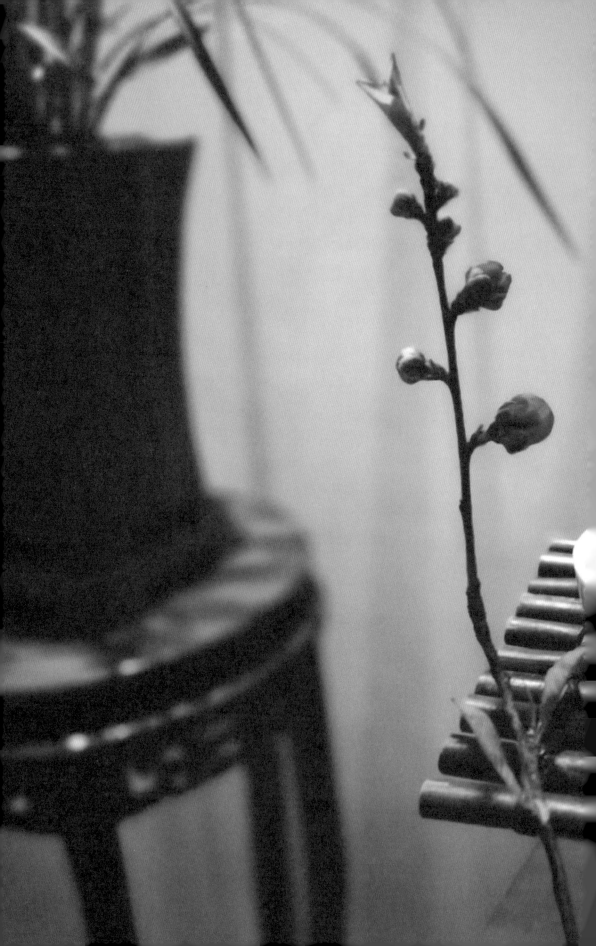

导语

　　介绍完国学与茶道的关系，我想解释一下什么是中国的茶道，关于这个名词的解释，各流各派说法不一，作为茗儒茶道的掌门人，我想用《中庸》的开篇来解释"茶道"这两个字。《中庸》是四书之一，他的作者是孔伋，作为孔子的嫡传长孙，孔伋为了重新梳理爷爷的道统著了《中庸》一书，他的开篇有三句话被视为《中庸》的三纲领，"天命之谓性，率性之谓道，修道之谓教"。这是说人生下来都是具有善性的，这种善性是老天赋予我们的礼物，《三字经》中讲的"人之初，性本善"，就是这个道理。在成长过程中，各种可以激发善性的学习方式就叫作道，传授道的方式就是教化。由此推理，茶道就是通过鉴别茶、泡茶、品茶滋养心中善性或浩然正气的方式。

　　从上述文字不难看出，茶道与人道相通。大文豪苏东坡也曾著《叶嘉先生传》，将茶拟人成一位忠臣烈士。我在本章中也以茶喻人，教大家两个简单易行的日常评茶法。当然这两个方法与我们国人所了解的儒家圣贤、君子之道分不开。他们分别是君子五常审评法与花茶四级评茶法。前者适用于各种基础类的使用，而后者适用于以花茶为代表的加工茶类。

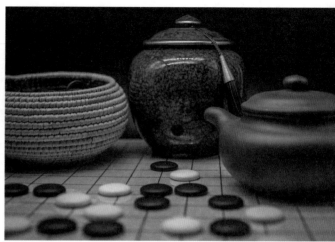

第一节　君子之道与君子五常评茶法

《论语》是记述孔子及弟子言行的语录体著作，它再现了孔子时代儒者的风范，可是寻遍该书二十章500多句，并没有对君子下定义，孔圣人教学因势利导、善用比喻，虽然他没有告诉我们君子是什么，但他通过将君子与小人进行对比，告诉我们君子不是什么，我想这与几千年后英国作家柯南道尔的论述有异曲同工之妙，柯南道尔借书中主人公福尔摩斯的嘴说："对于真相，除去一切的不可能，剩下的再不可能也是真理"。我有个学习西方哲学的朋友告诉我，西方哲人就是用这种反衬来论证真理的，我想真理就是这样可以穿越时间，打破国界，以不同的方式呈现在世人面前的吧！

余秋雨先生曾经从《论语》中找出了几个君子与小人的不同特质，并加以论述。我个人很认同他的看法：

君子求诸己，小人求诸人。

君子怀德，小人怀土。

君子和而不同，小人同而不和。

君子泰而不骄，小人骄而不泰。

君子怀刑，小人怀惠。

君子喻于义，小人喻于利。

君子成人之美，小人成人之恶。

君子之德风，小人之德草。

这是从言行、思想、德操等诸多方面，表现了一名君子的形象。在中国古代，作为一名君子，应有五种常有的态度，即君子五常，它们分别是仁、义、礼、智、信。鉴别一款茶的优劣，也应从五方面去看，他们分别是干茶与叶底的色泽，干茶与叶底的条索，茶汤的色泽与质感，香气与茶韵是否匹配及耐泡度。

一　茶之仁

茶之仁是指干茶与叶底的色泽。仁者，精光内蕴，观其光者，垢灭善生，敬仰之心也。色，指颜色；泽，即光泽。这是两个概念。一款好茶，其干茶与叶底的颜色应是均匀且富光泽的，这说明其发酵均匀，内含物丰富。他们都要符合"仁"的个性。既不能色泽过于艳丽，也不能色彩枯槁，要温润如玉，精光内敛。

二　茶之义

茶之义，是指干茶与叶底的重实度。义者，廉而不锐，圆融无碍也。无论是加工精制的茶品，如绿茶、红茶，还是加工简单，枝条粗大的茶品，如黑茶、白茶，抑或是加工复杂的茶品，如乌龙茶。它们的外形或是整齐划一，精致紧卷，或是粗枝大叶，个头不均。都应符合"义"的气质，即端庄稳重，这是茶中内含物丰富的体现。

三　茶之礼

茶之礼，是指茶汤的色泽与质感。礼者，佩之坠下，自卑而尊人也。儒家也认为，君子坦荡荡，小人长戚戚。一款好茶的茶汤，也应是汤色晶莹透亮，且浓稠似油。晶莹透亮，说明茶中无杂质，干净纯粹。茶汤有油感，说明果胶质丰富，这都是高品质的体现。

四　茶之智

茶之智，是指茶香与茶韵匹配度高。智者，缜密以栗，自知者明，己严外宽也。儒家认为，一名君子应表里如一，能学以致用，知行合一。作为基础茶类，茶汤的香气应与入口的滋味一致。做到"藏香于水"，这说明茶中的芳香物质含量丰富。

五　茶之信

茶之信，是指茶品的耐泡度。信者，乎伊旁达，触照其身，莫不安乐，不生疑惑也。一名君子性格稳健，自信而信人，这就是所谓的坚持如一，不忘初心。一款好茶，内涵丰富，经久耐泡，且每一泡的变化不会很大，就算是不耐泡的绿茶，三泡之内，色、香、味始终如一，不会改变。就算是三泡以后，色、香、味尽去，余下的也是甘甜的味道，这就是耐泡。

为了方便读者们记忆和应用，我们将上述内容总结成一个表格，供大家参考。

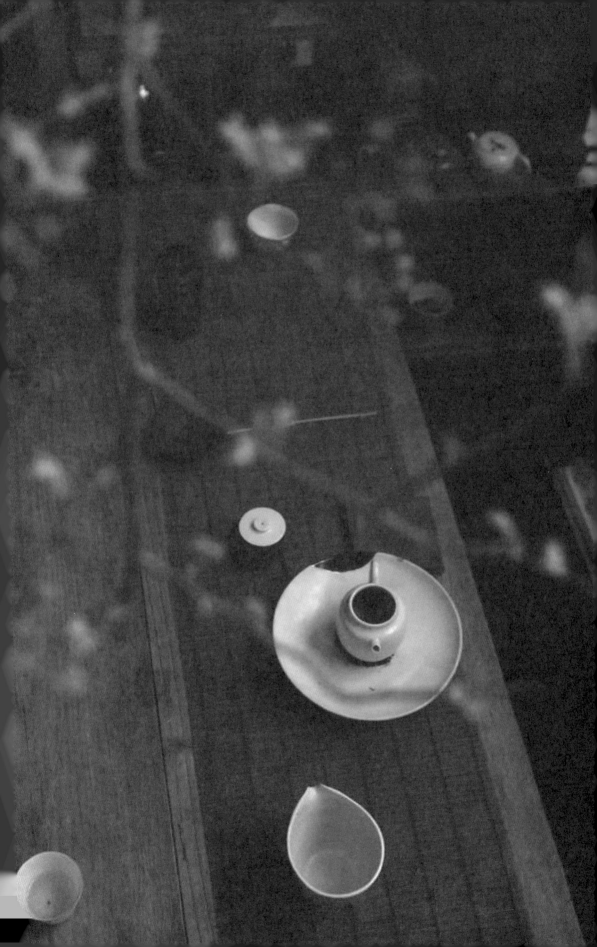

君子五常审评法

	品质好的茶	品质次的茶	君子	小人
仁	干茶与叶底：色彩均匀，光泽温润	干茶与叶底：色彩不均，枯槁无光	精光内蕴，温润如玉	精光外露，易走极端
义	干茶与叶底：重实有质感	干茶与叶底：轻飘散碎	廉而不锐，圆融无碍	尖酸刻薄，浮夸轻薄
礼	茶汤：油亮清澈且具宝光	茶汤：汤色污浊暗沉	心胸坦荡，自谦尊人	小肚鸡肠，内心龌龊
智	香气与滋味一致（香高韵足）	香气与滋味不一致	缜密以栗，表里如一	表里不一，虎头蛇尾
信	持久耐泡，内质稳定	内质不稳，茶质单薄	不生疑惑，平和稳健	喜好猜疑，情绪不稳

　　用上述办法鉴定六大基础茶类，就算是我们不知道茶叶的名称、产地、价格，甚至是品种，也可以第一时间鉴定出其优劣。

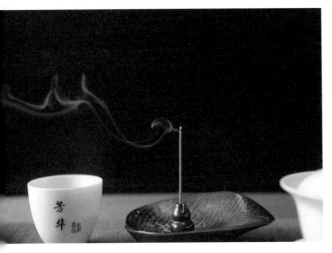

第二节 花茶四级审评法

　　司马光在《资治通鉴》中提出，德才兼备是圣人，有德无才是贤人，有才无德是小人，无德无才是愚人。我将这个说法运用在花茶的鉴别上，喜欢花茶的朋友，花茶要求香高韵足，它要求花与茶的质量要一样的好，但花茶市场上种类繁杂，形式各异，我们很难用一个方法去鉴别所有的茶，我认为花茶的香气代表着花与茶中的芳香物质，它们的多寡与高扬与否，直接影响到茶品香气。这有点像一个人的才华与能力，它是一个人知识与技能的直接体现，茶汤的韵味则体现了茶的本质，如果胶、茶碱、酚类、醇类，以及其他营养物质的多寡。正如一个人的德操是品德与素质的体现，所以套用司马光对一个人素质的界定，对于花茶的鉴别，可直接分为四级：香高韵足，特级茶，是茶中的圣品；韵足香平，一级茶，是茶中的贤品；香高无韵，次等茶，可视为茶中的小人；无香无韵，劣等茶，是茶中的愚人。用如此简单的评茶法，可以将花名繁杂，品类众多的花茶简单归纳出四个等级，方便选用。

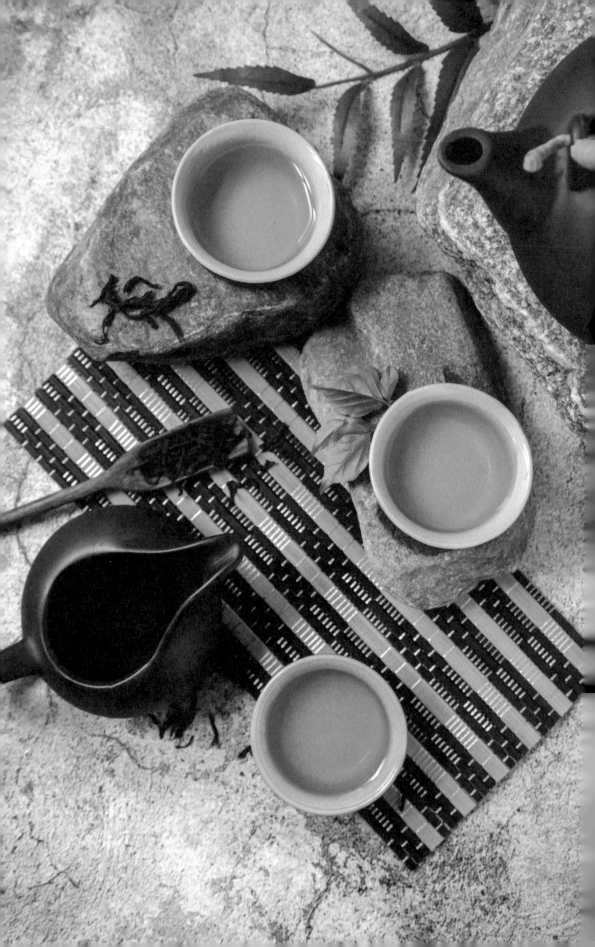

为了方便读者们记忆，我也将其归纳成一张表格，供大家参考。

花茶四级审评法

人	茶
德才兼备	香高韵足——特级茶（茶中圣品）
有德无才	韵足香平——一级茶（茶中贤品）
有才无德	香高无韵——次等茶（茶中小人）
无德无才	无香无韵——劣等茶（茶中愚人）

虽说"茶有千味，适口者珍"，但对于一般消费者而言，能够选出一款质量与价格相匹配的茶品，也是需要一些审评知识的，但过于专业的审评方法，又不实用。虽然在前面的章节中，我将一些具体的茶品挑选方法编成了歌谣，以方便读者们运用，但中国茶品千千万，我不可能将所有的单品都编成口诀，茶友们总是会遇到新品，所以我将自己做审评工作二十年的经验总结成以上两个简单实用的审评方式，并结合国学内容，希望各位在学习到茶叶审评方法的同时，将中国博大精深的哲学思想融入其中，并在轻松愉快的辨茶游戏里找到学习儒释道哲学精髓的方法。

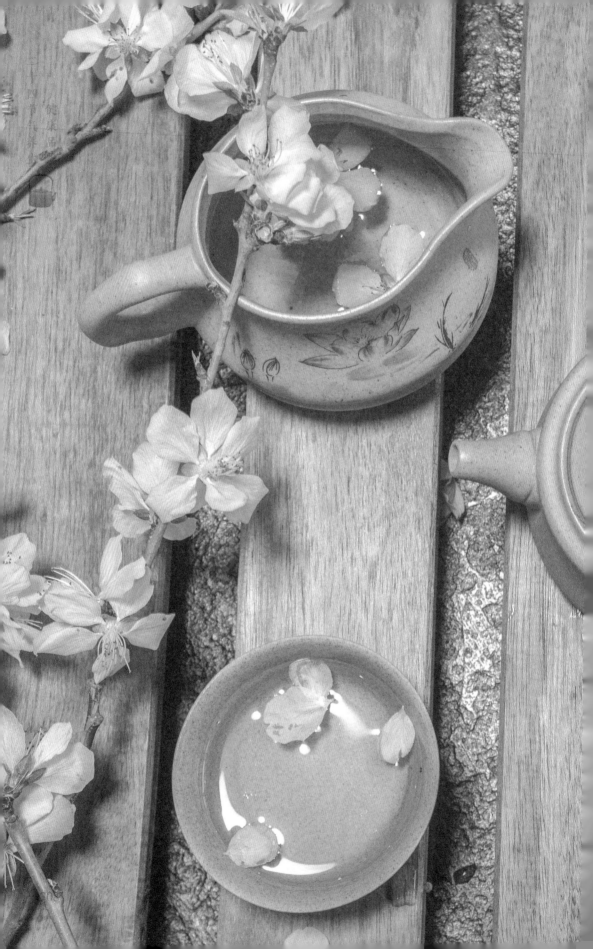

第三章 打开六识 品众茶

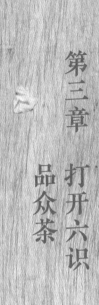

导语

　　在上面的章节中，我们介绍了两个简单实用的评茶方法，但这只是技术层面的指导，在多年的教学中，我发现很多初学者由于生活节奏过快，精神压力过大，感知上比较麻木，有些人把红茶汤的粉红、金红、深红、浅红，一律定义为红色。这是由于未打开眼识；有些朋友把绿茶香、乌龙茶香、红茶香、普洱茶香都定义为草香，这是由于鼻识麻木；还有的朋友认为所有的茶汤都一个味道，就是苦。这是由于舌识没有打开。

　　上述情况表明，如果仅用上面两个方法，则不足以评定出茶叶的品质，也无法体验到喝茶的幸福感与愉悦感。我个人认为品茶是打开六识，即眼、耳、鼻、舌、身、意的过程，也是人们对色、声、香、味、触、法的综合感知。

　　如果一个人的六识变得敏锐，那么不管何等价位的茶品，都可以尝出幸福喜悦的感觉，如何寻找这种幸福喜悦感呢？我们利用道家的导引术和西方的应用心理学与茶饮相结合，设计了一套茶修课程，它共分为三个阶段，分别是知己、识人、通天地，这三个层次的修炼可以帮助人们打开六识，觉知自身与他人的状态，并且感受人与自然的交流。

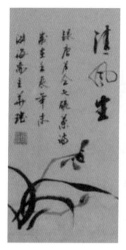

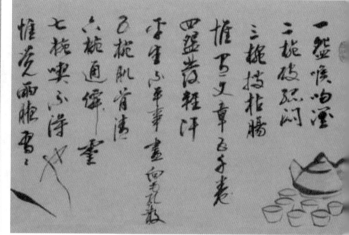

第一节　知己——七碗茶歌开六识

这是茶修的第一个阶段，主要是通过道家的导引术与卢仝的《七碗茶歌》，利用品茶开启人们了解自身的通道，即培养敏锐的六识。在这一阶段的修炼中，每次以 10 ~ 15 分钟，即一支香的时间来进行身体的导引。首先，选择一个舒服的姿势，坐在有靠背的椅子上，全身放松，将注意力集中至丹田处，如果初学者很难做到这一点，可将注意力集中至鼻子，只关注于呼气，注意做到一呼一忘。然后将气息呼到身体巨阙穴的位置（即肚脐上八指的位置），直至巨阙穴发热，再去感知丹田的热气，练习者可在只关注呼气的过程中体悟身体气脉的流动。当内心完全安静下来时，为自己泡上一杯茶气十足的老茶，然后利用卢仝的《七碗茶歌》进行修炼。

■ 一碗喉吻润

将第一碗茶分三口品饮。第一口点润双唇，试试茶汤的温度是否适口；第二口含住茶汤，让舌面上的味蕾与茶汤充分接触，科学数据证明，人的味蕾反射区舌尖对甜敏感，舌头两边对酸敏感，舌头表面对涩、麻敏感，舌根对苦敏感，闭眼静心，感受这口茶汤对味蕾的刺激。

第三口茶汤要感受汁水滑过喉咙的厚薄，当这三口茶汤咽下时，你会感觉口腔湿润，干渴尽消，这就是"一碗喉吻润"。

■ 二碗破孤闷

依然用第一碗的方式，分三口喝下第二碗茶汤，陈年大树普洱富含茶碱，可刺激胃囊中的多巴胺兴奋，且不会对肠胃造成伤害，此时胃力强健者可感受到茶汤滑过喉咙的温热，这种温热在胃囊中如阳光般温暖，且能使胃部放松、舒缓，胃寒者或脾虚者则有打嗝的现象出现，这是由于体内多巴胺兴奋，促进胃囊运动，将胃中胀气挤出的原理，无论是胃囊变暖所产生的愉悦感，还是胀气排出产生的轻松感，都应和了"二碗破孤闷"。

■ 三碗搜枯肠，唯有文字五千卷

将第三碗茶分三口咽下，除延续体悟上述两碗的感觉外，可以感到此时茶汤的热流通过胃囊流进肠道，腹部也可感到和煦的温暖。此时昏沉的头脑逐渐清明，茶叶中富含锌元素，此元素是集中注意力，提高关注力，减少小动作的不二法宝，肠道将茶水吸收，营养补给大脑，粗纤维也可将肠道中的多余油脂化解，所以三碗搜枯肠，唯有文字五千卷。

■ 四碗发轻汗，平生不平事，尽向毛孔散

从中医学的角度讲，人体皮肤上的毛孔是第一道防御体系，如遇刺激，如寒冷、暑湿、燥热，都会影响毛孔的收放，现代人由于贪凉，毛孔多有闭塞，

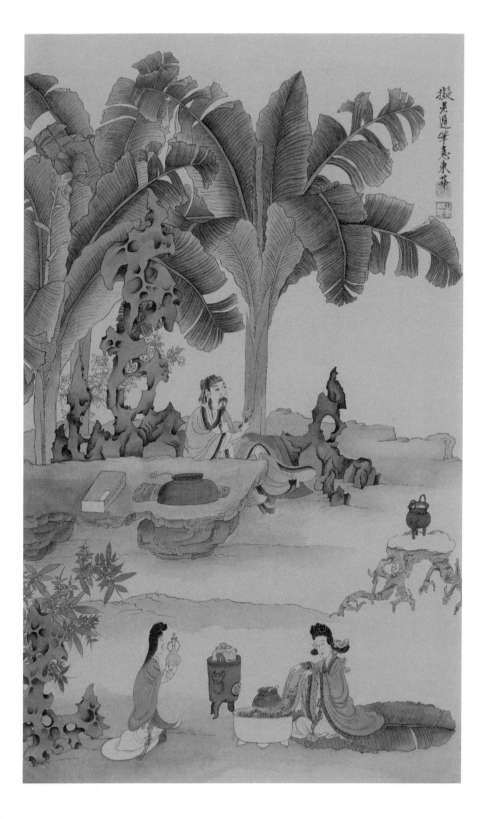

寒气憋在皮下，不能外放，所以会出现四肢烦，百节不舒的现象，当品下第四碗茶汤时，身体吸收大量热茶汤，此时很多人会出现明显的汗感，这种出汗不同于运动后的大汗淋漓，而是蕴在毛孔上，似出似不出，这样既能润泽皮肤，排出毒素，又不会造成气虚血稠的现象，寒气随汗液排出体外，自然神清气爽，这就是"四碗发轻汗，平生不平事，尽向毛孔散"。

■ 五碗肌骨清

中医学认为，如果一个人湿寒过重，会身体沉重，这些湿寒之气被看作是人体的浊气，随着第五碗茶汤咽下，热感在身体运行，湿寒之气通过毛孔不断排出，此时人们会感到身体轻盈，轻松，轻巧。这就是五碗肌骨清。

■ 六碗通仙灵

当第六碗茶汤下肚，上述的五种感觉会继续保持，此时人们的手脚变热，红晕浮上面庞，心情舒畅如夏日冰雪在心的感觉，畅快淋漓。

■ 七碗吃不得也，唯觉两腋习习清风生

喝到第七碗时，由于毛孔全部张开，体内血液运行加速，人们对周边空气的流动开始变得敏感，此时清风袭来，清爽无比，快乐似神仙。

上述七碗茶的感受以及调息的过程，就是初级茶修的全部内容，这正应和了道家以精化气，以气化神，以神入虚，以虚悟道的修行方法。自古"精"同"津"，茶汤亦如修道人口中的金津玉液，且可在人们修行导引术时暂时代替未被培养出的气，是初级茶修的最好辅助饮品。坚持每天练习初级茶修，身体所产生的愉悦感妙不可言。

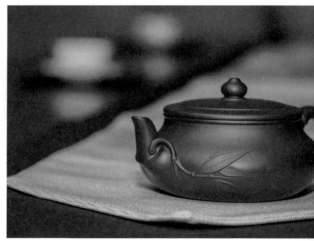

第二节　识人——交替茶修强六识

经过一到三个月的初级茶修练习，茶友们对色、声、香、味、触、法的认知力会加强，你会发现自己胃口变好了，睡得安稳了，做事有条理，思维敏捷。这是冥想与品茶的结果，此时就可以开始第二阶段的识人之旅。

精通茶道的朋友们可能会发现，一个好的品茶师善于洞悉人心，这是由于他们的六识力强于普通人，如果想做到识人，可以学习第二部分的茶修内容。在茶修开始前，还是点燃一支香，让心情随着袅袅升起的香烟平静下来，闭上双眼，鼻息微微，将意识放在一个空灵的境界，心中默念"无视无听，抱神以静，形将自正，必静必清。勿劳汝形，勿摇汝精，乃可长生。"这是《黄帝内经》开篇时的一段心法，通过念诵平复心神，吐气时将意识集中到巨阙穴（肚脐上方八指位置），这个穴位是人体胃囊幽门所在，吐气时感觉有一道热流温暖着巨阙穴，这道热流一直持续到肚脐下方一寸的位置，这样的状态保持一支香，即十五分钟的时间，然后进行茶叶冲泡，利用黄金四法则的原理，进行温杯烫盏、温润泡、悬壶高冲，以及出汤品饮。此阶段茶修，不可独自操作，至少要两人以上进行。出汤后，除自己品饮外，还要使他人品尝自己的茶汤，虽然大家用一样的水，一样的茶，一样的茶器，以及一样的冲泡手法，但由于个性不同，茶汤的味道迥然各异，练习者通过体悟他人的茶汤滋味来感受对方的心情，是甜美，还是苦涩，是和缓，抑或是急躁，经过反复的练习，便可增强六识的觉察力。

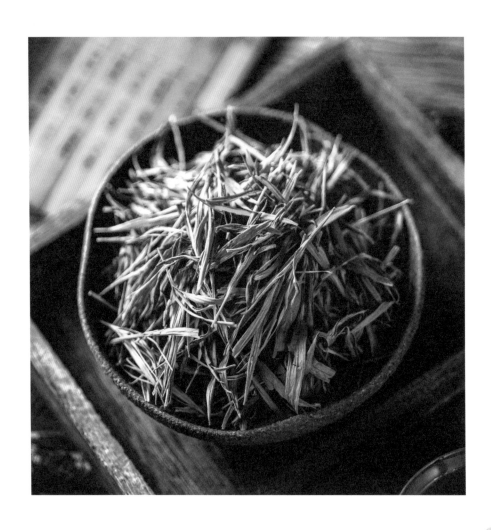

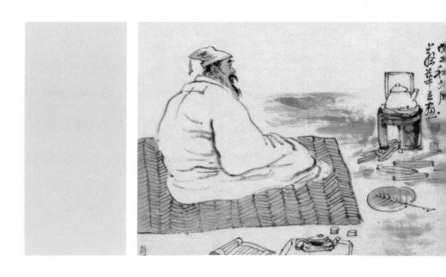

第三节　通天地——洁净精微与至道无难

　　第三个阶段的茶修，是一种玄妙的境界。经过前两个阶段的导引练习，茶友们在进行静坐时，会逐渐找到松、空、通的感觉，此时的状态可以用"洁净精微"与"至道无难"来表示。所谓洁净精微，"洁净"是指保持内心的清净，道家讲的清静无为，佛家讲的不生妄念都是这样的道理。洁净而不染尘埃，这是对待一切上法所必须有的态度，心正而万事可期。

　　所谓"精微"就是学习正法的态度，必须得细究其精深奥妙，而且并非执着于字面的表象，一切真法都不在于文字表象，而在于透过文字，跨越时空的心与心之传承，用心意会、领悟才是上上之选。

　　具体说明在这个阶段中的茶修，形式上并无新奇，你可以选择第一阶段的《七碗茶歌》独品法，也可以选择第二阶段的交替式品饮法，但是从精神内涵上来讲，是要更深地体悟品茶中每一处细小的地方，茶汤的滋味，注茶的角度等，从而感悟世间大道。

　　所谓至道无难，也就是走入至极之大道并无困难。这句话说来简单，做起来可能需要花些时日，到达第三阶段的茶修，可能要几年、十几年，甚至几十年，要把这部分的茶修作为生活中的一部分，日日精进，慢慢你会发现人法地，地法天，天法道，道法自然并不是一句空话，而是可以通过每日的茶修逐渐拨云见日，体悟得到的。

　　都说"茶有千味，适口者珍"，上述三个阶段的茶修无外乎就是让现代人在快节奏的生活中有时间留给自己一杯茶的安静，将所有的茶品喝出喜悦、幸福之感。茶汤虽苦，却能苦尽甘来；茶汤虽淡，却回味无穷；茶汤虽甜，却层次丰富。一杯茗茶涵盖乾坤。

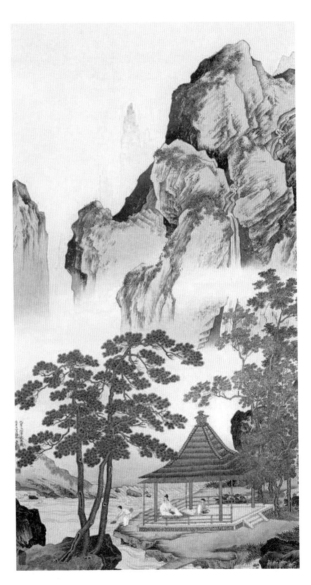

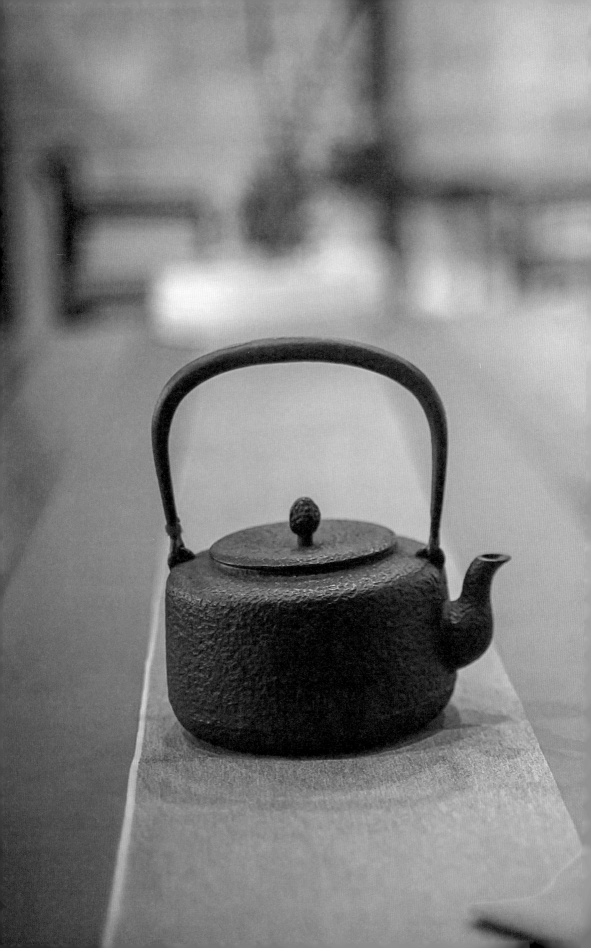

第四章 四立茶会

导语

　　明朝思想家王守仁曾提出"知行合一"的哲学理论，即认识事物的道理与实行其事，是密不可分的。通过本书前面篇章的学习，相信大家对二十四节气相关的茶品，及中国的茶道和茶文化都有了一定程度的了解。所以本章主要讲述了四立茶会的定义和历史追溯，及具体操作形式，使大家学有所用，懂得在生活中如何举办一场茶会。

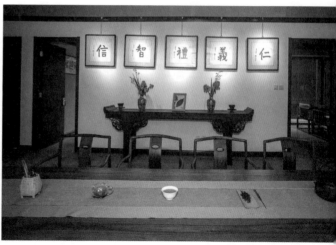

第一节　四立茶会的定义与内容

《月令七十二候集解》中对立春、立夏、立秋、立冬分别有着详细的定义。立，渐始也，是开始的意思。立春，是指春天的开始。夏、秋、冬亦同。作为四季的开始，古代统治者要在此时祭祀天地。国人也根据五行、五音之属性为典礼配色、配乐。四立茶会则应运而生。它是四季典礼中祭祀的一部分。现在我们将其提出，希望它能成为具有中国特色的国礼级茶事接待，使中国这个拥有三千年茶文化的国度拥有自己的茶事接待规范。

四立茶会有两种形式，一是适合大型接待活动，人数可高达几百人，叫作"祭祀式茶会"。第二种形式被称为"书斋式茶会"，是一种小品式的雅集茶事活动，人数要控制在十人以内。有了这两种茶会形式，无论是大型接待，还是小型聚会，人们的品茶形式都可被固定下来，这样便于传播与复制，而华夏文化的特点与精髓也更容易被茶人所接受并传承。

■ 立春茶会

根据《礼记》中迎春和祭日的典礼仪轨设计而成。春主木，代表的颜色是绿色，五德中属"仁"，五音中属"角"音。整个庆典以绿色为主色调。献祭的花材都选用春日当令的花卉，献舞的音乐也尽量选择角音，主要祭祀的茶品则以春日出产的绿茶或其他芽茶类茶为主。而茶点搭配则要顺应春季人体五脏需求，以可配伍祭祀茶品的糕点为主。其形式无论是繁复的祭祀式茶会，还是简约的书斋式茶会，都命扣春日万物更新的主题，意在使茶会参与者感受到春日生机勃勃、万象更新的氛围。

■ 立夏茶会

立夏茶会是根据古代夏日祭祀的形式设计而成。夏属火，火的颜色是红色，所以整个茶会的主色调应选择以红色为基调的色彩。献祭的花卉则选用夏日当令的植物，五德中夏属"礼"，五音中的徵音听后会使人心生秩序感，做到自谦而尊人，夏符合"礼"的要求，茶品可根据人体五行变化选择那些生长在夏季可强身通血脉或加工过程中需要充足日晒的茶品，配伍的茶点则根据茶品的需要，以平衡人体阴阳。

■ 立秋茶会

根据《礼记》中秋日祭祀设计而成，秋属金，色白，所以布置立秋茶会的主色调应选用白色。祭祀的花卉要选择秋日当令的植物。五德中秋属义，听后可使人心生公正无私，感到音律是商音。茶品则根据五行对五脏的原则，选择秋天上市，香气高锐，可缓解秋愁的茶品，配伍茶品的茶食也以白色辛味为主。

■ 立冬茶会

立冬茶会的举办依然根据《礼记》中的冬日祭祀设计而成，冬属水，色黑，所以举办立冬茶会的色彩应以黑色为主调，献祭的花卉则以冬季当令，有傲霜凌雪之态的植物为宜，五德中，冬属智，选择"羽"音的旋律，可激发人的智慧，而茶品也要以能暖体发汗、固精益肾的茶品为主，所配茶点也应顺应冬日特点，配合茶品以应四时。

总之，四立茶会是通过品茶、泡茶这种形式，结合五行之色彩、植物等华夏传统，用一种艺术的形式来表现国人品茶生活的意趣。

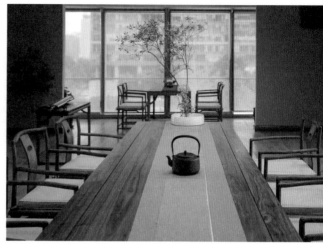

第二节　四立茶会的具体操作形式

一　祭祀式茶会

正如前文所述，祭祀式茶会适用于人数众多，场地宽阔，场面宏大的茶事活动，它主要是通过舞蹈，插花表演，香道表演，茶道表演向世人展示华夏人民的生活艺术，适用于大型国礼级接待，共分六步。

第一步：歌舞献乐。选取能代表季节的音乐与古典祭祀舞蹈，以重现《礼记》中的祭祀场面。

第二步：花卉插制表演。选取当令植物，以中式传统插花的手法展示代表时令、节气、诗词的意境，让人们在一花一叶中体悟时节转换。

第三步：香道表演。通过点燃时令之香，让人们产生嗅觉的共鸣，通过闻香寻找到季节的特点。

第四步：茶道表演。祭祀茶会是通过眼、耳、鼻、舌打开人们的色、声、香、味的觉知力，通过观看应季的茶道表演，以及品饮时令茶汤，寻找人体与节气的关系。

第五步：品尝茶点。茶过三巡，主人要献上茶食，这些茶点不仅是果腹之物，亦可配伍时令茶品，使人们感受到茶点与茶品，以及四季变换是如何在体内达到平衡的。

第六步：众品得慧。观赏完前面五项表演，主人要留给客人一段时间，或是自悟，或是交流。通过交流讨论、思想碰撞来体悟人生。

二 书斋式茶会

此茶会属于小品雅集，更适合于在空间有限，人数不多的情况下举办，主要是为品茶人提供一个风雅舒适，精致私密的品茶交流空间。

第一步：布场介绍。主人在茶会开始前用当令色彩布置茶席，并选用时令花卉插制花艺作品，向客人介绍节气知识，以及布席插花的意境。

第二步：焚香静心。焚香乐起，选取适合各季节的古音，以激发品茶人与泡茶人的五德情怀，同时以行香的方式使参与者做到心平气和、渐入佳境。

第三步：抽花签。根据中国二十四节气花信风，每个节气中会有三种花次第开放，那么一个季节则有十八款花卉。在四立茶会中，根据季节不同，将此十八种花卉绘制成图，并配以相应的古典诗词做成花签，请与会者在闻香后抽选花签，并为与会者开示花签内容，以增强人们对季节花卉及相应诗词的认知，并增添参与趣味。

第四步：击鼓传花抽茶签。以传统乐器为背景音乐，将每个季节的十八款茶及其挑选口诀做成十八支茶签。击鼓传花结束，得花者有资格抽出一茶签，并大声吟诵挑选此茶的诗词口诀，主人则以此签为准，向大家献上相应茶百戏，并邀请客人品鉴此茶，同时主人根据挑选口诀向客人解释此茶的鉴赏方法。最后拿出三款茶品请客人盲品出今日所喝之茶，获胜者可得到相应奖励。

第五步：品味茶食。茶过三巡，适当补充一些与季节相应的茶食，可平衡体内阴阳，使饮茶生活更为健康。

第六步：交流分享。整个茶会表演与品饮部分结束后，主人会留给客人足够的时间进行交流、讨论，做到泡茶人修身养性，品茶人静心怡神。

四立茶会是一种展示华夏传统艺术，如插花、茶道等综合茶
事活动，它意在展示华人高尚、典雅的品茶艺术生活。

后 记

遵循节气饮茶，喝出健康体魄

在动笔写这本书之前，我们已经对中国传统节气与茶道做了多年的研究工作。2016 年的时候，应首都文化智库之邀，开始进行这一主题文章的连载。2019 年末开始着手撰写这本《二十四节气养生与健康品茶》。古人将茶视为"万病之药"。陆羽在《茶经》中说，"若热渴、凝闷、脑疼、目涩、四肢烦、百节不舒，聊四五啜，与醍醐、甘露抗衡也"。《神农本草经》中记载："神农尝本草，日遇七十二毒，得茶而解之"。苏东坡诗云："何须魏帝一丸药，且尽卢仝七碗茶"。茶的养生保健功效，由此可见一斑。

饮品千百种，唯茶被尊为"国饮"。

最好的东西就在我们身边，一定要善加利用。这也是我们创作本书的初衷，希望把茗儒茶道的理念传达给更多人：喝茶可以简单，但不能盲目，遵循四时节令，才能将茶的养生保健功效发挥到极致，真正喝出健康体魄。

为什么这么说呢？

古人认为，天有四时气候的不同变化，万物有生、长、收、藏的规律，人体亦不例外。人的五脏六腑、阴阳气血的运行应与四时相适应，不可反其道而行之。所以人们在着装、饮食等多方面都应遵循节气特点。关于饮食，古人明确提出了"不时不食"的养生原则。即吃东西要应时令，按季节，到什么时候吃什么食物。所以喝茶也同样不能忽视了节气。

为了让大家更深入地理解这一点。我们在本书创作过程中，不断钻研中国传统节气知识，及《黄帝内经》等国学经典，结合茶界深耕二十余年的经验，将其结合在一起。在本书中，我们为每一节气配以适宜的茶品，以兼顾茶友们的不同口感偏好；为了让大家更好地识茶、辨茶，我们还为每款茶编写了挑选口诀，并为大家精选了三款与节气和茶品相符且适口充肠的茶点，让日常的喝茶行为更具仪式感。

当然，您也可以选择一种简单随意的喝茶方式。如同日本茶道大师千利休所说：先把水烧开，再加进茶叶，然后用适当的方式喝茶，那就是你所要知道的一切。除此之外，茶一无所有。

千利休相信，茶有直指本心的力量。所以简单的方式并不影响人们清谈，不影响人们抵达卢仝笔下"两腋徐徐清风生"之境，也不影响人们获得"一饮涤昏寐，再饮清我神，三饮便得道"之感。但前提还是希望您选择一款符合当下节气，适合自己体质的茶品。

若读完本书，能在一定程度上改变和影响您的喝茶习惯，长此以往，达到通过日常的喝茶行为改善和调理身体亚健康状态的目的，我们会觉得在前期创作过程中付出再多的辛苦也是值得的！

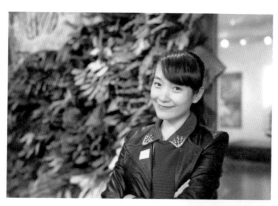

李云（本书中茶食制作与照片提供者）

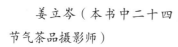

姜立岑（本书中二十四节气茶品摄影师）

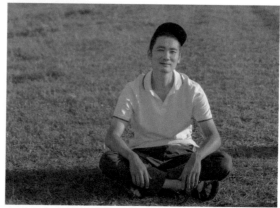